U0363348

FESSH 2014
Instructional Course Book

腕关节损伤

Articular Injury
of the Wrist

主编
Marc Garcia-Elias [西]
Christophe L. Mathoulin [法]

主译
柴益民

上海科学技术出版社

图书在版编目（CIP）数据

腕关节损伤 / （西）加西亚－埃利亚斯（Garcia–Elias,M.），（法）麦瑟林（Mathoulin, C. L.）主编；柴益民主译．—上海：上海科学技术出版社，2016.1

ISBN 978–7–5478–2770–3

Ⅰ. ①腕…　Ⅱ. ①加…　②麦…　③柴…　Ⅲ. ①腕关节－关节损伤－诊疗　Ⅳ. ① R684.7

中国版本图书馆 CIP 数据核字（2015）第 182849 号

Original title:
Articular lnjury of the Wrist by Marc Garcia-Elias / Christophe L. Mathoulin

腕关节损伤

主编　Marc Garcia-Elias［西］　Christophe L. Mathoulin［法］

主译　柴益民

上海世纪出版股份有限公司
上 海 科 学 技 术 出 版 社　出版
（上海钦州南路 71 号　邮政编码 200235）
上海世纪出版股份有限公司发行中心发行
200001　上海福建中路 193 号　www.ewen.co
浙江新华印刷技术有限公司印刷
开本 889 × 1194　1/16　印张 13.75　插页 4
字数：300 千字
2016 年 1 月第 1 版　2016 年 1 月第 1 次印刷
ISBN 978–7–5478–2770–3/R · 975
定价：128.00 元

内容提要

《腕关节损伤》（*Articular Injury of the Wrist*）是欧洲手外科学会联盟（FESSH）的2014年指定指导性教材，原著主编是国际手外科联合会（IFSSH）秘书长，编者团队包括了欧洲46位腕关节领域的专家，就腕部关节内损伤推荐的治疗方法做了详细阐述，可以帮助国内的广大骨科、手外科医师在短时间内了解并掌握近5年来腕部关节内损伤的治疗进展。

本书提供了近300张精美的手术示意图、影像学资料及术中照片，每一个章节都是由近5年在本领域较权威的专家撰写，对腕部的解剖、生物力学、损伤分型、临床表现、诊断及治疗进行了全面的介绍。本书还包含了近年来新兴的治疗技术，例如腕关节镜。本书适合于手外科医师、骨科医师及整形修复外科医师阅读参考，帮助医师更全面地认识腕关节损伤，提高诊治水平。

译者名单

主　译

柴益民

主　审

曾炳芳　张长青

副主译

丁　坚　盛加根　韩　培　孙鲁源

译　者（以姓氏笔画为序）

丁　坚　刘　珅　刘生和　孙鲁源　苏　琰　汪春阳
宋文奇　陈　华　胡承方　柴益民　徐铮宇　梅国华
盛加根　韩　培　谢雪涛　薛剑锋

编者名单

主　编

Marc Garcia-Elias, MD, PhD
Consultant Hand and Upper Extremity Surgery
Institut Kaplan
Barcelona, Spain
Secretary-General
International Federation of Societies for Surgery of the Hand (IFSSH)

Christophe L. Mathoulin, MD, PhD
Head of Hand Surgery Department
Institut de la Main
Clinique Jouvenet
Founder and Honorary Chairman
European Wrist Arthroscopy Chairman
European Wrist Arthroscopy Society (EWAS)
Paris, France

编　者

Amr Mohamed Aly, MD
Orthopedics Department
Ain Shams University Hospital
Cairo, Egypt

Jonny K. Andersson, MD
Department of Hand Surgery
Sahlgrenska University Hospital
Sahlgrenska Academy University of Gothenburg
Gothenburg, Sweden

Emmanuel Apergis, MD, PhD
Director of Orthopaedic Department
Red Cross Hospital
Athens, Greece

Andrea Atzei, MD
Fenice Hand Surgery and Rehabilitation Team
Centro di Medicina
Treviso, Italy

Berthold Bickert, MD
BG Trauma Clinic
Clinic for Hand, Plastic, and Reconstructive Surgery
Ludwigshafen, Germany

Pier Paolo Borelli, MD
1st Division of Orthopaedic and Traumatology
Civil Hospital
Brescia, Italy

Michel Boutan, MD
Residence Place des Dryades
Saint Paul les Dax, France

Geert A. Buijze, MD, PhD
Department of Orthopaedic Surgery
Academic Medical Center
University of Amsterdam
Amsterdam, The Netherlands

Raquel Cantero Tellez, PhD, OT, PT
Teacan Hand Rehabilitation Center
University of Malaga
Malaga, Spain

Katerina Cermak, MD
Department of Orthopaedic Surgery
HSpital Erasme
Brussels, Belgium

Damien Cheval, MD
Orthopedic Department
CHU Hôpital de la Cavaleblanche
Brest, France

Jean Michel Cognet, MD
SOS Mains Champagne Ardenne
Clinique Saint André
Reims, France

Zoe H. Dailiana, MD, PhD
Department of Orthopaedic Surgery
Faculty of Medicine

University of Thessaly
Larissa, Greece

Joseph J. Dias, MBBS, FRCS, MD
Department of Health Sciences
Clinical Division of Orthopaedic Surgery
Leicester General Hospital
Leicester, UK

J.P.W. Don Griot, MD, PhD
Department of Plastic, Reconstructive, and Hand Surgery
VUMC University Hospital
Amsterdam, The Netherlands

Nicola Dreant, MD
Department of Plastic Surgery
Hôpital St. Roch
Nice, France

Frederic Dubrana, MD, PhD
Orthopedic Department
CHU Hôpital de la Cavaleblanche
Brest, France

Christian Dumontier, MD, PhD
Department of Plastic Surgery
Hôpital St. Roch
Nice, France

Angel Ferreres, MD, PhD
Hand and Upper Extremity Surgery
lnstitut Kaplan
Barcelona, Spain

Marc Garcia-Elias, MD, PhD
Hand and Upper Extremity Surgery
Institut Kaplan
Barcelona, Spain
Secretary-General
International Federation of Societies for Surgery of the Hand (IFSSH)

Nicolas Gasse, MD
Centre de Chirurgie Orthopédique du Membre Supérieur
Clinique Saint-Vincent
Besançon, France

Carlos Heras-Palou, MD, FRCS
The Pulvertaft Hand Centre
Kings Treatment Centre
Royal Derby Hospital
Derby, UK

Peter Jørgsholm, MD
Hand Surgery Clinic
Mølholm Private Hospital
Vejle, Denmark

Anastasios V. Korompilias, MD
Department of Orthopaedic Surgery
University of loannina Medical School
loannina, Greece

Thomas Kremer, MD
Department of Hand, Plastic, and Reconstructive Surgery
Burn Center
BG Trauma Center, Ludwigshafen
University of Heidelberg
Heidelberg, Germany

Dominique Le Nen, MD, PhD
Orthopedic Department
CHU Hôpital de la Cavaleblanche
Brest, France

Daniel Lepage, MD
Department of Orthopaedics
CHU Jean Minjoz
Besanç on, France

Tommy Lindau, MD, PhD
The Pulvertaft Hand Centre
Kings Treatment Centre
Royal Derby Hospital
Derby, UK

Francois Loisei, MD
Department of Orthopaedics
CHU Jean Minjoz
Besançon, France

Riccardo Luchetti, MD
Rimini Hand and Upper Extremities Center
Rimini, Italy

Marios G. Lykissas, MD
Department of Orthopaedic Surgery
University of loannina Medical School
loannina, Greece

Konstantinos N. Malizos
Department of Orthopaedic Surgery
University of Thessaly
Larissa, Greece

Christophe L. Mathoulin, MD, PhD
Hand Surgery Department
Institut de la Main
Clinique Jouvenet
European Wrist Arthroscopy Society (EWAS)
Paris, France

Fabian Moungondo, MD
Department of Orthopaedics and Traumatology
Erasme University Hospital
Brussels, Belgium

Laurent Obert, MD
Orthopaedics, Traumatology, Plastic, and Hand Surgery Unit
University Hospital
University of Franche Comte
Besanç on, France

Francisco del Pifiñal
Head, Institute for Hand and Plastic Surgery
Private Practice and Mutua Montañesa
Paseo de Pereda
Santander, Spain

Karl-Josef Prommersberger, MD
Department of Hand Surgery
Rhön-Klinikum AG
Bad Neustadt, Germany

Katrin Riedel, MD
Department of Hand, Plastic, and Reconstructive Surgery
Burn Center
BG Trauma Center Ludwigshafen
University of Heidelberg
Heidelberg, Germany

Marco J.P.F. Ritt
Department of Plastic, Reconstructive, and Hand Surgery
VUMC University Hospital
Amsterdam, The Netherlands

Severin Rochet, MD
Department of Orthopaedics
CHU Jean Minjoz
Besançon, France

Michael SchädeI-Höpfner
Department of Traumatology, Orthopaedics, and Hand Surgery
Städtisches Klinikum Neuss
Lukas Krankenhaus
Neuss, Germany

Johan Scheer, MD, PhD
Department of Orthopaedics
Linköping University Hospital
Linköping, Sweden

Frederic Schuind, MD, PhD
Department of Orthopaedics and Traumatology
Erasme University Hospital
Brussels, Belgium

Luc de Smet, MD, PhD
Hand Unit
Department of Orthopaedics
University Hospitals Leuven
Pellenberg, Belgium

Magnus Tagil, MD, PhD
Department of Orthopedics
Lund University Hospital
Lund, Sweden

Dominique Thomas, RPT, CHT
The French Society of Rehabilitation of the Hand and Upper Limb
Grenoble, France

Sokratis E. Varitimidis, MD, PhD
Department of Orthopaedic Surgery and Musculoskeletal Trauma
University of Thessaly
Larissa, Greece

Abhijeet L, Wahegaonkar, MD, MCh (Orth), FACS
Department of Upper Extremity, Hand, and Microvascular Surgery
Sancheti Institute for Orthopaedics and Rehabilitation
Pune, India

中文版序

《腕关节损伤》是一部期待已久的著作，它凝聚了近5年在该领域做出杰出贡献的46位专家的智慧及其宝贵经验。

腕关节是人体七大关节之一，由多个小关节构成，对完善手部功能起着至关重要的作用。各小关节之间相互协调，使腕关节呈现出复杂性、多元性、特异性等特点；腕关节损伤也因此变得复杂多样，其诊治成为一个棘手的难题。长久以来，医疗同行对腕关节的认识有所偏颇，大部分相关书籍只着重讨论几种常见损伤类型，而忽视了其他损伤引起的关节内部结构及相应治疗的变化。《腕关节损伤》对关节各损伤类型进行了细致的阐述，对其诊治进行了全面的剖析，相信该著作将改变目前医疗同行对腕关节损伤的认识现状，弥补该领域的一些空白，希望每一位读者都能从中有所收获。

《腕关节损伤》作为大家的经验分享，源于勤于实践的临床理念、简明清晰的诊疗思路、紧跟时代的发展眼光，值得我们认真思索。该著作主编Marc Garcia-Elias与Christophe L. Mathoulin教授追求完美的精神更是令人钦佩，他们的执着为我们对腕关节损伤的理解与治疗提供了一片全新天地。我很高兴，也很荣幸能为各位同僚带来一部宝贵的临床参考著作和一份值得分享的精神财富。

柴益民

2015年9月

英文版前言

腕是一个多关节联合、由相互依存的诸个关节组成的复杂结构，旨在最大化手功能。然而，腕内各关节的重要性不尽相同，它们对腕的活动度和稳定性的作用也不一致。一些关节可能已严重受损，但并不会对腕的整体功能产生明显的改变；相比之下，其他关节极轻微的功能障碍就会对腕的整体功能产生显著影响。本书编写的目的之一就是分析不同关节的局部损伤对腕所产生的整体影响。

在腕关节外科文献中，腕的关节损伤很少被全面讨论。大多数教科书会长篇论述最多发的桡骨远端骨折、舟骨骨折或者舟月分离的处理，却很少涉及其他关节内损伤的处理。本书编写的第二个目的是尽可能涵盖、不遗漏在急诊室可能会遇到的各种损伤类型。我们旨在阐明腕各种形式关节损伤的临床、放射学及治疗的特性，对过去没有很好进行阐述的类型进行强调，这些类型的损伤虽然简单、不常见，但仍然具有潜在的危害性。

传统意义的“关节损伤”通常用来描述对负重关节面相互匹配性造成损害的骨折，这种损害表现为关节面过大产生的裂隙或者形成不能接受的台阶。长期以来，人们已经广泛认识到，骨折的对位对线越差，关节退变发生就越多、进展越快，特别是在关节的匹配没有恢复的情况下。腕骨髁的近端凸面就是腕内最容易受影响的关节面之一。与大多数其他关节不同的是，卵圆形腕骨髁的负重面覆盖的透明软骨并不均匀，它有两处相对明显的薄弱点：舟骨－月骨和月骨－三角骨间隙。这两个矢状腕骨间关节近端覆盖着一层有弹性的纤维软骨组织，比邻近的透明软骨弱得多。当这些间隔遭受广泛损伤时，相互关节的两块腕骨会向不同方向移位并使桡腕和腕骨间关节产生不匹配。事实上，这些不涉及骨折的损伤所造成的病废并不比一个移位的关节骨折少。换句话说，我们认为术语“腕关节损伤”应该不仅用来描述骨折，而且可以描述任何形式的关节紊乱，这些关节紊乱意味着有无法接受的关节不匹配性愈合的潜在风险。显然，这并不包括轻微的关节外骨折或无关紧要的腕扭伤。

典型的患者大部分是三四十岁的男性，遭受了高能量创伤如车辆迎面相撞或高处坠落以及严重的工业事故所致。

如上所述，当腕部损伤涉及承重关节面时，引起早期关节退变的可能性会很大。严重不稳定、骨坏死或关节功能障碍也是这种类型腕部损伤常见的并发症。在过去的几年中，针对这些棘手的损伤，人们提出了微创治疗的新模式，而关节镜的引入的确是这个方面最大的创新之一。尽管还不是完全清楚这些新方法是否可以减少或推迟关节退变的发生，但如果我们坚持完善这些微创的治疗方式，显然能增加希望。

总之，这本书的三个目标是：① 分析所有类型的包含有较严重关节面匹配不良的腕部创伤性紊乱对功能的影响；② 分析所有这些损伤特异性的临床和影像特征；③ 研究在不影响疗效的前提下，微创治疗对这些损伤的适用范围。为了回答这些问题，我们从全欧洲邀请了 46 位专家，每人都为本书撰写了各个章节。根据一个广泛的 Medline 搜索，在最近 5 年中他们都在这方面做出了有意义的贡献。他们不仅慷慨地接受了为本书撰写相关章节的邀请，而且也将参与计划在巴黎举行的 2014 年欧洲手外科学会联盟（FESSH）年度大会期间所开办的一系列“教学课程讲座”。在这次会议上，他们将讨论所有腕部急性关节内损伤，以便为那些经常遇到这类问题的医师提供实用的治疗指南。我们感谢他们所有为确保这些想法成功实现所付出的时间和精力。

Marc Garcia-Elias
Christophe L. Mathoulin

目　录

1

概述

Marc Garcia-Elias

如果移位性骨折造成腕部负重关节面破裂，早期的软骨退化很可能发生。随着时间推移，这种退化可能会发展成创伤性关节炎。毫无疑问，这种并发症在骨折移位没有得到解剖复位和固定的患者中比在那些得到合理处理的患者中多发。如果除了匹配不良外还伴有韧带撕裂和关节不稳定，这种病例的疼痛和功能障碍的可能性会更高。然而，最差情况要属关节不稳定时还伴随关节内骨块的严重移位及缺血。事实上，不稳定、关节匹配不良以及骨坏死是手外科医师所必须面对的3个最具有挑战性的并发症。

关于腕关节损伤处理的文献是很常见的。自2000年以来，至少1 000多篇经由同行评议的有关这方面的文章被发表，然而，很多问题仍然未能解决。例如，“即使没有得到完美复位的骨折如果稳固固定和早期活动也会预后良好”这种曾经毋庸置疑的原则现在已不断受到质疑[1]。利用外固定器来抵消不稳定性骨折的失稳力量，这种曾经很普通的方法现在已很少使用。不久前，桡骨远端骨折还有数种治疗方案可供选择，但现在只剩下一种：掌侧接骨板固定。在这个问题上，是否有些偏激了[2]？

为了阐明这些争议，已经为在巴黎举行的2014年欧洲手外科学会联盟会议组织了题为“腕关节损伤”这一教学课程。27位来自欧洲的专家被邀请来提出处理这些复杂情况的指南。本书事实上是一个对将要在巴黎讨论内容的总结，经常会遇到这种特殊损伤类型的读者可能会感兴趣。

1.1 腕部损伤的发病率

手腕损伤较为高发。在2009年，美国急诊室收治了大约350万上肢损伤的患者[3]，这相当于每年10万人中会有1 130例上肢损伤发生。在另一个涉及丹麦13%人口的大型调查中，估计手腕损伤的发病率更高：每年10万居民中有3 500例患者[4]。这个比例在从事重体力劳动的工人和高危行业的工匠以及参加危险的运动和休闲活动的参与者（如拳师、滑雪者）中更高[5,6]。比如在马拉开波（委内瑞拉第二大城市），每年10万矿工中有12 300例手腕损伤的病例[7]，这种经济的影响因素不应被低估。

据近期一项估计，在美国每年大约有21万6千名成年人遭受桡骨远端骨折。这意味着每年10

万人中有72例桡骨远端骨折发生和每年总计1亿3千万美元的医疗费用[5,8]。无疑，手腕损伤不仅常见，而且如果不认真对待的话，会是一个由治疗费用增加和生产力下降所引起的经济负担。

腕骨骨折是第二大常见的腕部损伤，占肘下骨折总数的6% ~ 15%（图1.1）[9]。舟骨是最常发生骨折的腕骨，估计每年每10万女性中出现8例、每10万男性中出现38例[10]。腕骨的骨折脱位更少见，大约占所有手部骨折和（或）脱位的2%。

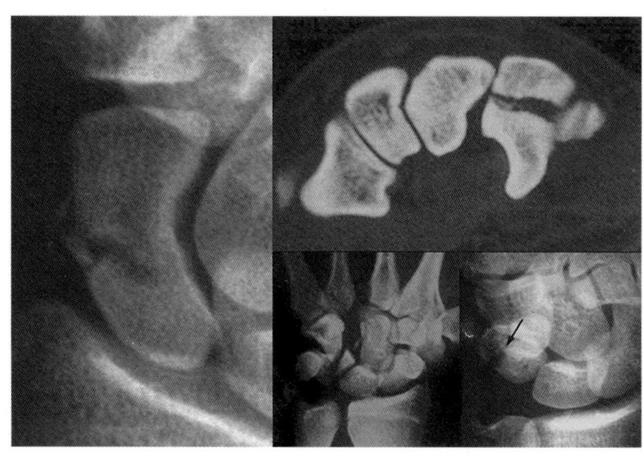

图1.1　虽然最常见的腕部关节损伤涉及桡骨远端，但还是有其他的骨折也可能诱发长期的不良后遗症，除非得到恰当处理。在所有腕骨骨折中，舟骨骨折是最常见的，但其他腕骨骨折也并不罕见。

1.2 关节损伤的分类

腕部关节损伤可以是开放的或者是闭合的，这种损伤可能单独发生也可能伴随神经血管和（或）肌腱损伤。关节紊乱可能会影响到骨、韧带、关节囊和（或）软骨。如果有骨折，这些骨折可以是简单的、多发的或者是粉碎性的。不稳定的骨块可有移位、旋转或者保持原位。关节有可能脱位或仅仅是半脱位。的确，由于变数众多，以至于还没有一个既易于记忆又能足够全面地包含所有可能情况的分类方法出现。目前工作重点已放在如何提供合适的方法来评估影响每个病例预后的因素，而不是放在精心制订损伤的不完美分类上。这能帮助确定什么样的治疗最能满足个体需求。目标不是寻找一种对所有看起来相似损伤的单一解决方案，而是找到一种能解决每个患者所有问题的策略。

1.3 处理

为了达到腕部关节损伤患者可以接受的功能恢复情况：① 对损伤进行全面诊断；② 在解剖学上复位移位的骨块；③ 维持持久复位以使内部损伤得到适当愈合；④ 运用正确的理疗原则来恢复每位患者所需要的功能，以上各部分都至关重要。以下是最常被采纳的关于治疗腕部关节损伤原则的描述。

1.3.1 诊断

众所周知，诊断越准确，治疗成功率越高。事实上，最常见的错误是仅仅基于放射学表现治疗患者。没有对腕部的细致检查，大多数软组织损伤会被忽视或低估。20%的月骨周围脱位在大多数就诊情况下会被漏诊就是这种情况。即使腕部检查比较费时，但是其费效比无疑是有利的，更不用说它无需特殊设备而且在任何地方都能操作。

对损伤进行充分的放射学检查分析也很重要。在大多数情况下，影像检查是必要的，不仅是为了做出明确的诊断，而且也是为了对既往史和临床检查所产生的疑点提供进一步的信息。不接受欠完美的放射图像是十分重要的，因为它们会隐藏对不易察觉的软组织损伤类型的诊断起关键作用的细微征象。对一个关节骨折来说，除了适当的放射线照片，为了更好地确定移位骨块的大小、方向和数量，CT扫描也是必要的。虽然仍未普及，但关节镜作为评估和治疗关节内损伤的理想工具已被广泛认知。

1.3.2 骨折复位

众所周知，没有复位的关节骨折会发展为退行性骨关节炎。总的来说，创伤后畸形越大，患者遗留疼痛、活动受限和（或）力量减弱发生率越高。恢复变形关节的原貌可促进关节功能的恢复。骨折块间台阶大于2 mm和（或）桡骨缩短大于4 mm，长期以来被认为是外科干预的正式指征。然而，自从关节镜引入后，这些界限已经受到质疑，有些医师建议台阶不应大于1 mm。

桡骨远端骨折经常难以复位。仅仅用外部操作很少能将嵌插的骨块移出并将它们放回原位。用闭合方式也很难将多骨块骨折复位。采用外固定器通过过度牵引关节（所谓的韧带牵引复位）来复位压缩骨折块也已证明不像最初所想的那么有效。事实上，长时间过度牵拉关节会不可避免地导致并发症（僵硬、骨痛性营养不良）的发生率高到无法接受的程度。相比较而言，关节镜引导下复位日趋成熟，因为在关节镜直接控制下的骨折复位质量的确要比标准的开放性手段要高。再者，关节镜所造成的关节囊失神经支配不会像关节囊切开术那样多。给所有急救中心引进关节镜成为首要之事。

1.3.3 固定

短臂石膏管型固定仍是治疗桡骨远端关节内无移位稳定性骨折的最有效、最便宜和最微创的方法。如果骨折不稳定但能被解剖复位，那么大多数外科医师仍然倾向保守治疗，在这种情形下，肘部也需固定，并维持前臂轻度旋后位。如果骨折在石膏固定中维持解剖复位达到3周，那么可用短臂石膏管型代替超肘固定直到骨折愈合。相反，如果良好塑形的石膏管型不能维持骨折复位，那么推荐使用备选的固定方式。在新一代接骨板引入之前，经皮克氏针固定是治疗不稳定性桡骨远端骨折最常用的手段。克氏针通常穿过桡骨茎突来稳定骨折块的复位。有时克氏针作为杠杆穿过骨折线以对侧近端骨皮质为支点来复位骨折。大多数这样的治疗方案意味着需要5 ~ 7周的石膏管型固定。

我们相信，骨折的牢固固定和及时的腕部活动是避免并发症的最好方法，大多数外科医师现在倾向于使用掌侧接骨板固定来治疗几乎所有类型的腕部骨折。薄型特殊骨块锁定接骨板的引入更进一步强化了这种观念。这些新接骨板费用指数的增长是否与得到的功能质量成正比仍未可知，但可以肯定的是，大多数老式骨折治疗手段的费效比并没有差到需要尽快摒弃它们的程度。

1.3.4 手功能恢复

腕关节损伤后出现僵硬、疼痛性水肿、握力差和无法从事手工作业并不罕见。这些并发症大多数可以通过恰当的手部治疗方案来避免，这基于对骨愈合病理生理学变化的全面理解的基础上。总之，没有受伤部位的早期活动是必须的，然而，如果固定不牢固，那么骨折部位应一直固定到有充分的骨痂形成为止。在这点上，令人吃惊地发现只有一小部分腕部损伤的患者接受了恰当的治疗。这种情况一部分是由于良好专业人才的缺乏，另外也是因为大多数国家并没有把手部治疗当作一个独立的、需要有它自己的培训和组织机构的专业。毫无疑问，在这些复杂损伤的治疗中，手部治疗是最重要的部分之一。

1.4 结论

腕关节损伤十分常见，如果不小心对待会给我们的社会增加负担。虽然最近已经引进新的诊断和治疗工具来处理这些损伤，但是相对于更传统的治疗手段其优越性仍需进一步证实。本书具有双重目的：① 描述这些损伤现阶段是如何治疗的，并特别强调需要进一步研究的领域；② 寻找具有广泛适用性并且损伤最小的、更经济、费效比更好的治疗备选方案。

参考文献

[1] Lozano-Calderón SA, Souer S, Mudgal C, Jupiter JB, Ring D. Wrist mobilization following volar plate fixation of fractures of the distal part of the radius. J Bone Joint Surg Am 2008; 90: 1297–1304

[2] Jupiter J. Future treatment and research directions in distal radius fracture. Hand Clin 2012; 28: 245–248

[3] Ootes D, Lambers KT, Ring DC. The epidemiology of upper extremity injuries presenting to the emergency department in the United States. Hand (NY) 2012; 7: 18–22

[4] Angermann P, Lohmann M. Injuries to the hand and wrist. A study of 50,272 injuries. J Hand Surg [Br] 1993; 18: 642–644

[5] Chung KC, Spilson SV. The frequency and epidemiology of hand and forearm fractures in the United States. J Hand Surg Am 2001; 26: 908–915

[6] Larsen CF, Lauritsen JM. Epidemiology of acute wrist trauma. Int J Epidemiol 1993; 22: 911–916

[7] Sirit-Urbina Y, Fernández-D'Pool J, Lubo-Palma A. Hand injuries in workers on the eastern shore of Marcaibo Lake in the state of Zulia, Venezuela, 1986– 1993. Invest Clin 2002; 43: 79–87

[8] Kakarlapudi TK, Santini A, Shahane SA, Douglas D. The cost of treatment of distal radial fractures. Injury 2000; 31: 229–232

[9] Garcia-Elias M, Folgar MAV. The management of wrist injuries: an international perspective. Injury 2006; 37: 1049–1056

[10] Dias JJ, Garcia-Elias M. Hand injury costs. Injury 2006; 37: 1071–1077

2

桡骨远端解剖新观点

Laurent Obert, Francois Loisel, Nicolas Gasse, Severin Rochet, Daniel Lepage

2.1 桡骨远端解剖：大体方面

桡骨远端部分的横断面呈四边形，包括干骺端和骨骺部分（见图2.1）[1]。桡骨远端的解剖特征包括4个面（前、外、后及内侧面）、茎突和背侧结节。3个凹形关节面是舟骨窝、月骨窝及乙状切迹。舟骨窝和月骨窝被一条从背面到掌面的嵴所分隔，它界定了与舟骨和月骨相对应的关节面。桡骨远端前侧面是凹形的，朝向掌侧，被旋前方肌覆盖（图2.1a）。桡腕掌侧韧带附着处为一粗糙面，该韧带自桡侧向尺侧从桡骨茎突延伸至三角纤维软骨，继续向远侧和尺侧延伸至头状骨（桡头韧带）、月骨（桡月韧带）和三角骨（桡三角韧带）。外侧面从外侧缘延伸形成茎突（图2.1b）。茎突呈圆锥状向远端突出，低于舟骨窝和月骨窝关节面10 ~ 12 mm。茎突远端区域为关节囊和副韧带的囊性增厚提供了附着点。更为近端的茎突基底部为肱桡肌提供了附着点。桡骨茎突区域有一平坦浅沟，内有第一背侧间室的肌腱（拇长展肌和拇短伸肌肌腱）经过。桡骨远端的背面是不规则、凸起的，为伸肌腱发挥功能起支点作用（图2.1c）。突起的背侧结节（Lister结节）位于距远端关节面5 ~ 10 mm处。背侧结节内侧部分为一平滑浅沟有拇长伸肌腱通过。腕部有3条重要的背侧韧带，其中2条——桡月和桡三角韧带——从桡骨远端向远侧和尺侧延伸附着于近排腕骨。背侧结节尺侧有浅沟供示指伸肌腱通过，其位于指总伸肌腱深面。骨间背侧神经紧邻骨皮质沿背侧缘行走。桡骨远端内侧面由尺切迹和与尺骨头相对应的关节面组成（图2.1d）。桡骨远端通过乙状切迹绕着尺骨头旋转，乙状切迹呈凹形并有清晰的背侧、掌侧和远侧边界，但是与尺骨头相对应的关节面的深度存在变异。尺骨长度因桡骨长度不同而不同，可随着旋前和旋后而改变。有各种程度的尺骨正或负变异，这些变异会影响到传递给桡骨远端和三角纤维软骨的力的大小。在下尺桡关节和桡腕关节之间，乙状切

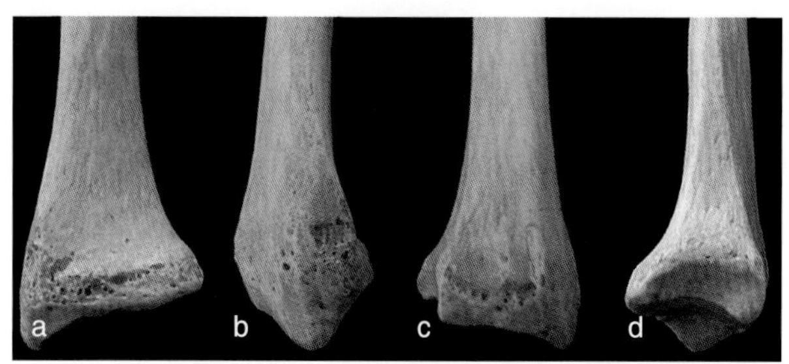

图2.1　桡骨远端骨性解剖有4个面：前面（a）；外侧面（b）；后面（c）；内侧面——茎突和背侧结节（d）。

迹上有一骨嵴，是三角纤维软骨的桡侧附着点。桡尺骨的倾斜程度或多或少与三角纤维软骨有关。桡骨远端关节面有一平均22° 的桡偏角和平均11° 的掌倾角。乙状切迹平均向远端及内侧呈22° 角。

2.2 桡骨远端解剖和力学新观点

自21世纪初以来，关于桡骨骺端的解剖研究发表不多。然而，随着新内植物（髓内或髓外）使用的增加和近来本可避免的医源性损伤的大量出现，增加了对桡骨远端干骺端—骨骺区域详细描述的需求。对这个具有标志性但又仍然受到误解的领域的研究是很少的。1998 年Herzberg的局部骨解剖综述就是这些稀有例子之一[2]。我们研究发现前面的骨皮质要比后面的厚，肌腱和神经沿着背侧走行。在2005年，Nelson描绘了骺端最远边缘的特征并描述了分水岭和旋前方肌线（图2.2）[3]。旋前方肌线标志着骺端的最高处，能帮助外科医师看清患者特异性的桡骨弯曲。从X线侧位片看，如果内植物超越这条线，就有可能与拇指和指屈肌腱发生碰撞。分水岭标志着骺端的最远侧边缘，有时候会和旋前方肌线等高，有时会更高。一条3 ~ 5 mm的条形小骨带将两条线分开。若术中超过分水岭线，将会进入关节。Imatani 等在10具尸体20例前臂远端中从大体和组织学上对桡骨远端掌侧面进行了研究。分水岭线或许不是一条清晰的线，但是对应于在桡骨掌侧面外侧半的旋前方肌窝的远侧缘，并对应于内侧半内在远近端线之间的一条假想线[4]。Windisch 等把隆凸定义为桡骨骺端的桡侧部分，该突起的几何形状差异很大[5]。近来同一个研究团队的2项研究对桡骨远端做了更好的描述。Pichler等在Lister结节和拇长伸肌腱沟的测量中发现很大的变异性（在30例前臂的尸体研究中），还发现了在桡侧和尺侧斜面之间的区别（100例桡骨的尸体研究）[6,7]。Buzzell等对8例桡骨远端掌侧接骨板进行评估后发现，掌侧接骨板和桡骨远端之间的区域非常窄，其变化范围为3% ~ 6%（图 2.3）[8]。如今市场上销售的接骨板有大约155° 的倾斜度。然而，它们的倾斜度是恒定的，不会因为桡骨的宽度而改变。桡骨骺端因为有两个柱的存在而事实上有两个倾斜度，这使研制解剖学接骨板变得更加困难[8]。

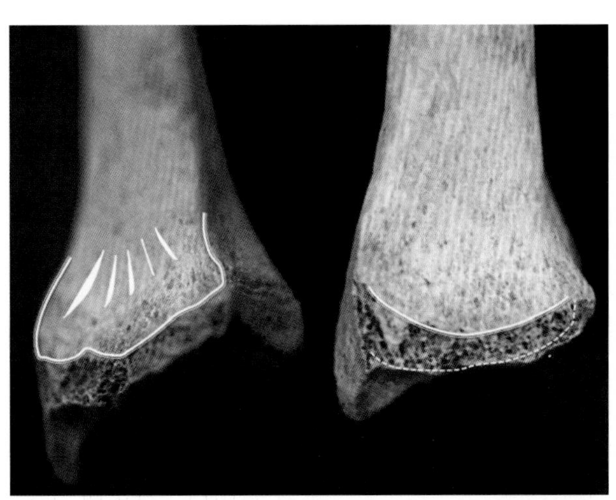

图2.2　桡骨远端的斜位片显示了更近端的旋前方肌线（实线）和分水岭线（虚线）。

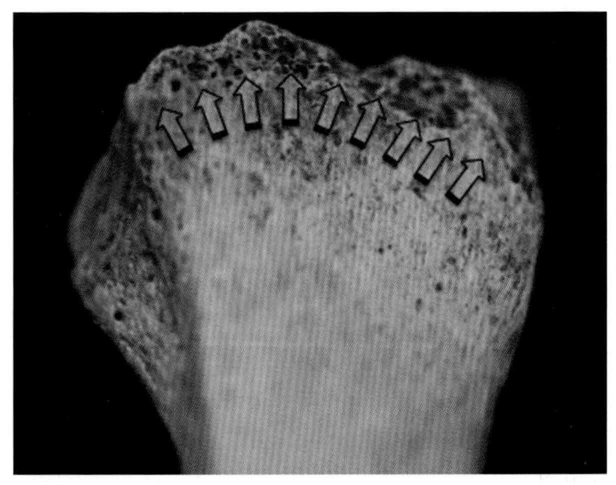

图2.3　接骨板的使用区域在尺侧部分比桡侧部分更大一些。接骨板的设计应遵循该原则，桡侧部分不应太多，因为尺侧柱要比桡侧柱更靠远端。

桡骨远端所承受的负荷变化是很大的。日常生活时腕部活动可产生差不多100 N的负荷，而手指屈曲可以产生平均250 N的负荷[9]。Putnam等指出10 N的抓握力可转化为桡骨远端干骺端26.3 N的轴向力。每施加10 N，就有26 ～ 52 N的力作用于桡骨远端，这取决于手的位置和桡骨的长度[10]。当握力达到450 N（男性平均水平）时，桡骨干骺端会受到2 410 N的负荷。在某些姿势和抓握情况下，桡骨远端会受到超出3 000 N的负荷[11]，负荷超过2 500 N时桡骨远端会被折断[12]。许多人提倡在康复治疗中抓握练习力度不应超过169 N，关节活动范围练习不应超过能导致移植物失败负荷的50%，但是运用到患者身上并不容易。能导致固定系统失败的负荷可从55 ～ 825 N不等，而且与所使用的内固定材料及其内在特性有关[11]。近年来，几篇关于骨皮质厚度的文章已经发表。Mueller等在一个老年群体桡骨样本中分析了在骨质结构测量中年龄与性别的差异以及这些差异与骨的力学属性的关联。据这篇文献报道，女性软骨下区域的骨小梁相当稀疏。远端部分骨皮质厚度在男女性中均相对较低，为0.38 mm（男性0.41 mm，女性0.36 mm）[13]。Dhillon等报道了10例样本的尸体研究，比较了距离关节面0、5 mm、10 mm位置掌侧及远端皮质的厚度。在每个平面，掌侧皮质比背侧皮质厚，有统计学意义。距离关节面0、5 mm、10 mm 3个平面的平均差异分别是0.27 mm、0.45 mm、0.78 mm。这种在桡侧和尺侧边缘的厚度差异存在于任何横断面中[14]。

2.3 干燥桡骨骺端的解剖学研究

这是一个对干燥尸体骨的研究，共有74根成年尸体的桡骨[15]，都是成年骨，其中右侧50例，左侧24例。没有关于尸体的性别、年龄和大小的信息。在这些桡骨中没有因创伤、骨关节炎或炎症所遗留畸形的迹象。用数量卡尺测量桡骨长度（桡骨茎突至桡骨头的距离）以及关节面下矢状面和冠状面的最大宽度。用通用8层多排螺旋CT（法国通用电器医疗集团）扫描所有这些干燥桡骨。分3段时间成像所有74个样本。每根桡骨用不透射线的字母和数字标记。使用以下参数采集数据：140 kV，70 mAs和0.75：1的螺距。对每一根桡骨，均经原始断层图像通过骨过滤器重建成层厚1.25 mm、间距0.8 mm的矢状面和冠状面断层图像。CT扫描测量和计算通过开放资源的软件（OsiriX）处理，这使DICOM图像可视化。该系列中长度测量变异系数（coefficient of variation，CV）小于30%，因而该组桡骨可以被认为是均一性的。

桡骨的平均长度为229.9 mm（184.2 ～ 261.9 mm，SD 16.59 mm，CV 7.2%）。旋前方肌线与Lister结节尖端的平均距离为22.1 mm（18 ～ 26 mm，SD 1.8 mm，CV 8.1%）。这一测量的主要好处在于可以推广到患者身上，即在没有测探之前不应在干骺端置入长于20 mm的螺钉。因为在干骺端区域穿透双层皮质是有害的，而且术中即使是斜位片也不能反映螺钉是否过长。尺侧柱平均角度为155.3°（143.2° ～ 166.8°，SD 4.7°，CV 3%），中间柱平均角度为144.9°（134.1° ～ 153.4°，SD 4.3°，CV 2.9%），这两个值有显著性差异（$P < 0.0001$）。根据这些资料，可以合理地设想使用具有不一样曲率的接骨板能更好地贴合桡骨远端的解剖形态。不过，接骨板与桡骨远端的解剖完全贴合并不是影响术后功能的必要条件。目前市场上一共有四代接骨板[16]。最新一代接骨板具有多轴螺钉，并为尺侧柱进行特殊设计，因为尺侧柱要比桡侧柱更靠前（图2.3）。所有这些尺侧柱的最远点都位于理论上的关节面中心的后外侧。这个信息在桡骨远端置换时可用于定位桡骨轴线，而无需使用外部导引器。

致谢

作者感谢Joanne Archambault博士在准备本章

英文版时提供的帮助。

利益冲突说明

L. Obert是Zimmer、Olympus、SBI、Synthes、Medartis、Evolutis、Biotech、Argo公司的外汇解决方案顾问。

每位作者都证明他们提交的章节与商业机构没有任何经济利益纠葛。

参考文献

[1] Obert L, Uhring J, Rey PB et al. Anatomy and biomechanics of distal radius fractures: a literature review Chir Main 2012; 31: 287–297

[2] Herzberg G, Garret J, Erhard L. Anatomie du radius distal. In: Allieu Y, ed. Fractures du radius distal de l'adulte. Paris: Expansion scientifique Publications; 1998 pp. 14–27

[3] Nelson D. Anatomy Notes and Their Clinical Significance for the Volar Approach. Available at http://www.davidlnelson.md/articles/Radius_ Anatomy_ Annotated.htm. Accessed on December 2013

[4] Imatani J, Akita K, Yamaguchi K, Shimizu H, Kondou H, Ozaki T. An anatomical study of the watershed line on the volar, distal aspect of the radius: implications for plate placement and avoidance of tendon ruptures. J Hand Surg Am 2012; 37: 1550–1554

[5] Windisch G, Clement H, Tanzer K et al. Promontory of radius: a new anatomical description on the distal radius. Surg Radiol Anat 2007; 29: 629–633

[6] Pichler W, Windisch G,Schaffler G, Rienmüller R, Grechenig W. Computer tomography aided 3D analysis of the distal dorsal radius surface and the effects on volar plate osteosynthesis. J Hand Surg Eur Vol 2009; 34: 598–602

[7] Pichler W, Clement H, Hausleitner L, Tanzer K, Tesch NP, Grechenig W. Various circular arc radii of the distal volar radius and the implications on volar plate osteosynthesis. Orthopedics 2008; 31: 1–3

[8] Buzzell JE, Weikert DR, Watson JT, Lee DH. Precontoured fixed-angle volar distal radius plates: a comparison of anatomic fit. J Hand Surg Am 2008; 33: 1144–1152

[9] Osada D, Viegas SF, Shah MA, Morris RP, Patterson RM. Comparison of different distal radius dorsal and volar fracture fixation plates: a biomechanical study. J Hand Surg Am 2003; 28: 94–104

[10] Putnam MD, Meyer NJ, Nelson EW, Gesensway D, Lewis JL. Distal radial metaphyseal forces in an extrinsic grip model: implications for postfracture rehabilitation. J Hand Surg Am 2000; 25: 469–475

[11] Mathiowetz V, Kashman N, Volland G, Weber K, Dowe M, Rogers S. Grip and pinch strength: normative data for adults. Arch Phys Med Rehabil 1985; 66: 69–74

[12] Augat P, Iida H, Jiang Y, Diao E, Genant HK. Distal radius fractures: mechanisms of injury and strength prediction by bone mineral assessment. J Orthop Res 1998; 16: 629–635

[13] Mueller TL, van Lenthe GH, Stauber M, Gratzke C, Eckstein F, Müller R. Regional, age and gender differences in architectural measures of bone quality and their correlation to bone mechanical competence in the human radius of an elderly population. Bone 2009; 45: 882–891

[14] Dhillon SS, Kumar AJ, Sadaiyyappan V, Bassi RS, Shanahan D, Deshmukh SC. Anatomical study comparing the thickness of the volar and dorsal cortex of cadaveric adult distal radii using digital photography. Arch Orthop Trauma Surg 2007; 127: 975–977

[15] Gasse N, Lepage D, Pem R et al. Anatomical and radiological study applied to distal radius surgery. Surg Radiol Anat 2011; 33: 485–490

[16] Obert L, Rey PB, Uhring J et al. Fixation of distal radius fractures in adults: a review. Orthop Traumatol Surg Res 2013; 99: 216–234

3

腕关节外科手术入路

Dominique Le Nen, Damien Cheval, Frederic Dubrana

3.1 前言

腕部手术的特点是手术入路的复杂多样和暴露腕骨的困难，需要外科医师采取最适当的方法。简单介绍一下，阻碍手术暴露腕骨的解剖要素有：在背侧，为腕指伸肌腱、感觉神经以及背侧静脉；在前侧，为各从一个通道穿过的正中神经和尺神经、与正中神经一同穿过腕管的腕指屈肌腱以及桡动脉和尺动脉[1,2]。

患者取仰卧位，上肢置于手术台上，腋下扎好止血带。肩膀放松，前侧入路时前臂旋后，后侧入路时前臂旋前。

背侧入路可以暴露腕骨（除了豌豆骨）、腕内韧带和下尺桡关节。桡骨远端和舟状骨可以酌情通过前侧、后侧或外侧入路暴露；所有肌腱、血管束或神经可以通过直接入路暴露。

3.2 原则

一般采用平行于上肢轴线的切口，因为这样更有利于保护近远端的血运，从而利于更好的愈合和显露。为了避免瘢痕收缩，特别是对于前侧入路，不要跨越屈曲纹（例如，在腕部前侧切断腕横纹处）；为了避免皮肤分离，特别是对于腕背皮肤，保护肌肉和肌间隔的血液供应十分重要[3]，尤其是对于皮肤脆弱的患者（类风湿关节炎患者、使用皮质类固醇药物患者）。若一定要分离皮肤，必须与伸肌支持带一起分离，并将神经[桡神经和（或）尺神经]包含在内。将桡神经分支保护在桡侧（桡背侧入路），将尺神经分支保护在尺侧（尺背侧入路），这些分支较易损伤。

迄今为止，腕关节手术入路主要关注如何充分暴露腕骨。近来在对腕关节的神经支配和本体感觉的研究中发现，应注意保护好关节囊和韧带的神经支配。一些作者提出了关于桡腕关节背侧和掌侧的手术入路，这些入路在广泛暴露腕部的同时能减少关节囊神经支配的损害[4]。

3.2.1 前侧入路

从腕部外侧到内侧的这些入路可以暴露舟骨和大多角骨（前外侧入路）、腕管中的月骨（前侧入路）以及豌豆骨（前内侧入路）。这些入路会对皮下感觉神经支产生一定危险性：即位于腕部平面的正中神经和尺神经的掌皮支、位于屈肌支持带侧缘的掌浅血管弓。

舟骨和大多角骨入路：前外侧入路

舟骨入路

从腕部前面远端横纹近侧3～4 cm开始，在桡侧腕屈肌腱的桡侧或上方做纵行切口，在腕部远端横纹处改变方向，切口在鱼际突起表面延续1～2 cm（刺刀状或Z字形）直到舟骨结节。在桡侧腕屈肌桡侧边缘纵向切开深筋膜，并和屈肌腱一同拉向尺侧。小心避免损伤位于桡侧腕屈肌尺侧的正中神经掌皮支。将桡动脉和桡神经感觉支轻柔地拉向桡侧（图3.1），暴露拇长屈肌腱并拉向桡侧。

▶ 桡骨远端的暴露　将旋前方肌和拇长屈肌都从其桡侧附着处掀起，如此既可充分暴露桡骨远端，也可从骨膜下掀起肱桡肌以改善暴露。

▶ 舟骨的暴露　牵开（如果较大）或结扎桡动脉浅支。从旋前方肌远侧暴露关节囊并在皮肤切口平面垂直切开（一同切开桡舟头韧带，术后予以修复）至骨（图3.2）。为了保护关节囊和韧带的神经支配，一些作者推荐了一种保护神经的关节囊入路[4]，该入路掀起两块组织瓣：外侧瓣以近端为蒂，包含桡舟韧带；内侧瓣以远端为蒂，包含桡舟头韧带。

▶ 变化　为了避免损伤桡血管束，最好在切开皮肤后打开桡侧腕屈肌腱鞘，向内侧牵开屈肌腱之后通过腱鞘的深面暴露关节囊或桡骨远端。

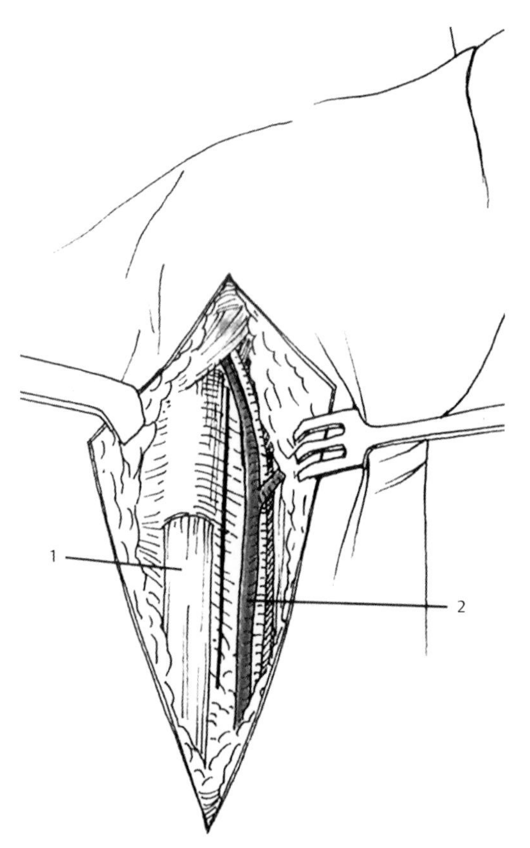

图3.1　在桡侧腕屈肌（1）和桡动脉（2）之间的前臂筋膜切口（经Elsevier-Masson版权同意。引自Dubrana F, Le Nen D. Manuel des voies d'abord en chirurgie orthopédique et traumatologique. Ed Masson. Paris, 2003）。

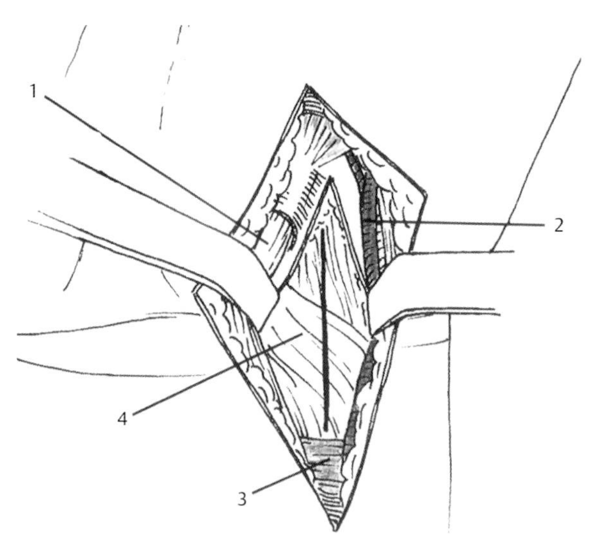

图3.2　纵行关节囊切开暴露舟骨：桡侧腕屈肌腱（1）；桡动脉（2）；旋前方肌（3）；关节囊（4）（经Elsevier-Masson版权同意。引自Dubrana F, Le Nen D. Manuel des voies d'abord en chirurgie orthopédique et traumatologique. Ed Masson. Paris, 2003）。

▶ 指征

• 桡骨远端骨折（掌侧锁定接骨板）

• 桡骨远端截骨术[畸形愈合、基恩伯克病（月骨缺血性坏死）]

• 舟骨固定和植骨（带或不带血管蒂）

• 腕部桡动脉搏动处的腱鞘囊肿

• 腕部完全去神经支配（手术步骤的其中之一）

大多角骨入路

皮肤切口先从第一掌骨近侧2/3开始，沿其外侧缘纵向行走，然后弯向腕部远侧横纹至桡侧腕屈肌外侧。暴露并保护桡神经的皮下小感觉支，电凝小静脉，系统性地识别拇指背外侧神经侧支以避免损伤。做深部切口，沿着第一掌骨外侧并上延通过拇长展肌，靠近骨骼掀起拇短展肌后，纵行切开关节囊暴露掌骨基底部、大多角骨掌骨关节和大多角骨。当关闭切口时，复位拇短展肌并缝合拇长展肌。切口向下延伸可行掌指关节手术，沿着桡侧腕屈肌向上延伸可以治疗桡侧腕屈肌腱鞘炎。

▶ 指征

•部分或完全大多角骨切除术，有或无内植物，有或无韧带成形术

•完全大多角掌骨关节置换

•大多角骨骨折或第一掌骨基底部骨折

月骨入路：腕管中线入路

根据暴露需要，自腕部远侧横纹上方2 ~ 4 cm在掌长肌表面做皮肤纵向切口，在腕部远侧横纹高度，切口略向尺侧行走以避免损伤正中神经掌皮支，然后靠近并沿着掌部鱼际纹行走，始终向内侧保持几毫米以避免损伤这条神经皮支。在掌长肌稍内侧、正中神经正下方小心切开深筋膜。在皮肤切口偏尺侧缘切开屈肌支持带，在切口底部应注意掌浅弓的分布，它呈蓝色样结构。支持

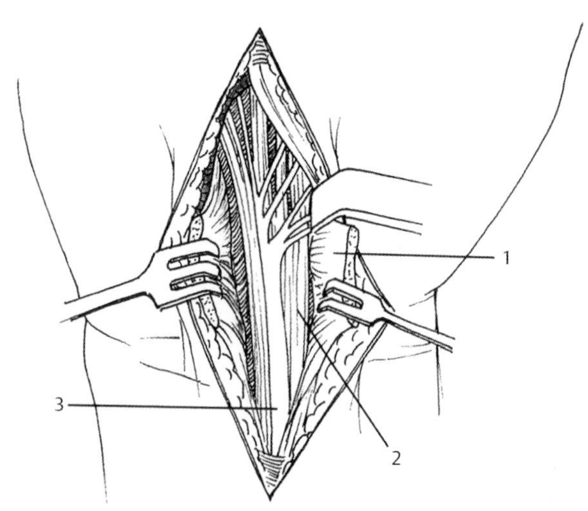

图3.3 腕管的暴露：屈肌支持带（1）；屈肌腱（2）；正中神经（3）（经Elsevier-Masson版权同意。引自Dubrana F, Le Nen D. Manuel des voies d'abord en chirurgie orthopédique et traumatologique. Ed Masson. Paris, 2003）。

带切开后，所有被滑膜鞘包裹的屈肌腱和正中神经被暴露出来(图 3.3)。该经典入路可进一步扩大。一可沿前臂向上暴露桡骨，松解正中神经，或暴露屈肌腱；二可向下，继续切开至手掌并从那里略微横向延伸至远端掌横纹的上游或下游，或行指掌Z字形切开。随着后四指屈肌腱被牵开（千万不要解剖正中神经以避免损伤神经主干或大鱼际运动支，或者产生粘连），腕管的底部便显露出来。采用纵向或形成四边形组织瓣形式在腕骨前方切开关节囊，暴露出月骨或舟骨结节。

▶ 变化　为了暴露月骨和桡骨（桡骨短缩和带血管的骨移植），Mathoulin等提出将Henry入路经前臂远端内侧向腕管延伸[5]（图3.4），注意保护正中神经的掌皮支。

▶ 指征

• 月骨的暴露：腕内脱位（图3.5）、骨内骨囊肿、带血管的骨移植治疗基恩伯克病（月骨缺血性坏死）

• 大多角骨切除术（根据Leviet法）

• 腕部骨关节炎

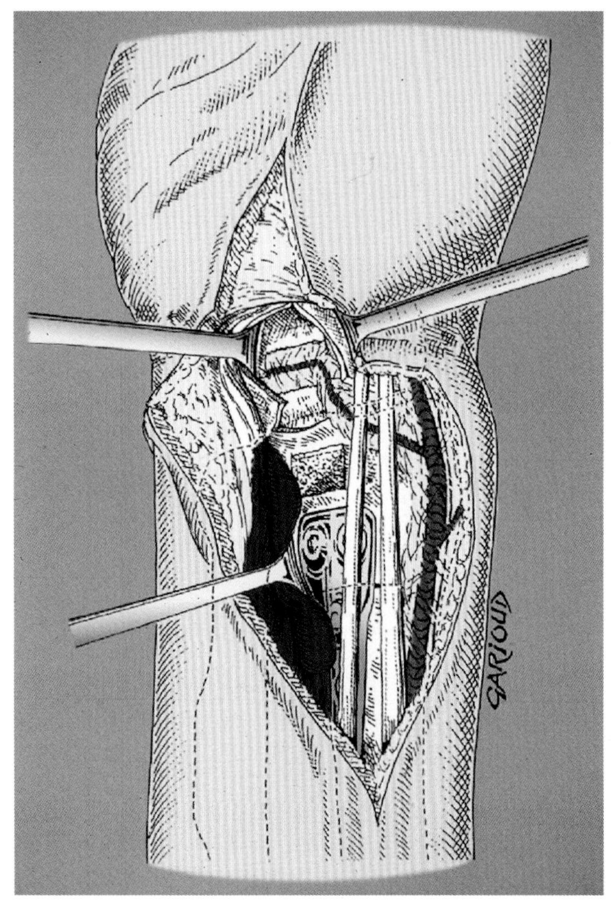

图3.4　从桡骨切取带血管骨移植治疗基恩伯克病（月骨缺血性坏死）[6]（经Christophe Mathoulin许可）。

为了避免损伤正中神经或尺神经皮支，理想的皮肤切口应位于第三指蹼（“无人区”）的延续，因而通常偏内侧多于外侧。

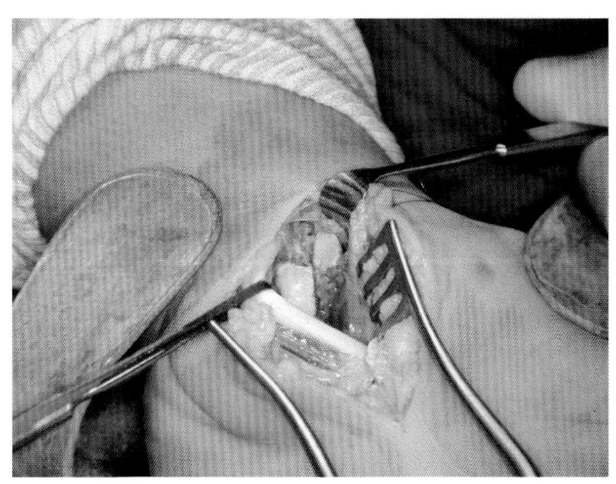

图3.5　伴有月骨完全前脱位于腕管的月骨周围脱位。

豌豆骨入路：前内侧入路

以尺侧腕屈肌为中心做纵行皮肤切口，在腕部远端横纹水平，切口继续向远侧以Z字形在小鱼际肌上方延伸。沿皮肤切口轴小心切开深筋膜，即可在切口上部发现尺神经血管束恰好位于尺侧腕屈肌外侧。继续向远端切开至豌豆骨，接着骨膜下剥离暴露豌豆骨，剥离时应与骨紧密接触以避免损伤尺神经。

钩骨钩的入路更短（远端部分），在松解时，注意不要牵涉正位于内侧的尺神经。

▶ 指征

- 豌豆骨切除（骨关节炎、不稳定、骨折）
- 钩骨钩的新鲜骨折或骨不连

3.2.2 后侧入路

通过背外侧、中线或背尺侧入路可完全暴露腕骨。通过打开一个或更多伸肌间室可暴露伸肌腱。腕骨通常经伸肌支持带并牵开伸肌腱来暴露。

舟骨和大多角骨入路：后外侧入路

切口可以是纵向或是中断的，以桡骨茎突后外侧面为中心，并可根据需要向上游或下游延伸。在桡神经感觉支被牵开后，第一间室支持带尽量靠背侧打开，以避免拇长展肌腱和拇短伸肌腱前脱位（图3.6）。

暴露桡骨茎突时需要向前方拉开肌腱，以便在切口远端部分识别和保护桡动脉，在这里桡动脉在拇长展肌、拇短伸肌和拇长伸肌（其组成了“解剖学的鼻烟窝”）深面斜行走行（图3.7）。

为暴露舟状骨，以第二伸肌间室为轴线切开关节囊，这样可以使舟骨暴露在后方、桡骨茎突暴露在前方。茎突切除术可以治疗创伤后骨关节炎引起的潜在问题（SNAC Ⅰ Watson），此法可以更好地暴露舟骨，并且是带血管骨移植治疗舟骨骨不连的基础（Zaidemberg）。

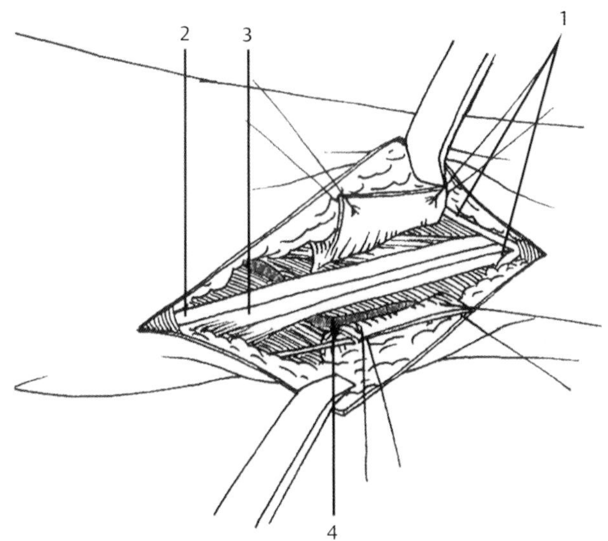

图3.6 第一伸肌间室的暴露：桡神经感觉支（1）；拇短伸肌（2）；拇长展肌（3）；桡动脉（4）（经Elsevier-Masson版权同意。引自Dubrana F, Le Nen D. Manuel des voies d'abord en chirurgie orthopédique et traumatologique. Ed Masson. Paris, 2003）。

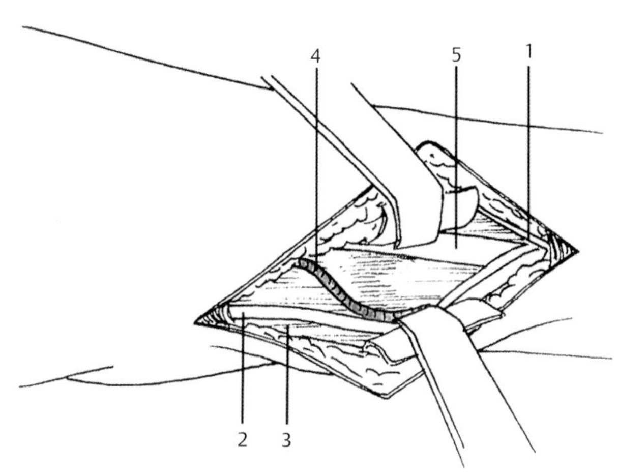

图3.7 桡骨茎突：桡神经感觉支（1）；拇短伸肌（2）；拇长展肌（3）；桡动脉（4）；桡侧腕长伸肌（5）（经Elsevier-Masson版权同意。引自Dubrana F, Le Nen D. Manuel des voies d'abord en chirurgie orthopédique et traumatologique. Ed Masson. Paris, 2003）。

分离鼻烟窝处由第一伸肌间室向背侧延伸过来的肌腱，可以暴露舟骨-大多角骨-小多角骨（scaphotrapeziotrapezoid，STT）关节、大多角骨以及大多角骨-掌骨关节。沿皮肤切口线切开关节囊可暴露大多角骨-掌骨关节，与皮肤切口垂直切开关节囊可暴露STT关节。同时暴露这几个关节（大多角骨-掌骨关节以及STT关节）需要做T形切口。

▶ 变化　在解剖学鼻烟窝的肌腱之间，正对STT关节的横行入路可暴露该关节。沿皮肤切口线切开关节囊可暴露STT关节。

▶ 指征

- 桡骨茎突和舟骨的暴露（桡骨茎突开放切除、螺钉固定、Zaidemberg带血管骨移植）
- 第一掌骨和（或）大多角骨-掌骨关节以及舟骨-大多角骨关节的暴露（骨折、骨关节炎）
- De Quervain病（桡骨茎突狭窄性腱鞘炎）

腕骨的通用背部入路：后侧中线入路→所有腕骨和腕内韧带

以Lister结节的尺侧为中心做背侧中线切口，向尺骨头和桡骨茎突连线（桡腕关节）的上游及下游延伸，长3 ~ 6 cm。表浅静脉应小心止血处理。切开皮肤后，将桡神经浅支向桡侧牵开。暴露伸肌支持带，并在第四伸肌间室或第三、第四伸肌间室之间做纵向切开（图3.8）。用光滑拉钩或自动拉钩牵开伸肌腱，可容易识别并切除（通常情况下）在第四伸肌间室底部的骨间后神经，接着暴露并切开背侧关节囊。

▶ 变化　腕部背侧的切口可以是弯曲或斜行的。

纵向贯穿切开每个伸肌间室只能暴露该间室中的肌腱。为了暴露所有的腕背肌腱，有必要掀起以桡侧为蒂的较大支持带组织瓣，并打通不同的间隔（图3.9）。选择经间隔入路可以较好地保护伸肌间室[6]。实验研究已经显示该入路能良好地暴露腕部背侧面而不必打开伸肌间室（图3.10）。

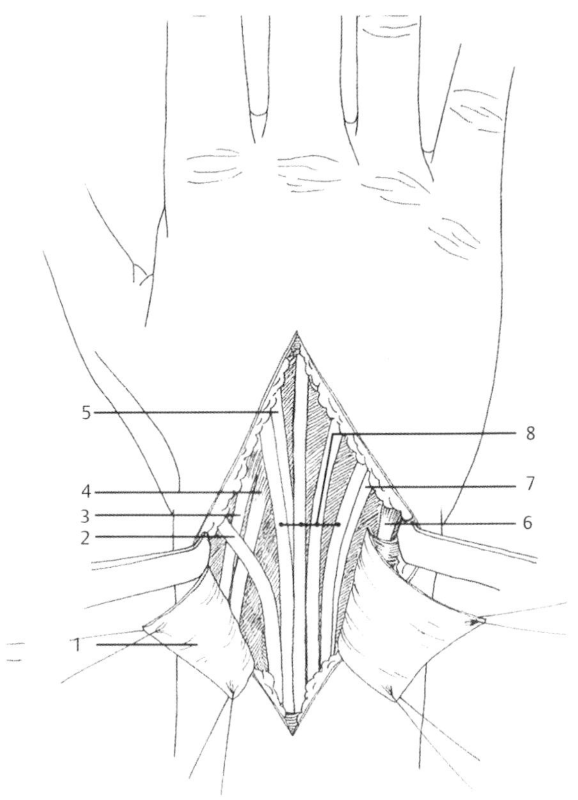

图3.8 打开伸肌支持带：伸肌支持带（1）；拇长伸肌（2）；桡侧腕长伸肌（3）；桡侧腕短伸肌（4）；示指固有伸肌（5）；尺侧腕伸肌（6）；小指伸肌（7）；指总伸肌（8）（经Elsevier-Masson版权同意。引自Dubrana F, Le Nen D. Manuel des voies d'abord en chirurgie orthopédique et traumatologique.Ed Masson. Paris, 2003）。

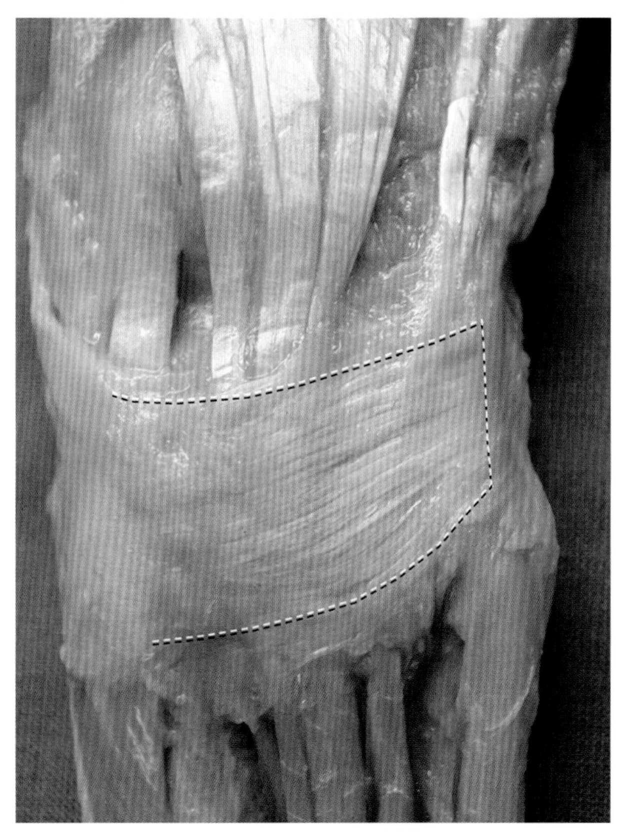

图3.9 掀起以桡侧为蒂的较大伸肌支持带组织瓣，并且打通不同的间隔，可以暴露所有伸肌腱和关节囊（经Elsevier-Masson版权同意。引自Tubiana R, McCullough C, Masquelet AC. Voies d'abord chirurgicales du membre supérieur. Ed Masson. Paris, 1992）。

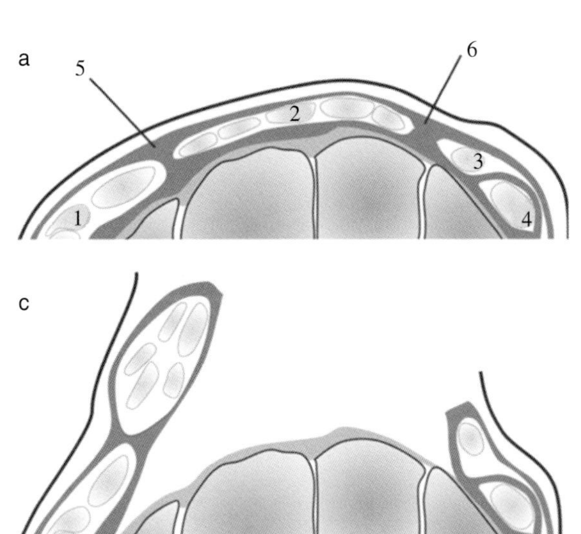

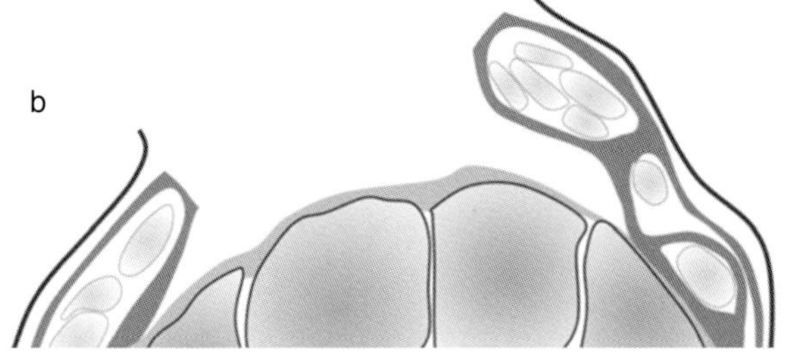

图3.10 经间隔入路。支持带水平腕背部横切面（a），代表第二和第三间室（1）、第四间室（2）、第五间室（3）、第六间室（4）、第三和第四间室间隔（5）以及第四和第五间室间隔（6）；显示经第三和第四间室间隔入路（b）。显示经第四和第五间室间隔入路（c）（引自Zemerline A, et al. Transseptal dorsal approaches to the wrist. Surg Radiol Anat 2013;35:225-231，经Springer Science and Business Media版权同意）。

可以纵行切开关节囊，接着在关节囊下切开即可显露腕骨（图3.11），或者制造一个以远端为蒂的U形瓣、弩状瓣[7]、Z形切开法、被Berger普遍采用的以桡侧为蒂的Mayo“韧带分裂”瓣[8]（图3.12）。因为腕背韧带主要由骨间后神经支配，为了保存神经支配和本体感觉，一些作者建议掀起一个以近端为蒂的四边形背侧瓣来保存骨间后神经和其所有分支[4]。

一种更短的背侧入路可以用于特定的指征（月骨、舟骨近极或舟月韧带的暴露）。以Lister结节为中心做斜行切口，按皮肤切口方向在第三、第四伸肌间室之间或在第二、第三间室之间打开关节囊。

▶ 指征

- 所有腕骨和腕内韧带的暴露
- 类风湿关节炎（滑膜切除术、Darrach或Kapandji手术、融合或关节成形术）
- 舟月骨修复、背侧关节囊固定术、月三角骨融合
- 月骨周围脱位
- 舟骨手术
- 头状骨骨折
- 创伤后关节炎：四角融合、近排腕骨切除术、全腕融合
- 全腕置换

伸肌腱和腕部背侧间室
（从C1到C6，由外到内）

- C1：拇长展肌和拇短伸肌
- C2：桡侧腕伸肌（长和短）
- C3：拇长伸肌
- C4：指总伸肌和示指固有伸肌
- C5：小指伸肌
- C6：尺侧腕伸肌

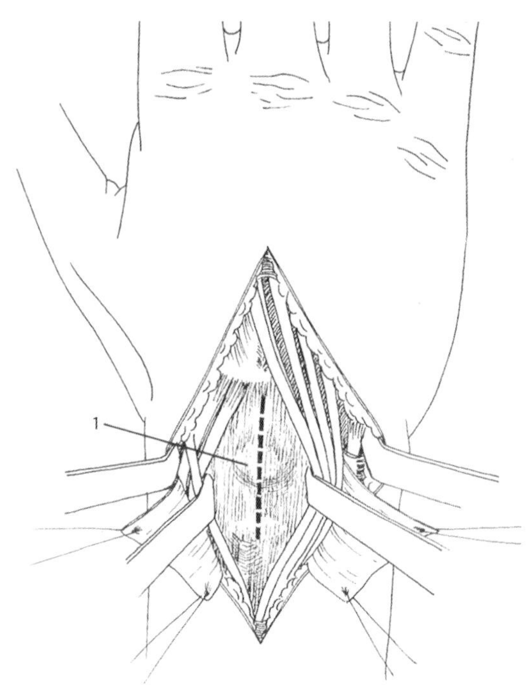

图3.11 背侧关节囊的暴露：关节囊（1）（经Elsevier-Masson版权同意。引自 Dubrana F, Le Nen D. Manuel des voies d’abord en chirurgie orthopédique et traumatologique. Ed Masson. Paris, 2003）。

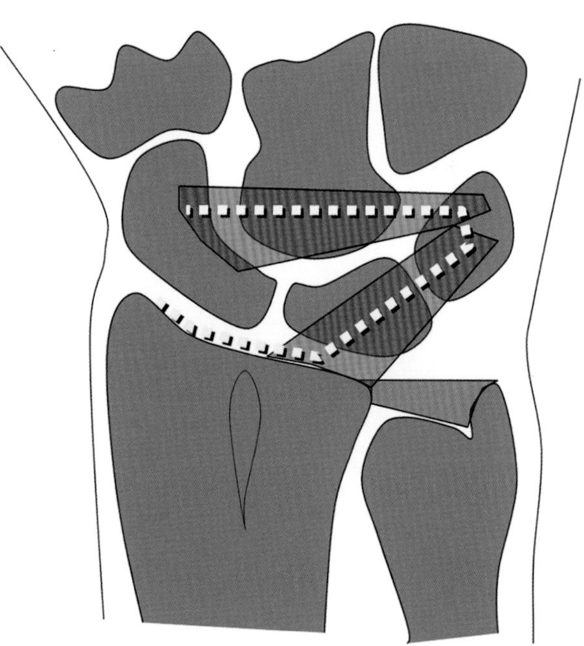

图3.12 Berger[8]背侧关节囊切开法。

下尺桡关节入路：后内侧入路

在下尺桡关节背侧做纵向弯曲或平直的切口，朝第五掌骨基底部方向延伸。小心掀起皮肤以避免损伤尺神经背侧感觉支，该分支由掌侧至背侧、从顶部到底部跨过手术切口。在第五和第六间室之间切开伸肌支持带，此二间室分别包含有小指伸肌和尺侧腕伸肌（图3.13），接着便可看到下尺桡关节囊和背侧尺腕关节囊。纵向切开背侧关节囊后，即可暴露出尺骨和下尺桡关节后侧面（图3.14）。使用保留桡尺背侧横韧带近侧缘的背侧三角关节囊瓣可完美地暴露尺骨头[9]。

切口稍向尺侧移动，可在尺侧腕伸肌腱（第六间室）和尺侧腕屈肌腱之间到达尺骨。这个入路不仅可以向上游延伸，也可以在腕部背尺侧以Z字形切口向远端延伸。尺神经的背侧皮支损伤是主要的风险，当再次手术或者切口向腕部内侧或远侧延伸时，必须注意该神经。

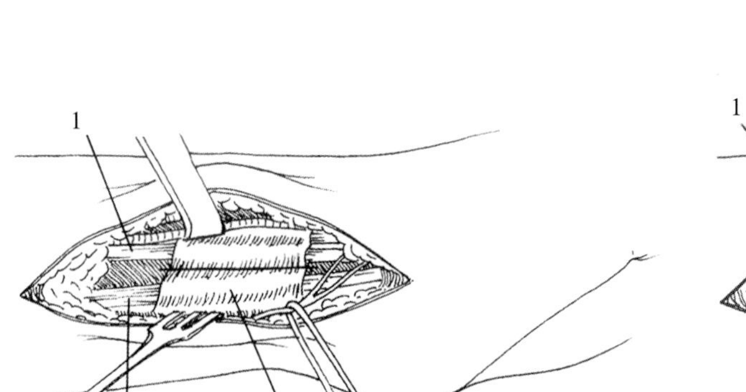

图3.13　伸肌支持带切口：小指伸肌（1）；尺侧腕伸肌（2）；伸肌支持带（3）（经Elsevier-Masson版权同意。引自Dubrana F, Le Nen D. Manuel des voies d'abord en chirurgie orthopédique et traumatologique. Ed Masson.Paris, 2003）。

▶ 变化　可在第六间室打开支持带。同样的，若希望将尺侧腕伸肌保留在腱鞘内，也可打开第五间室，然后将小指伸肌牵向桡侧，在不破坏尺侧腕伸肌腱稳定性的条件下打开关节囊。用三角瓣的方法切开关节囊可暴露出尺骨头和三角纤维软骨复合体[9]。垂直的关节囊切开术不向远端延伸到桡尺背侧韧带，横行切开关节囊并朝尺侧延伸直到尺侧腕伸肌腱鞘的桡侧边缘。

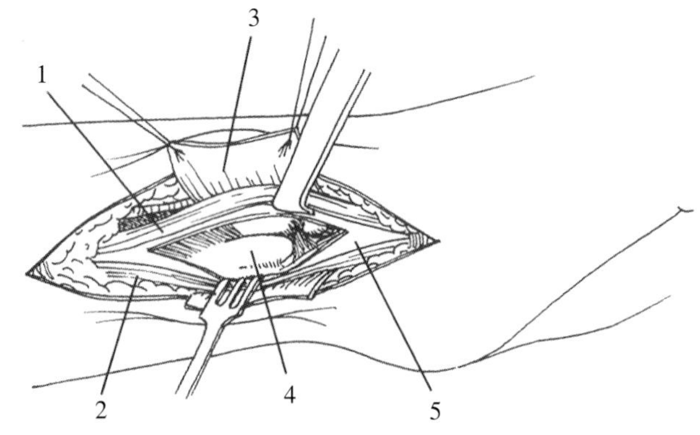

图3.14　关节囊纵行切开后，暴露出下尺桡关节：小指伸肌（1）；尺侧腕伸肌（2）；伸肌支持带（3）；尺骨（4）；下尺桡关节囊（5）（经Elsevier-Masson版权同意。引自Dubrana F, Le Nen D. Manuel des voies d'abord en chirurgie orthopédique et traumatologique. Ed Masson.Paris, 2003）。

▶ 指征

- 开放式三角纤维软骨复合体附着
- 开放式Wafer切除术
- 三角纤维软骨复合体解剖重建
- 尺骨头切除（Darrach、Sauvé-Kapandji等）
- 尺骨头置换
- 骨折重建
- 尺侧腕伸肌不稳

参考文献

[1] Dubrana F, Le Nen D. Manuel des voies d'abord en chirurgie orthopédique et traumatologique. Ed Masson. Paris; 2003

[2] Tubiana R, Mc Cullough C, Masquelet AC. Voies d'abord chirurgicales du membre supérieur. Ed Masson. Paris; 1992

[3] Oberlin C. Manuel de chirurgie du membre supérieur. Ed Elsevier Masson. Paris; 2000

[4] Hagert E, Ferreres A, Garcia-Elias M. Nerve-sparing dorsal and volar approaches to the radiocarpal joint. J Hand Surg Am 2010; 35: 1070–1074

[5] Mathoulin C, Galbiatti A, Haerle M. Revascularisation du semi-lunaire associée à une ostéotomie du radius dans le traitement de la maladie de Kienböck. e-Mémoire de l'Académie Nationale de Chirurgie 2006; 5: 50–60

[6] Zemirline A, Hoël G, Naïto K, Uguen A, Liverneaux P, Le Nen D. Transseptal dorsal approaches to the wrist. Surg Radiol Anat 2013; 35: 225–231

[7] Richou J, Chuinard C, Moineau G, Hanouz N, Hu W, Le Nen D. Proximal row carpectomy: long-term results. Chir Main 2010; 29: 10–15

[8] Berger RA. A method of defining palpable landmarks for the ligamentsplitting dorsal wrist capsulotomy. J Hand Surg Am 2007; 32: 1291–1295

[9] Warwick D, Alam M. Anatomy of the carpus and surgical approaches. In: Orthopaedics and Trauma. New York: Elsevier; 2011

4

腕关节损伤的影像学

Peter Jørgsholm

4.1 前言

1895年，世界上第一张手部X线片诞生，来自一位名叫Anna Bertha Röntgen的人的手。次年，Albert von Kölliker 的手和腕部X线片发表（图4.1）。1896年这项新技术就被应用于诊断Colles 骨折[1]。100多年后的今天，X线片依旧是诊断腕部损伤的主要工具，但是新技术的发展使得我们从最初的2D影像到现在能看到骨及软组织的3D影像（图4.2）[2]以及软组织的活性（图4.3）。

因为腕关节空间狭小，解剖结构复杂，要判断患者症状出自关节内还是关节外非常困难。目前有多种影像学方法，医师需要结合考虑患者病史以及详细的体格检查结果来减少不必要的花费以及射线暴露。

不同的影像学方法有不同的特点：

- 数字化X线片

优点：便宜，实用性强，快速，覆盖面积大，对骨骼敏感，动态观察。

缺点：辐射性，投影局限性，需要不同角度拍摄，对软组织不显影。

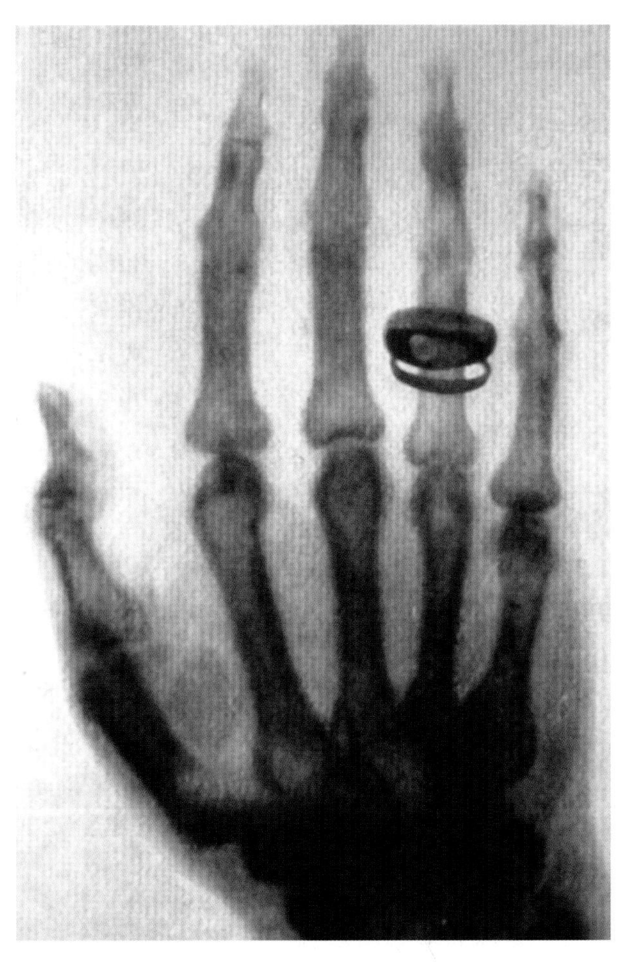

图4.1 Wilhelm Röntgen的手和腕部第一张X线片（经Deutsches Roentgen博物馆许可）。

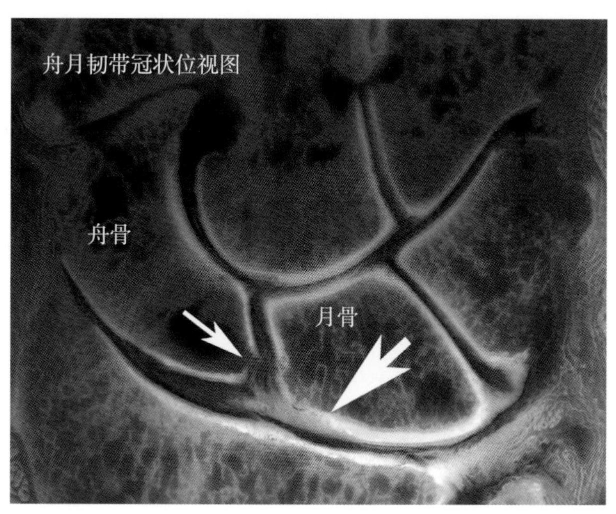

图4.2　CT和低温切片观察人体解剖样本的腕部韧带（引自Buijze GA, Dvinskikh NA, Strackee SD,Streekstra GJ, Blankevoort L. Osseous and ligamentous scaphoid anatomy: Part II. Evaluation of ligament morphology using three-dimensional anatomical imaging. J Hand Surg Am 2011;36（12）:1936-1943. 经Elsevier版权同意）。

- MRI

优点：高度敏感性，软组织显影，无辐射。

缺点：价格贵，速度慢，实用性不强，覆盖面积小，不能有金属物。

- CT

优点：快速，高度特异性，实用性强，对骨骼敏感，覆盖面积大。

缺点：有辐射，价格贵。

- 超声

优点：便宜，快速，实用性强，软组织显影，无辐射，动态观察。

缺点：需要专业技师，不可重复性，低穿透性，不能观察骨骼（空气）。

- ^{99m}Tc骨扫描

优点：相对便宜，高度敏感性。

缺点：有辐射，速度慢，实用性不强，特异性低。

X线片可以是静态或动态的。动态模式可能是射线活动电影摄影术（动态系列X线片）或者荧光透视法（直接动态检查）。各种方法都可以通过在全身（MRI中的钆元素）或者关节内部（关节造影术）注入造影剂来增强对比。或者可以联合不同的检查方法，比如联合单光子发射计算机化断层显像（single-photon emission computed tomography，SPECT）与CT（图4.4）。

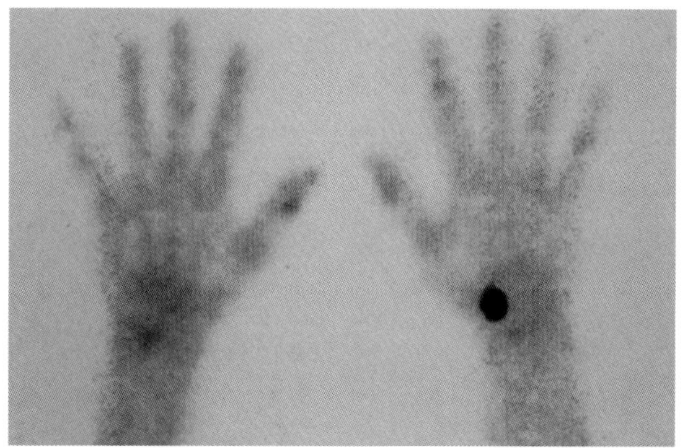

图4.3　^{99m}Tc晚期骨扫描发现大多角骨高信号（骨折）。

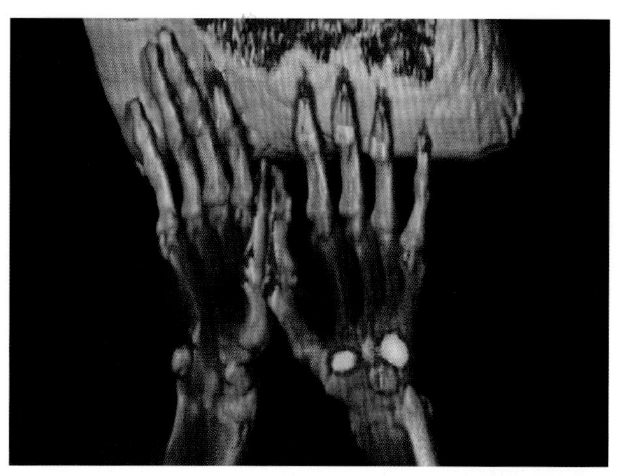

图4.4　创伤后骨关节炎患者左手第二腕掌关节和第五腕掌关节SPECT-CT 3D影像检查（感谢: Paw Holdgaard）。

4.2 影像学方法选择

现代X线片是以平板探测器收集信号并以数字的形式贮存的。大多数医院拥有能动态影像记录的荧光镜，这使得对腕部发生紧急情况（骨折）的观察以及腕骨不稳定的诊断变得更为容易。

MRI虽然价格贵，但是低场扫描足以用于诊断细小的腕骨骨折[3,4]。如果怀疑有关节内韧带损伤，则需要高场薄层扫描，如果合并使用关节造影术则可以诊断更多此类型损伤。将来如果用腕部专用线圈，在7T的磁场下就可以诊断舟月韧带损伤这一公认难以诊断的疾病，并且这一方法也能更好地诊断三角纤维软骨复合体损伤[5]。

CT扫描的使用频率很高。如果患者被诊断为桡骨远端关节内骨折或者腕骨骨折，那么多层螺旋CT 3D重建能指导医师做出最恰当的治疗[6-8]。

虽然超声在临床上应用广泛，但是其在诊断腕部疾病中应用较少，因为超声不能穿透骨表面看到骨内部结构。但是随着技术的改进和临床医师经验的提升，相信不久以后超声就能用于诊断舟月韧带损伤和其他表浅的关节内损伤。

核影像包括SPECT，其原理是探测放射性同位素，比较常用的是骨组织能吸收的^{99m}Tc。通过早期和晚期得到的图像可以分别观测经过软组织的通路和骨的吸收。如果和CT联合使用则可以同时获得解剖和功能信息。

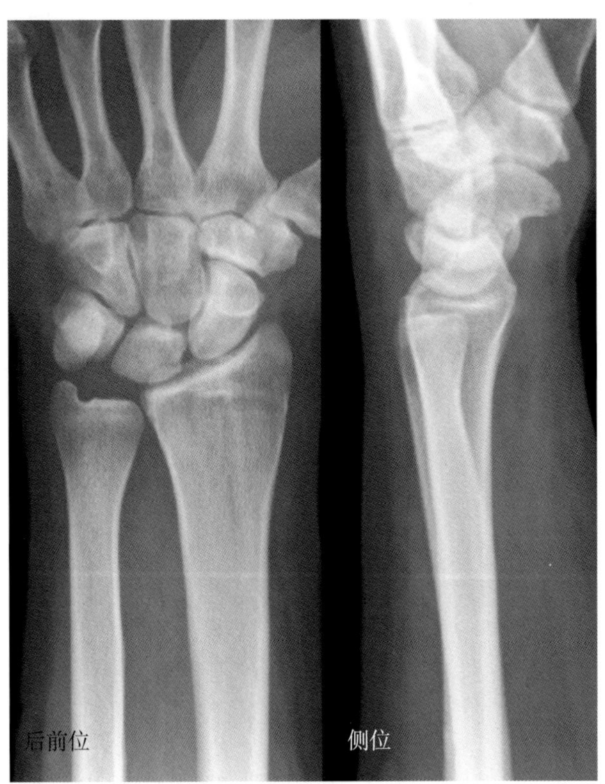

图4.5　标准后前位和侧位的腕部X线片。

各种检查的选择是基于患者的病史以及腕部的体格检查，每个个体都可能不同。选择影像学方法需要考虑以下重要因素：

- 年龄，性别，全身状况，职业，运动度，肌肉活动度，兴趣爱好
- 创伤类型，持续时间
- 疼痛，肿胀，畸形
- 活动能力丧失
- 交锁，弹响，捻发音

4.3 影像学的临床应用

对于腕部损伤临床上最常用的影像学方法是X线片、MRI和CT。无论何时，在对急性腕部创伤进行临床评估后首选X线片检查（图4.5）。

Gilula线[9]可用于识别是否有半脱位或脱位征象，是在腕部创伤做X线片检查时必须解读的内容（图4.6）。如果该线在任何部位中断或者与骨重

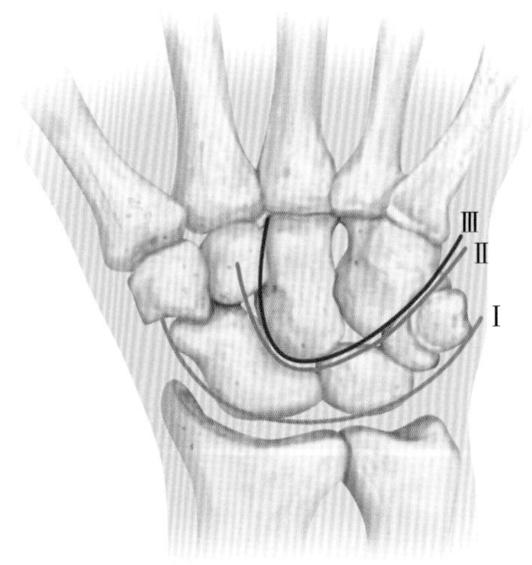

图4.6　正常情况下后前位的Gilula线的三道弧线（引自Schmitt, R和Lanz, U. Bildgebende Diagnostik der Hand; Stuttgart: Hippokrates Verlag; 1996，经Hippokrates Verlag同意）。

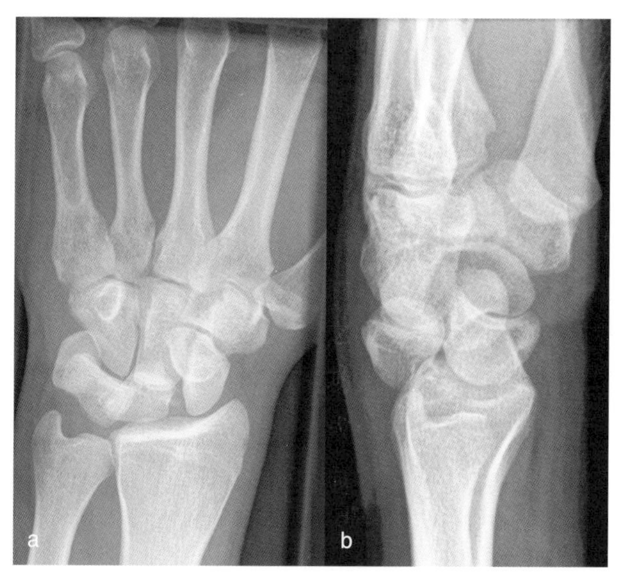

图4.7 后前位片中Gilula弧线中断与腕骨重叠提示有月骨周围脱位（a），侧位片进一步证实该诊断（b）。

叠则提示需要进一步检查以排除脱位（图4.7 a、b）。

如果怀疑是某特定疾病，则需要额外做一些特定位置的检查。在舟骨视图（图4.8）和桡腕骨视图中，我们可以看到细微的关节内骨折线。如果在临床上怀疑有特定的腕骨骨折或者固有韧带损伤，则需要特定投射位置的影像学检查[1]。熟悉以下几点对急诊使用荧光透视法很有用：

头状骨视图：X线光束30°后前位投射至手指。

三角骨（豌豆骨）视图：腕部45°旋后位，侧面投射。

钩状骨视图：手部最大桡偏，拇外展，腕部45°旋后位，侧面投射。

大多角骨（小多角骨）视图：手部最大尺偏，腕部45°旋前，侧面投射。

舟月骨视图：紧握拳，手部最大尺偏，后前位投射。

桡腕骨视图：X线光束20°侧面投射至手指。

对临床上怀疑有舟月韧带损伤的必须注意有无舟月骨脱位（舟月间隙超过3 mm[10]）（图4.9），舟骨环形征和侧位片上的背侧嵌入部分不稳（dissociative intercalated segmental instability,DISI）（图4.10）提示了舟月骨角度超过了70°。在做诊断时必须和健侧做对比，因为有的患者，特别是女患者可能先天双侧舟月骨间隙过宽[11]。如果X线片上没有发现微小的关节炎征象，舟月骨分离仅仅出现在握拳时的X线片上，那么很有可能是

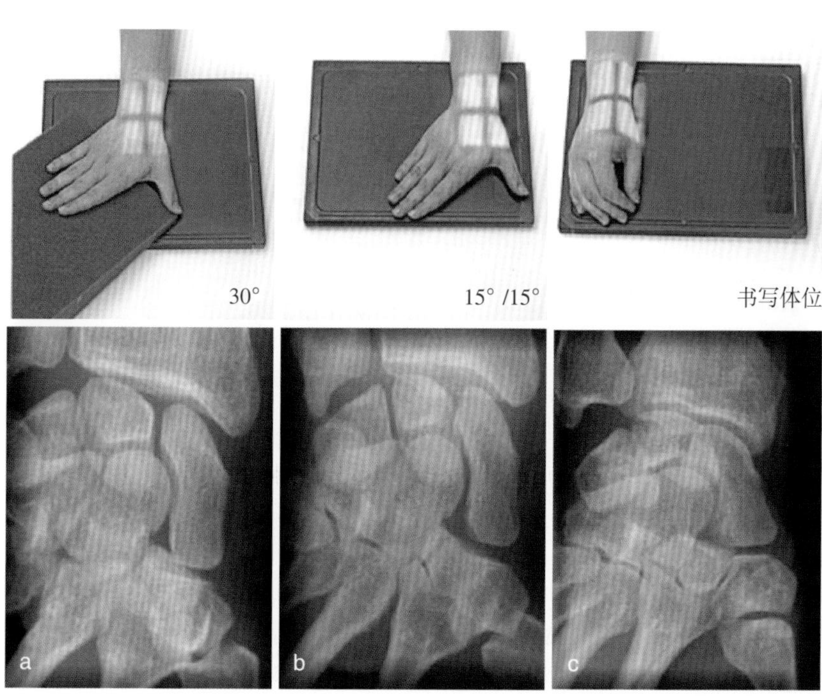

图4.8 舟骨视图：30°（a）；15° /15°（b）；书写体位（c）（经Trine Torfing允许）。

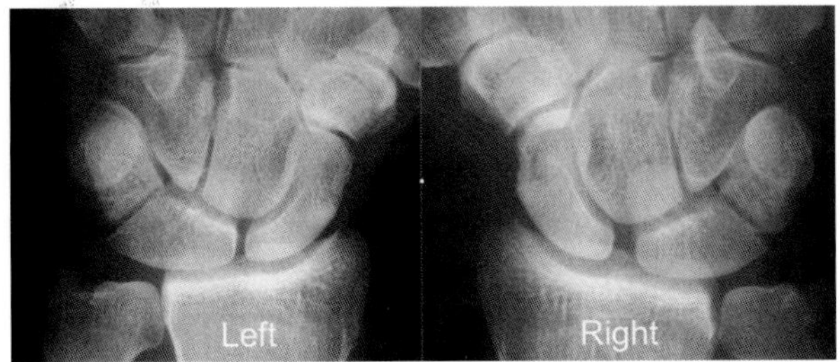

图4.9 损伤后1个月右舟月骨脱位（握拳）。

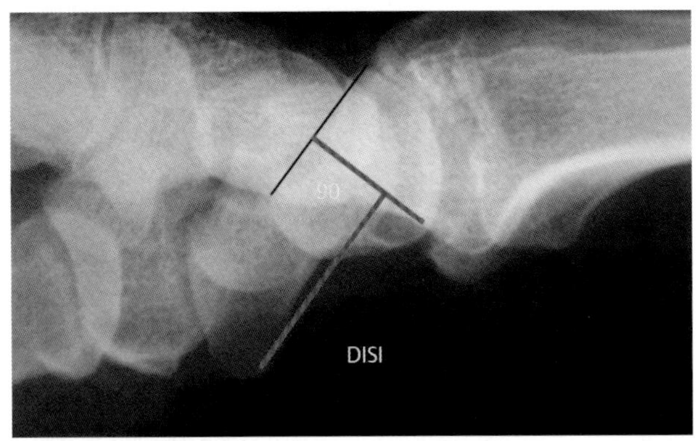

图4.10 舟月骨角度超过70°会出现DISI。

急性撕裂。通常，即使有急性舟月韧带断裂[12]以及DISI，X线片上的舟月间隙也可能是正常的。急性损伤中舟骨环形征也很少见。MRI可以用于诊断急性损伤（图4.11）但是敏感性低[13]。

如果没有发现病灶但是病史显示有严重创伤，那么就需要做MRI。MRI对隐匿性骨折有较高的敏感性[3, 4]，并且可以看见韧带和软组织的水肿以

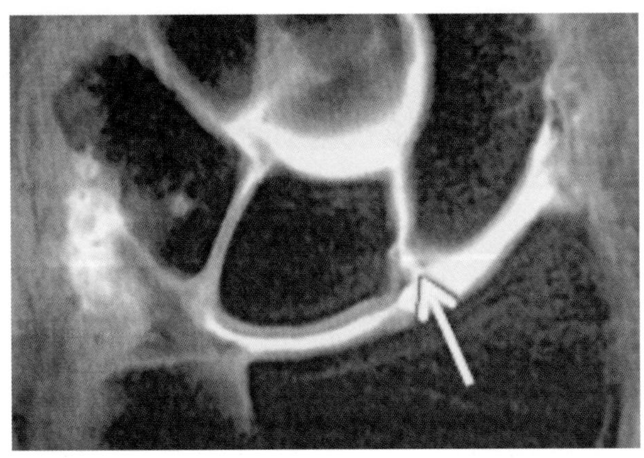

图4.11 急诊MRI；STIR序列可以看到急性舟月韧带损伤以及关节内积液（积血）（感谢：Trine Torfing）。

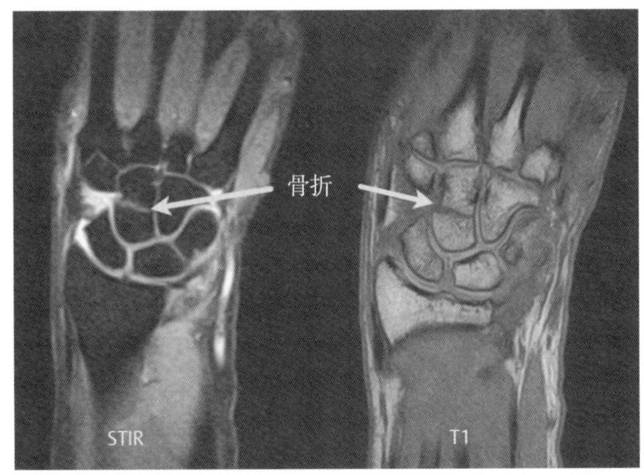

图4.12 STIR上的白线和T1上的黑线提示头状骨骨折。

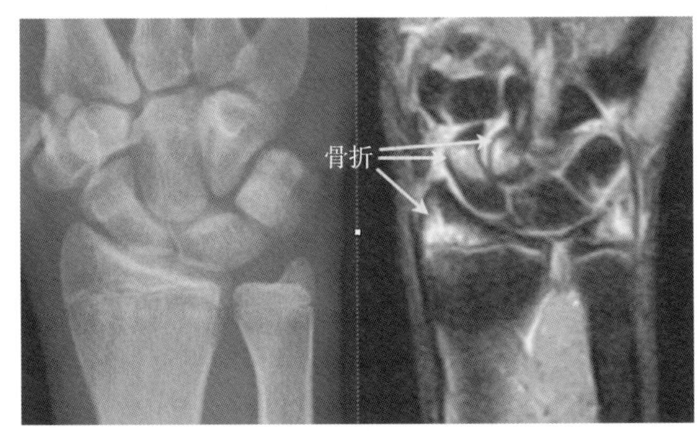

图4.13 STIR序列上显示桡骨、舟骨和头状骨骨折，尽管X线片上显示正常（一名年轻冰球选手的高能创伤）。

及韧带的撕裂。如果发生骨折，在STIR图像中髓内呈现高信号（白线），而在T1W图像中髓内则呈现低信号（黑线）（图4.12）。骨挫伤或者骨髓水肿则表现为STIR图像中某一区域的高信号。

腕骨X线片检查诊断舟骨骨折的敏感度为70%[4]。月骨，头状骨，钩骨骨折很难通过X线片观察到，其敏感度分别仅为25%、7%、0%。多发性骨折并不少见，尤其是高能创伤（图4.13）。

如果一开始X线片或者之后的MRI就能看出骨折并计划进行手术治疗，那么CT就更能对骨折类型提供有用的信息并指导术者制订出正确的治疗方案（图4.14）。

如果在CT上发现舟骨骨折，那么其有90%可能是不稳定的[7]，如果是粉碎骨折（图4.15），则

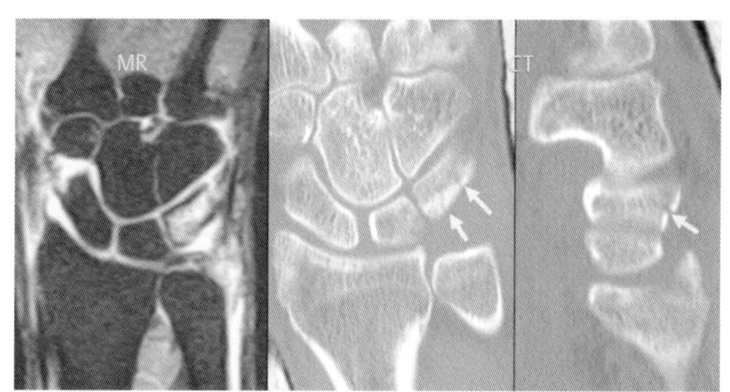

图4.14 MRI-STIR序列上看到三角骨骨折，但是CT检查没有发现移位，提示可以采用保守疗法。

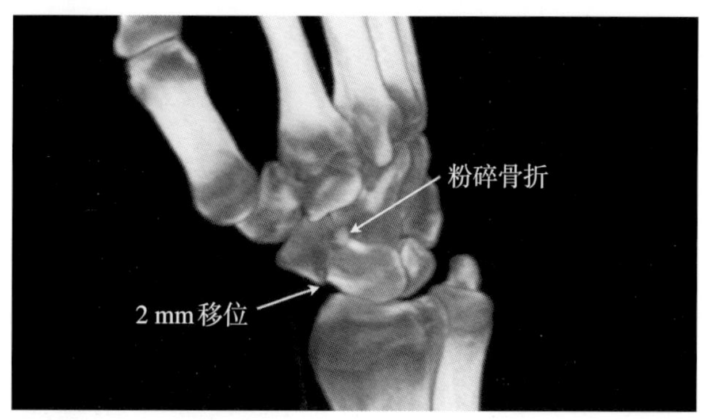

图4.15 CT 3D重建显示舟骨粉碎骨折（最初X线片没有发现）。

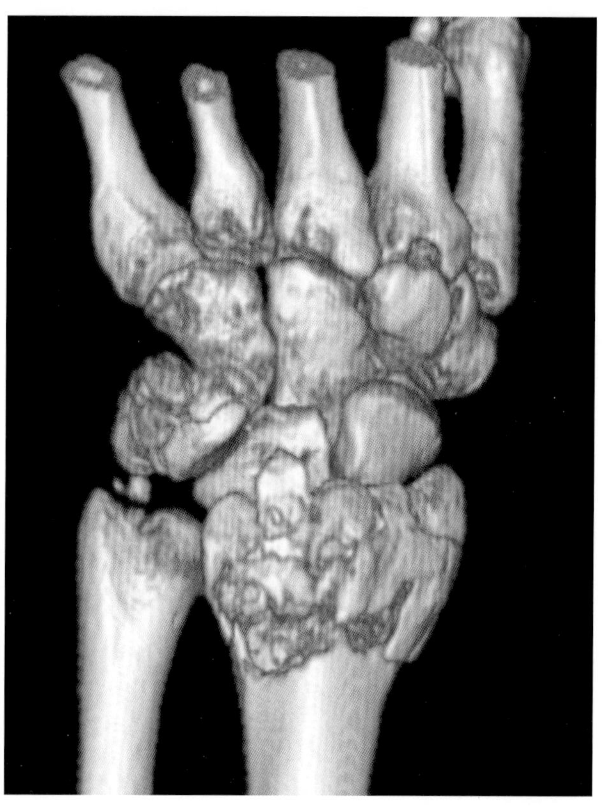

图4.16 CT 3D重建显示下尺桡关节受累的桡骨远端粉碎骨折。

其不稳定性更大[8]。这是一个手术固定的指征。

CT 3D重建（图4.16）在复杂性桡骨远端骨折手术中几乎是必不可少的。

计算机辅助的手术方式现在被用于关节内和关节外的截骨矫形[6]（图4.17）。在不久的将来，数字化影像、网络连通以及3D打印将被应用于复杂的桡骨远端关节内骨折。

无菌荧光透视法在微创外科以及复杂腕关节手术中是必须有的（图4.18）。

关节造影术是除X线片、CT、MRI之外的另

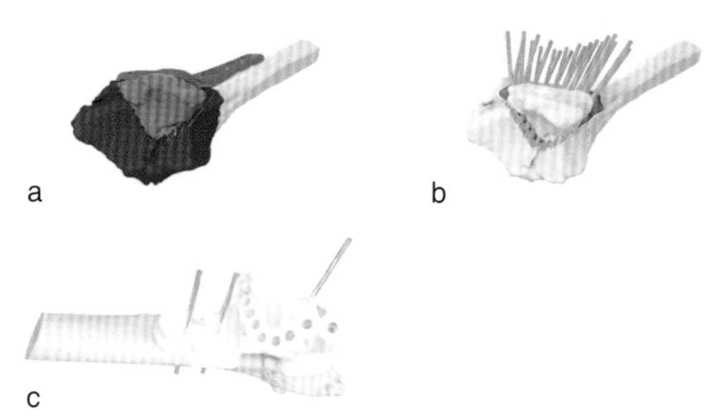

图4.17 3D数字化模型可治疗关节内、外桡骨远端骨不连（a）；打印的数字化模型可于手术当中应用（b）；多个钻孔点确定截骨线（c）（经Daniel Mass医师允许。University of Chicago, USA and Materialise, Leuven, Belgium）。

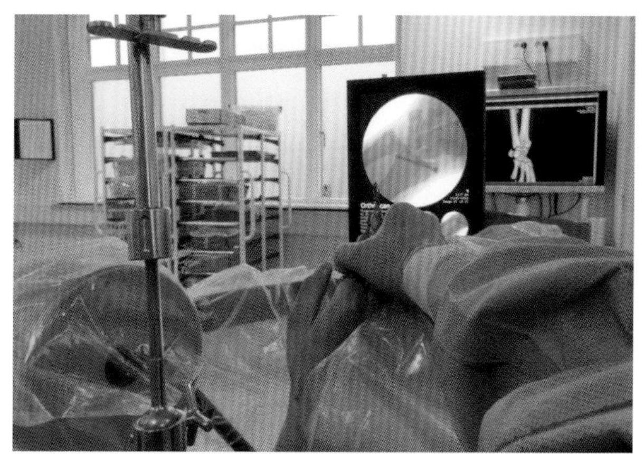

图4.18 术中使用消毒的透视机以及腕关节镜辅助下置入螺钉的方法，治疗一位司机患者的手部骨折。

一项技术。因为这是一项侵入性的检查，因此需要专业的技术人员。相比于急性损伤引起腕部肿胀，关节造影术更适合于外伤后慢性腕部疼痛的诊断。但是如果一个急性腕关节损伤的患者用其他影像学方法不能得到明确的诊断，则关节镜检查也是可选的方法。关节镜检查可以给出一个明确的诊断并能提供治疗方案的选择。

如果怀疑有关节内的韧带损伤，尤其是三角纤维软骨复合体的急性中心凹分离，那么MRI就是很好的选择（图4.19）。但是相比于金标准的关节镜检查，其特异性和敏感性相对较低[13-15]。月三角韧带损伤很难运用MRI单独进行诊断，在某些急性情况下还是需要用关节镜检查[13,15]。

急性腕部损伤影像学的读片技巧

- 在使用高级的影像学检查方法之前要先使用常规的检查方法。
- 高能创伤通常有多于一处的损伤——可以用MRI检查。
- Goalkeepers损伤（被动背伸）：注意关注舟骨近端骨折或者舟月韧带损伤。
- 动态的荧光透视法可以观察到隐匿性骨折。
- 如果对X线片的解读存有疑问，则需要与健侧做对比。
- Gilula腕骨弧线必须牢记（“X线眼镜”）。
- 关节内出现桡骨茎突骨折或者月骨凹骨折，如果有移位则需考虑舟月韧带损伤。
- 如果下尺桡关节不稳定但是X线片显示正常，可以用MRI观察三角纤维软骨复合体中心凹分离。
- 任何累及下尺桡关节的骨折都需要CT检查。

如果不能及时进行CT检查，或者要等到次日才能拍摄CT片，可以进手术室在麻醉下手法复位或者牵引患肢下进行透视，从而了解关节内骨折块的情况。

为了能在急性和亚急性情况下选择最合适的检查方法，美国影像学学会提出了一个指南[16]。表4.1列出了简化和修改后的指南。

表 4.1　急性腕部创伤检查推荐流程

腕部创伤，首次检查	X线片（后前位，侧位）
X线片正常，怀疑累及桡骨远端	2周后复查X线片或MRI，如果X线片正常则查CT
X线片示桡骨远端关节内骨折，制订手术计划	CT 3D重建
怀疑累及舟骨	后前位、侧位、蝶位X线片
怀疑舟骨骨折；X线片正常	2周后复查X线片或者1～3天复查MRI
怀疑舟骨骨折；第二次X线片正常	MRI
怀疑下尺桡关节半脱位	双侧X线片和CT
3周后依然有无法用X线片解释的疼痛	MRI或者CT

致谢

感谢Trine Torfing博士（丹麦欧登塞大学医院放射科）的指导纠正和图片提供。

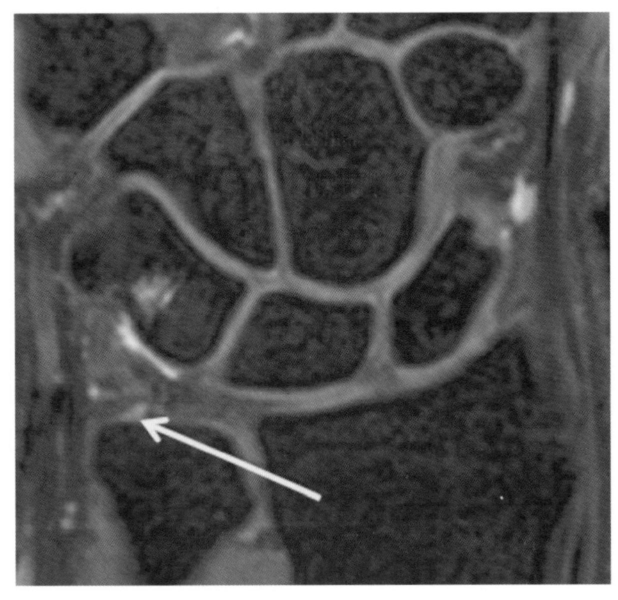

图4.19　急诊MRI，STIR序列。箭头所指：TFCC中央凹脱落（经Trine Torfing允许）。

参考文献

[1] Bhat AK, Kumar B, Acharya A. Radiographic imaging of the wrist. Indian J Plast Surg 2011; 44: 186–196

[2] Buijze GA, Dvinskikh NA, Strackee SD, Streekstra GJ, Blankevoort L. Osseous and ligamentous scaphoid anatomy: Part II. Evaluation of ligament morphology using three-dimensional anatomical imaging. J Hand Surg Am 2011; 36: 1936–1943

[3] Sinha R, Smith FW. Large series vindicates early MRI for the diagnosis of wrist pain following trauma. Inj Extra 2007; 38: 277–288

[4] Jørgsholm P, Thomsen NO, Besjakov J, Abrahamsson SO, Björkman A. The benefit of magnetic resonance imaging for patients with posttraumatic radial wrist tenderness. J Hand Surg Am 2013; 38: 29–33

[5] Chang G, Friedrich KM, Wang L et al. MRI of the wrist at 7 tesla using an eight-channel array coil combined with parallel imaging: preliminary results. J Magn Reson Imaging 2010; 31: 740–746

[6] Leong NL, Buijze GA, Fu EC, Stockmans F, Jupiter JB. Distal Radius Malunion（DiRaM）collaborative group. Computer-assisted versus non-computerassisted preoperative planning of corrective osteotomy for extra-articular distal radius malunions: a randomized controlled trial. BMC Musculoskelet Disord 2010; 11: 282

[7] Buijze GA, Jørgsholm P, Thomsen NO, Björkman A, Besjakov J, Ring D. Factors associated with arthroscopically determined scaphoid fracture displacement and instability. J Hand Surg Am 2012; 37: 1405–1410

[8] Buijze GA, Jørgsholm P, Thomsen NO, Björkman A, Besjakov J, Ring D. Diagnostic performance of radiographs and computed tomography for displacement and instability of acute scaphoid wrist fractures. J Bone Joint Surg Am 2012; 94: 1967–1974

[9] Gilula LA, Destouet JM, Weeks PM, Young LV, Wray RC. Roentgenographic diagnosis of the painful wrist. Clin Orthop Relat Res 1984; 187: 52–64

[10] Schädel-Höpfner M, Böhringer G, Gotzen L, Celik I. Traction radiography for the diagnosis of scapholunate ligament tears. J Hand Surg [Br]2005; 26（1）: 464–457

[11] Vitello W, Gordon DA. Obvious radiographic scapholunate dissociation: X-ray the other wrist. Am J Orthop 2005; 34: 347–351

[12] Jørgsholm P, Thomsen NO, Björkman A, Besjakov J, Abrahamsson SO. The incidence of intrinsic and extrinsic ligament injuries in scaphoid wrist fractures. J Hand Surg Am 2010; 35: 368–374

[13] Redeker J, Meyer-Marcotty M, Urbanek F, Hankiss J, Flügel M. [Diagnostic value of unspecific requested and implemented MRI for detecting intracarpal lesions, compared to arthroscopic findings in 217 patients]. Handchir Mikrochir Plast Chir 2009; 41: 129–134

[14] Smith TO, Drew B, Toms AP, Jerosch -Herold C, Chojn owski AJ. Diagnostic accuracy of magnetic resonance imaging and magnetic resonance arthrography for triangular fibrocartilaginous complex injury: a systematic review and meta-analysis. J Bone Joint Surg Am 2012; 94:824–832

[15] Lee RK, Ng AW, Tong CS et al. Intrinsic ligament and triangular fibrocartilage complex tears of the wrist: comparison of MDCT arthrography, conventional 3-T MRI, and MR arthrography. Skeletal Radiol 2013; 42:1277–1285

[16] American College of Radiology. Appropriateness Criteria. Acute Hand and Wrist Trauma. 2008. Chronic Wrist Pain 2012. Available at: http://www.acr.org/ ～ /media/ACR/Documents/AppCriteria/Diagnostic/AcuteHandAndWrist-Trauma.pdf

5

大多角骨、三角骨和头状骨骨折

Carlos Heras-Palou

5.1 前言

10%的腕关节损伤患者有腕骨骨折。这些骨折患者中2/3是舟骨骨折。腕骨其他骨骨折受累概率较低：三角骨15%，大多角骨6%，豌豆骨4%，头状骨2%，钩骨2%，月骨1%，小多角骨<1%。但是这些数据仍然存在争议，在各项研究中并不相同（见表5.1）。

与舟骨骨折相同，腕骨其他骨骨折主要发生在年轻男性，并有严重的并发症。对疾病的诊断需要临床思维。假如遇到急性损伤，需要通过体格检查发现疼痛部位，选择合适的影像学方法（通常进行CT检查），并制订出合适的治疗方案。

5.2 大多角骨骨折

大多角骨骨折多伴有其他骨折，主要累及拇指掌骨以及桡骨远端。最常见的受伤机制是握在手中的物体对虎口产生的剪切力，比如在车祸中由于摩托车车把引起的骨折。根据外力角度的不

表5.1　腕骨骨折

参考文献	总数	舟骨	三角骨	大多角骨	豌豆骨	头状骨	钩骨	月骨	小多角骨
Garcia-Elias[8]	249	153	64	15	5	5	4	2	1
Auffray[9]	245	144	72	10	1	4	4	10	0
Snodgrass[10]	170	144	7	3	1	2	1	11	1
Borgeskov[11]	143	102	29	5	1	2	1	2	1
Franz[12]	122	31	6	8	4	6	3	13	1
Dunn[13]	72	59	5	2	1	0	4	1	0
Hey[14]	139	99	27	1	4	1	5	2	0

注：已报道的腕骨骨折提示约2/3的腕骨骨折累及舟骨。文献报道的三角骨骨折数量差异较大，这取决于腕背侧粉碎性骨折累及的范围，但是腕背侧粉碎性骨折十分少见。报道的月骨骨折患者通常是因为Kienböck病的影响，真正的创伤导致的月骨骨折十分少见。

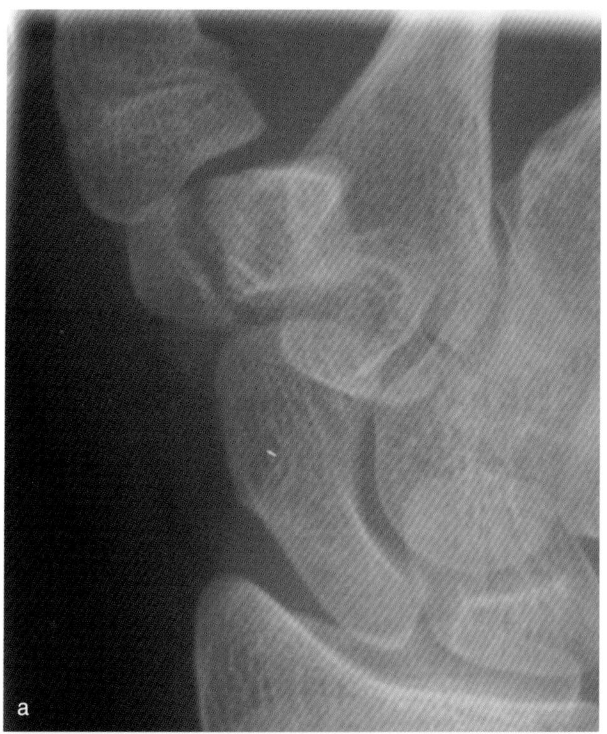

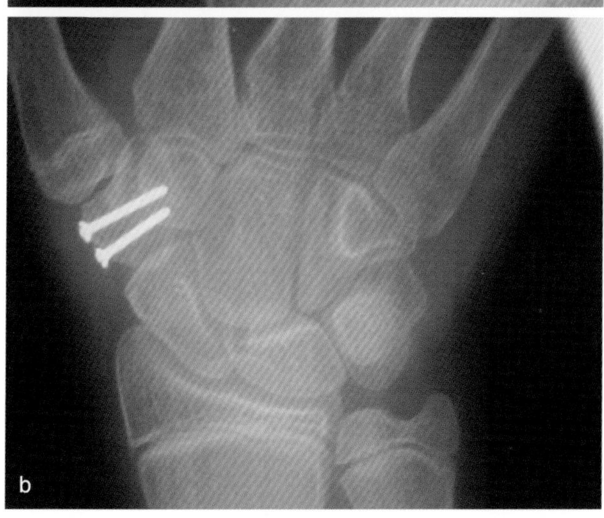

图5.1 青少年大多角骨纵行骨折。注意在拇腕掌关节基底处有骨折。采用切开复位两枚螺钉内固定的手术方法治疗。

同，掌骨、大多角骨或者两者同时发生骨折。

大多角骨有5种不同的骨折[1]：① 垂直跨关节骨折；② 水平骨折；③ 手背桡侧结节骨折；④ 前内侧嵴骨折；⑤ 粉碎骨折。最常见的是垂直跨关节骨折（图5.1）。需要对拇指和手腕拍摄X线片排除其他骨折。如果骨折没有移位，则需要4 ～ 6周的保守治疗。如果有严重的移位，那么就需要复位和固定。

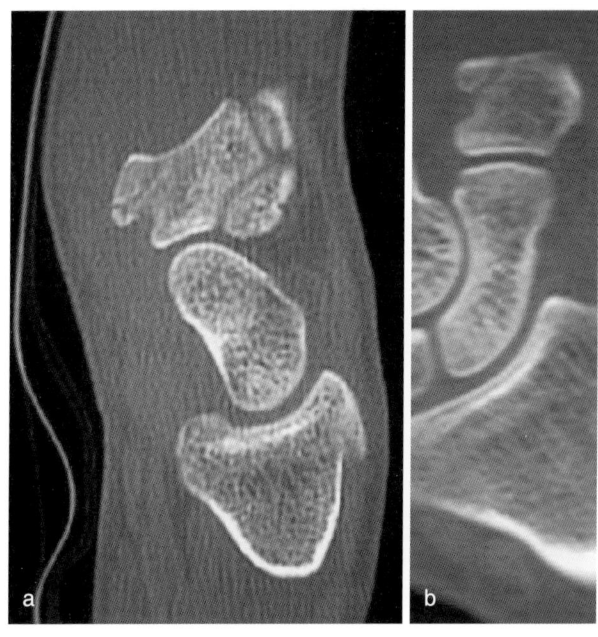

图5.2 该患者由于在手伸展位跌落而导致腕部桡侧疼痛。怀疑有舟骨骨折但是影像学没有发现明显损伤。CT扫描发现大多角骨边缘骨折。

大多角骨粉碎骨折使用外固定治疗可以得到满意的结果，而内固定则欠佳，尤其是对严重的粉碎骨折。如果只是单独的大多角骨骨折还可以使用切除小多角骨以及悬吊法。但是如果同时存在其他腕骨骨折则不能使用这些方法，因为会导致骨折不稳定。

大多角骨嵴在手掌投影的内侧角落，位于腕横韧带之间。骨嵴的骨折多源于跌倒时手掌伸开。直接暴力是由于腕部桡侧直接着地。间接暴力是由于腕部和地板接触导致腕骨弓的拉伸，腕横韧带牵拉大多角骨和（或）钩骨导致撕脱骨折。这些骨折可能不易被发现。患者主诉在鱼际隆起基底部有压痛，腕部屈曲时也会疼痛。作者回顾了100例怀疑舟骨骨折的CT，其中6例有大多角骨嵴骨折（图5.2），但没有1例被临床医师诊断。

有两种大多角骨嵴骨折：第一种累及嵴的基底部，第二种于嵴尖端撕裂[2]。如果怀疑骨折，则需要CT检查，确定是否有移位。未移位的骨折不固定预后也良好，移位骨折则多导致骨不连。如果持续疼痛，则需要手术移除骨碎片。

5.3 头状骨骨折

头状骨骨折是月骨周围大弓损伤或者腕部挤压伤后多个腕骨受伤的其中之一。单独的头状骨骨折很少见，大约占到腕骨骨折的2%。头状骨有4种骨折形式：① 近端横行骨折；② 头状骨体部横行骨折；③ 冠状面骨折；④ 矢状面骨折[3]。

Fenton 描述了舟骨和近端头状骨骨折[4]，Stein 和 Siegel[5]描述了其机制（图5.3）。但遗憾的是，头状骨骨折同样经常被误诊，导致患者长时间疼痛和活动受限（图5.4）。头状骨骨折以及骨不连的处理方式和舟骨骨折的处理方式相同，因为这两者的骨折块都很小，被软骨覆盖，也没有组织附着。如果没有被去除或者被固定，头状骨横行骨折将导致近端骨不连、缺血性坏死以及腕骨间关节的改变。

头状骨体部骨折可以是由于腕掌关节轴向脱位导致，并且通常伴有钩骨体部骨折。头状骨骨折也可以是由于腕部过伸，外力通过第三掌骨传导，导致头状骨背侧压缩，冠状面骨折。这类骨折在X线片中显示不清，建议做CT明确诊断（图5.5）。

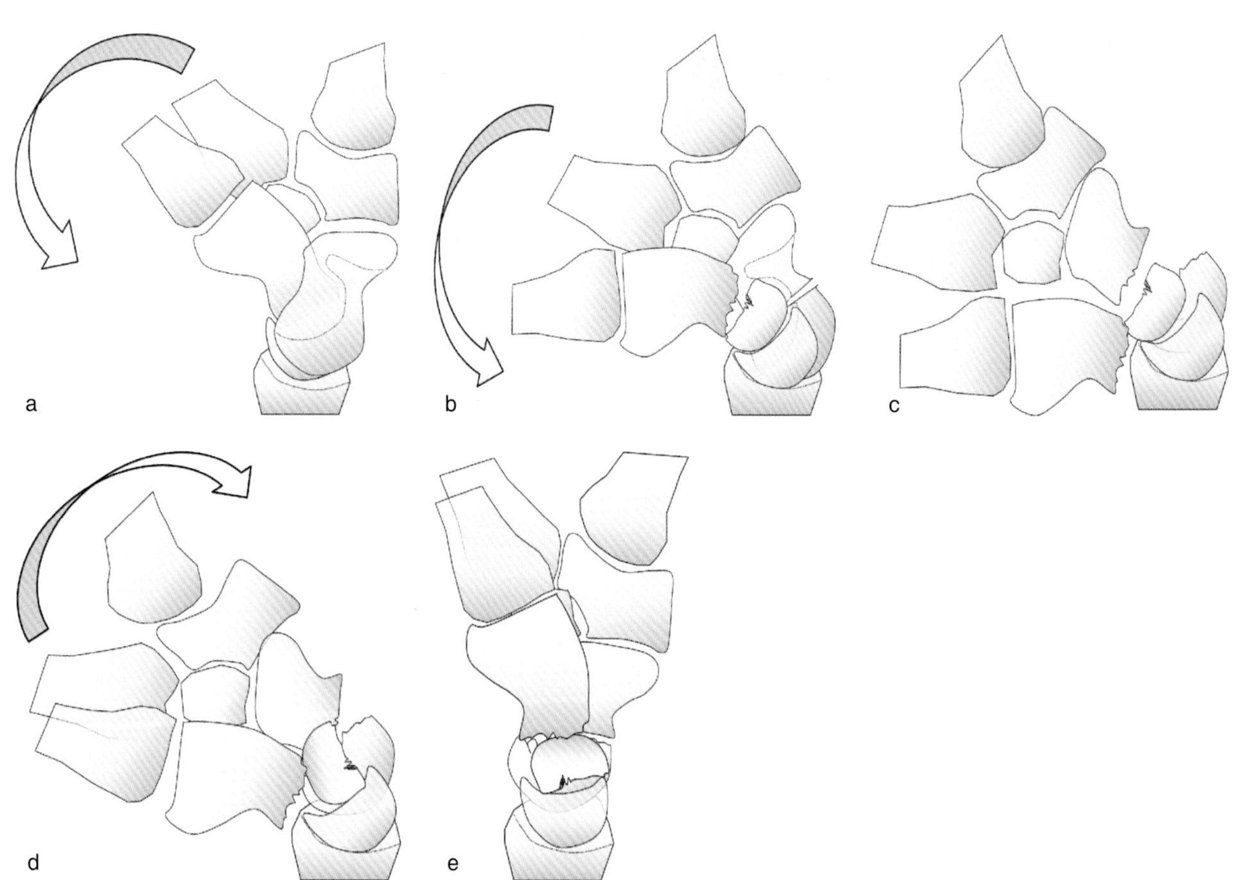

图5.3 Fenton描述的舟骨和头状骨损伤机制：腕部过伸导致舟骨和头状骨骨折（a和b）；如果力量持续存在，则出现远端背侧脱位（c），然后回缩弯曲，将近端头状骨旋转90°或者180°（d和e）。

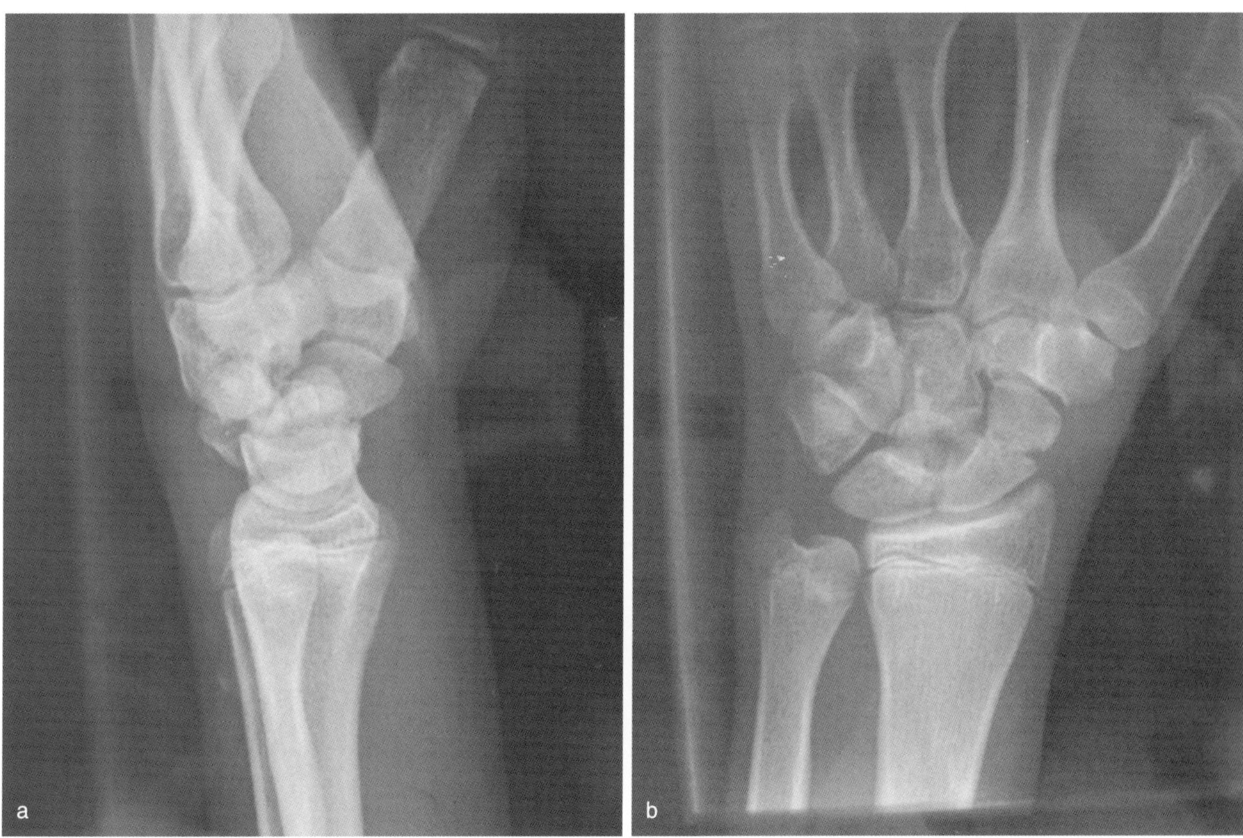

图5.4 17岁男性患者车祸后的X线片提示明显的舟骨骨折，月骨和头状骨没有对合。头状骨近端骨折并旋转180°。舟骨骨折很明显，但是头状骨骨折最初被漏诊（a和b）。

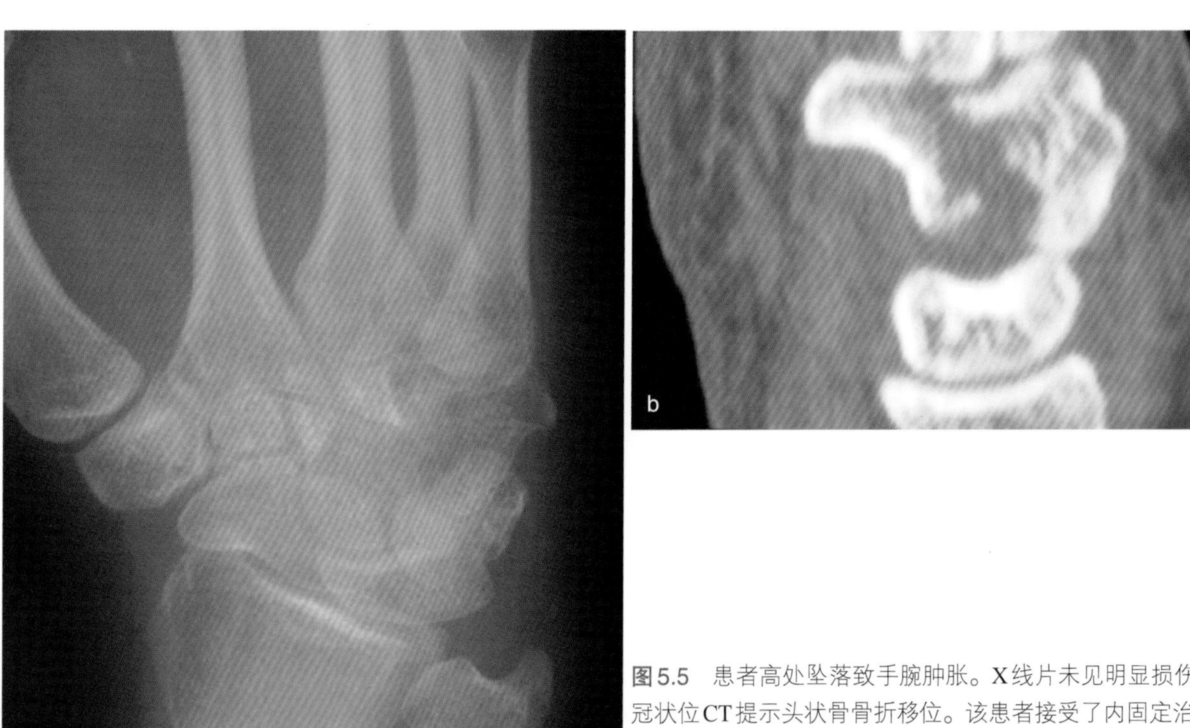

图5.5 患者高处坠落致手腕肿胀。X线片未见明显损伤，但冠状位CT提示头状骨骨折移位。该患者接受了内固定治疗（a和b）。

5.4 小多角骨骨折

由于小多角骨的外形、位置和稳定性，小多角骨的骨折是腕部骨折中最少见的，仅占到腕部骨折的1%都不到。小部分的病例报道说明大多数小多角骨骨折是由于轴向力的传导导致矢状面或者冠状面的骨折。小多角骨骨折可以由腕部受到冲撞引起，通常伴有其他骨折。Heron等描述了一位铅球运动员因为腕部受压而导致的骨折[6]。

Kain和Heras-Palou[7]报道的11例小多角骨骨折中，仅有少于一半的病例被诊断出来。在X线片上很难被诊断，因为冠状面的骨折被侧方腕骨覆盖，X线片上不能清楚看到。有小多角骨的轴向受力病史，并且有相应部位的压痛应该考虑小多角骨损伤。应尽量使用CT明确诊断。

未移位的小多角骨骨折行保守治疗预后良好。有移位的小多角骨骨折多为轴向骨折脱位的一部分，需要切开复位固定（图5.6）。

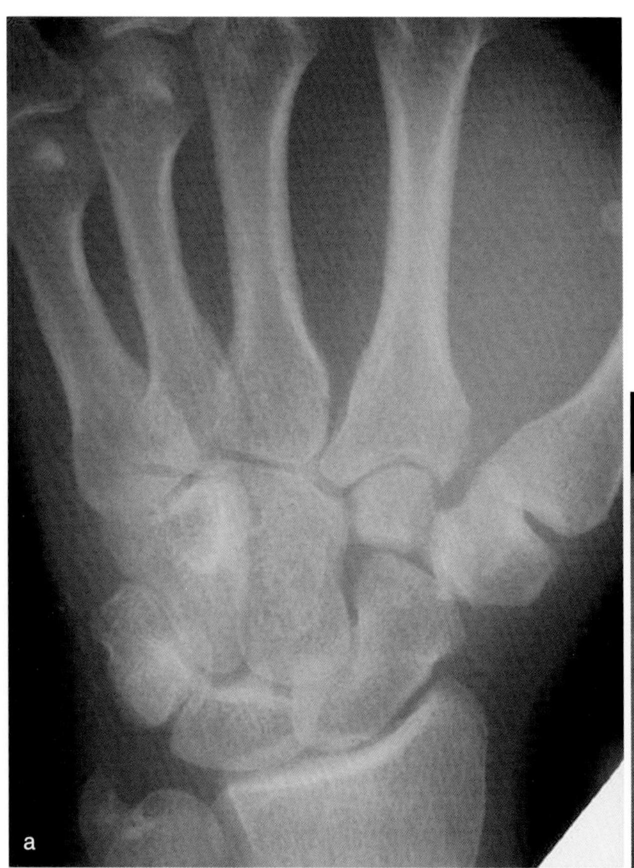

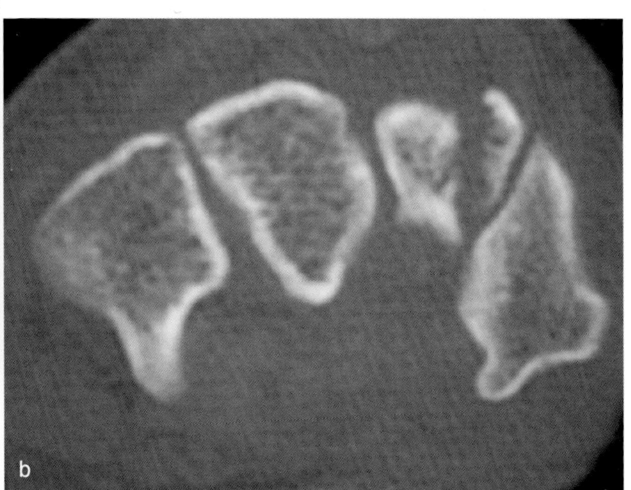

图5.6　小多角骨骨折移位。患者的骨折通过2枚螺钉行内固定治疗（a和b）。

参考文献

[1] Walker JL, Greene TL, Lunseth PA. Fractures of the body of the trapezium. J Orthop Trauma 1988; 2: 22–28

[2] Palmer AK. Trapezial ridge fractures. J Hand Surg Am 1981; 6: 561–564

[3] Garcia-Elias M. Las fracturas de los huesos del carpo a excepcion del escafoides. Proc XIII Symp MAPFRE 1987; 27:459–476

[4] Fenton RL. The naviculo-capitate fracture syndrome. J Bone Joint Surg Am 1956; 38-A: 681–684
[5] Stein F, Siegel MW. Naviculocapitate fracture syndrome. A case report: new thoughts on the mechanism of injury. J Bone Joint Surg Am 1969; 51: 391–395
[6] Heron N, Verdugo F, Turmo A, Perez LT. Trapezoid stress fracture in an international shot-putter: a case report. J Sports Sci Med 2012; 11: 768–770
[7] Kain N, Heras-Palou C. Trapezoid fractures: report of 11 cases. J Hand Surg Am 2012; 37: 1159–1162
[8] Garcia-Elias M. Carpal bone fractures. In: Watson HK, Weinzweig J eds. The Wrist. Philadelphia: Lippincott, Williams & Wilkins; 2001
[9] Auffray Y. Fractures of the pyramidal bone. Study of 72 cases. Acta Orthop Belg 1970; 36: 313–345
[10] Snodgrass LE. Fractures of the carpal bones. Am J Surg 1937; 38: 539–548
[11] Borgeskov S, Christiansen B, Kjaer A, Balslev I. Fractures of the carpal bones. Acta Orthop Scand 1966; 37: 276–287
[12] Franz A. Contributto allo studio de la frattura isolata dell'uncinato. Chir Organi Mov 1952; 37: 487–495
[13] Dunn AW. Fractures and dislocations of the carpus. Surg Clin North Am 1972; 52: 1513–1538
[14] Hey HWD, Chong AK, Murphy D. Prevalence of carpal fracture in Singapore. J Hand Surg Am 2011; 36: 278–283

6

钩骨体部和钩骨钩骨折

Berthold Bickert

6.1 前言

钩骨骨折包括两种完全不同的骨折形式：

- 1型：钩骨钩骨折
- 2型：钩骨体部骨折

所有学者均将钩骨骨折分为以上两种类型[1, 2]，有的学者将1型进一步分为钩部尖端和基底骨折两种亚型，但是临床意义不大。而把2型分为2a（冠状面骨折）和2b（横行骨折）型则有较大的临床意义[Hirano和Inoue[2]（图6.1）]。2a型骨折（冠状面骨折）是第五腕掌关节（或者第四、第五腕掌关节）骨折脱位的一部分。治疗主要考虑将第四（或第五）掌骨复位。2b型（横行骨折）是“真正”的钩骨骨折，将破坏腕环影响到腕部的生物力学，需要完全固定。单纯钩骨横行骨折很少见，但是偶尔也发生在高能量的腕部损伤中。

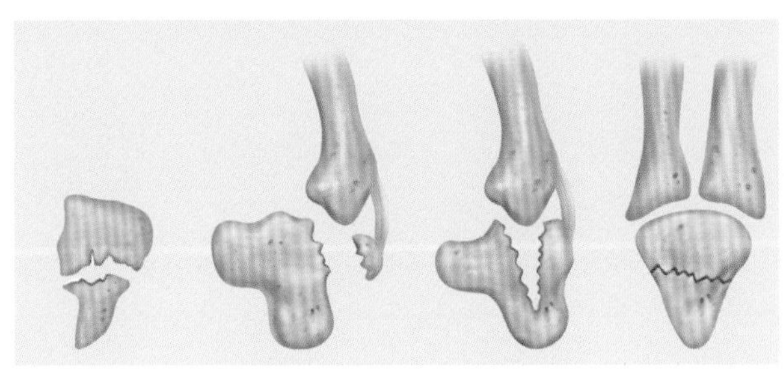

图6.1 Hirano和Inoue总结钩骨骨折分类[2]（引自Hirano K, Inoue G. Classification and treatment of hamate fractures. Hand Surg 2005;10（2-3）: 151-157，经World Scientific Publishing版权同意）。

6.2 钩骨钩骨折（1型钩骨骨折[2]）

1型钩骨骨折仅占到腕骨骨折的2%[3,4]。钩骨钩位于腕管的最尺侧，是小指和环指屈肌腱的支点。当手腕尺偏并握紧时，其受力最大。此外，豌钩韧带将腕尺屈肌腱的力传导到钩骨钩。因此，钩骨钩骨折可以由位于小鱼际的直接暴力和（或）屈肌腱的瞬间发力产生。这也就解释了为何大部分1型钩骨骨折患者是高尔夫球手或棒球运动员[3,5]。

1型钩骨骨折临床表现是掌尺基底压痛、肿胀。钩部的拉力测试[6]是一项有用的体格检查：患者腕部尺偏，环、小指屈曲，检查者用力伸直环、小指，患者与之做对抗，如果腕部疼痛则为钩骨钩骨折（图6.2）。X线片可以排除邻近组织的损伤，但是不足以诊断或排除诊断钩骨钩骨折。诊断钩骨钩

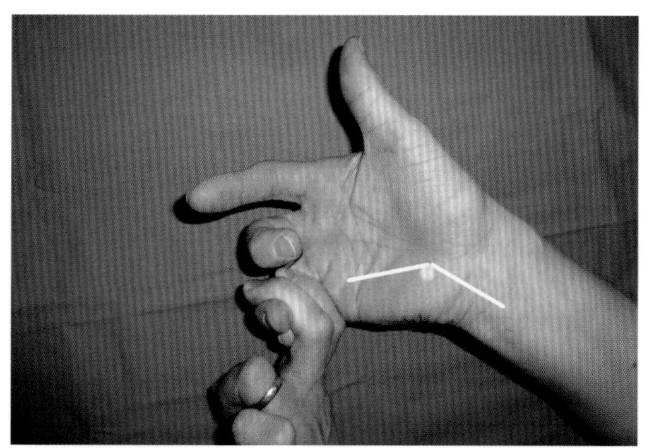

图6.2　Wright钩骨钩拉力测试[6]。

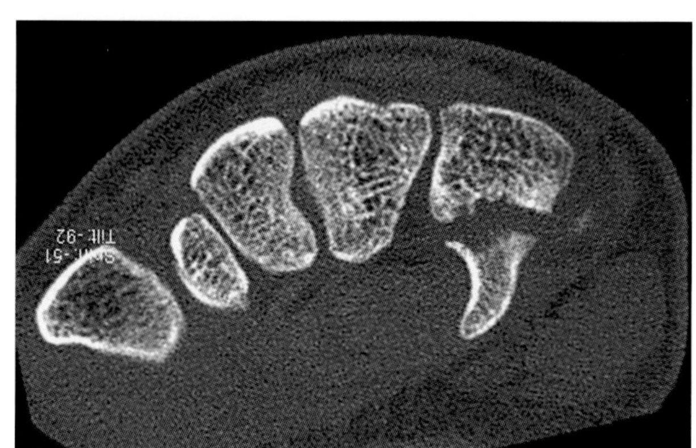

图6.3　CT影像下的钩骨钩骨折。

骨折最好的方法是CT（或者MRI）（图6.3）。

对非移位骨折，保守治疗可以取得较好的效果（3周内恢复）。石膏固定是采取腕部15°屈曲、5°桡偏（减少钩骨屈肌腱的拉力）的前臂管型石膏固定6周[7]。但是保守治疗后假关节的发生率较高[5]。所以即使诊断在早期，手术也是钩骨钩骨折的优先选择。如果诊断较晚（受伤后3周以上）或者有疼痛性假关节形成，那么就必须进行手术。

任何的钩骨钩骨折手术都将对尺神经造成损伤，存在潜在的风险，特别是尺神经的深支（运动支）。从掌侧入路来看，尺神经主干经过钩骨钩尖端。尺神经的运动支在钩骨钩尺侧盘绕并进入腕部深层，通过掌骨基底到腕部桡侧，支配拇收肌和掌部肌肉（图6.4）。

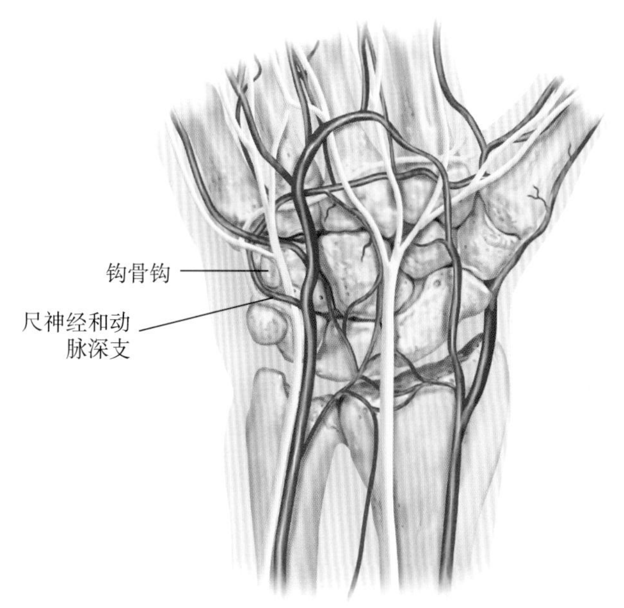

图6.4　尺神经穿过钩骨钩尖端，尺神经运动支（深支）从钩部尺侧绕过，加入深支。在钩骨钩骨折手术中可能有损伤风险。

背侧入路的手术需要用到克氏针和空心钉[8]。对经验丰富的术者来说这种方法比较安全。笔者喜欢由掌侧入路。打开Guyon管后，尺神经的运动支相对安全而且能看到钩骨钩尖端。对急性骨折或者延迟愈合，可用2 mm的螺钉固定，而且不必切开骨折处（图6.5）。和其他腕骨骨折相同，前臂旋前旋后位术中X线荧光透视很重要，可用于提供骨折准确复位和移植物准确定位的效果极佳的3D影像。

对于移位骨折或者假关节，术中在暴露好尺神经的降支以及围绕钩部的运动支后可以去除骨折块（图6.6）。解剖实验发现，钩骨钩切除后会降低15%屈肌腱力量[9]。因此1989年Watson等[10]建议保留钩骨钩。他们将钩部取下塞入钩骨钩体部，并在桡骨远端取下小骨块填塞缝隙。但是，临床研究并没有发现去除钩骨钩的缺点[5,11]，即便是对运动员来说[4]。因此相比于治疗不完善导致的疼痛或者尺神经运动支损伤的后果，去除钩骨钩可以用于大多数病例。

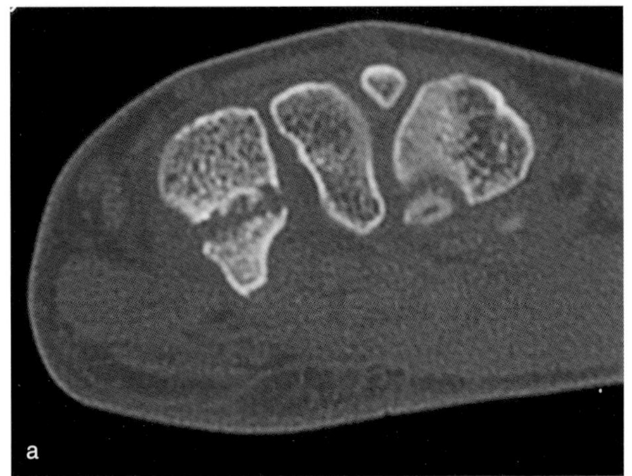

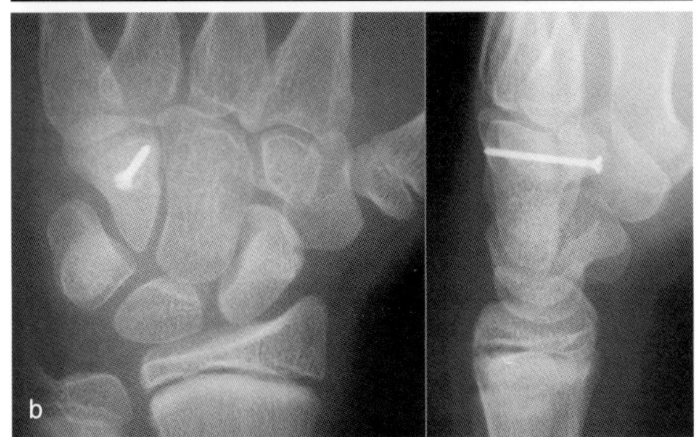

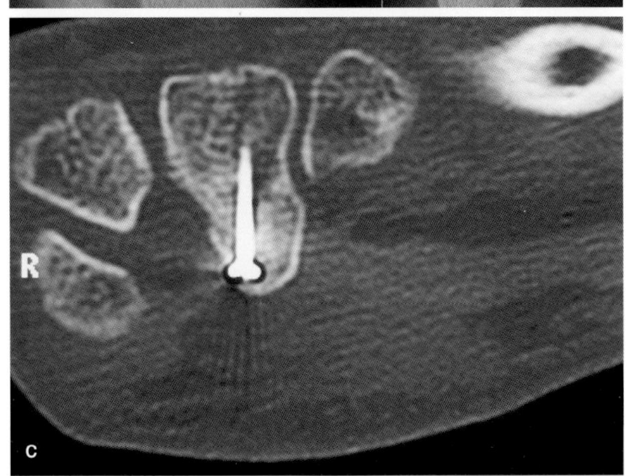

图6.5　12岁男孩8周前跌倒导致钩骨钩骨折延迟愈合，伴有持续疼痛。仅CT能看到骨折处，并给出诊断（a）；掌侧入路打入螺钉后的X线片（b）；CT扫描发现愈合（c）。

6.3 钩骨体部骨折（2型钩骨骨折[2]）

6.3.1 冠状面骨折（2a型）

钩骨2a型骨折多伴有第四（或者第四、五）

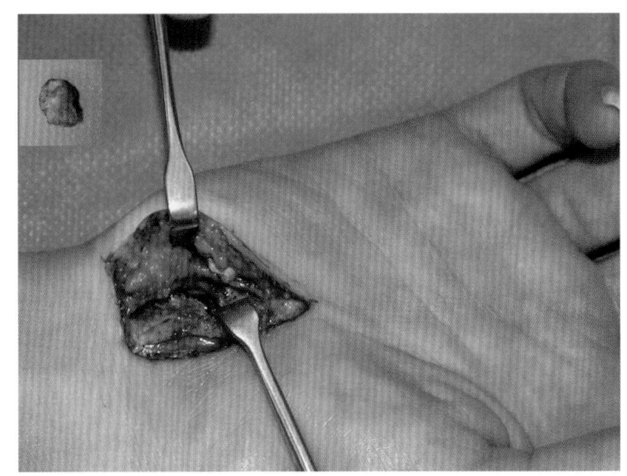

图6.6　去除钩骨钩骨折块后可以清楚看到尺神经深支（运动支）。

腕掌关节脱位[12]。这些脱位在X线片上很容易被漏诊（图6.7a），但是通过体格检查就很容易发现（图6.7b）。背侧冠状面骨折的形状可以从一小块碎骨到接近半个钩骨钩体部不等（图6.7c）。

常规的治疗方法是闭合复位加经皮克氏针固定。因为骨折复位容易，再脱位也相对容易，因此保守治疗必须用到克氏针。至少需要2根克氏针，一根从第五掌骨打入钩骨体部，另一根从第五掌骨基底，越过第四掌骨基底，打入头状骨基底或者第三掌骨基底（图6.7d）。大的钩骨骨块可以被克氏针或者螺钉固定，可以增加稳定性[13]，还需要石膏固定掌部，但是不能限制手指或腕部活动。石膏和克氏针于5周或者6周时去除。

6.3.2 钩骨体部横行骨折（2b型[2]）

1934年Milch报道了一例单纯钩骨体部横行骨折用保守治疗方法后导致疼痛性假关节[1]。完全横行骨折但是骨折线不累及腕掌关节的情况很少。这种骨折和舟骨骨折一样破坏了腕环，甚至还出现近端缺血性坏死的情况[14]。因此2b型钩骨骨折和舟骨骨折治疗方法类似。治疗的目标是解剖复位，加固内固定以恢复腕环结构（图6.8）。简单的钩骨横行骨折可以在X线片上被发现，特别是

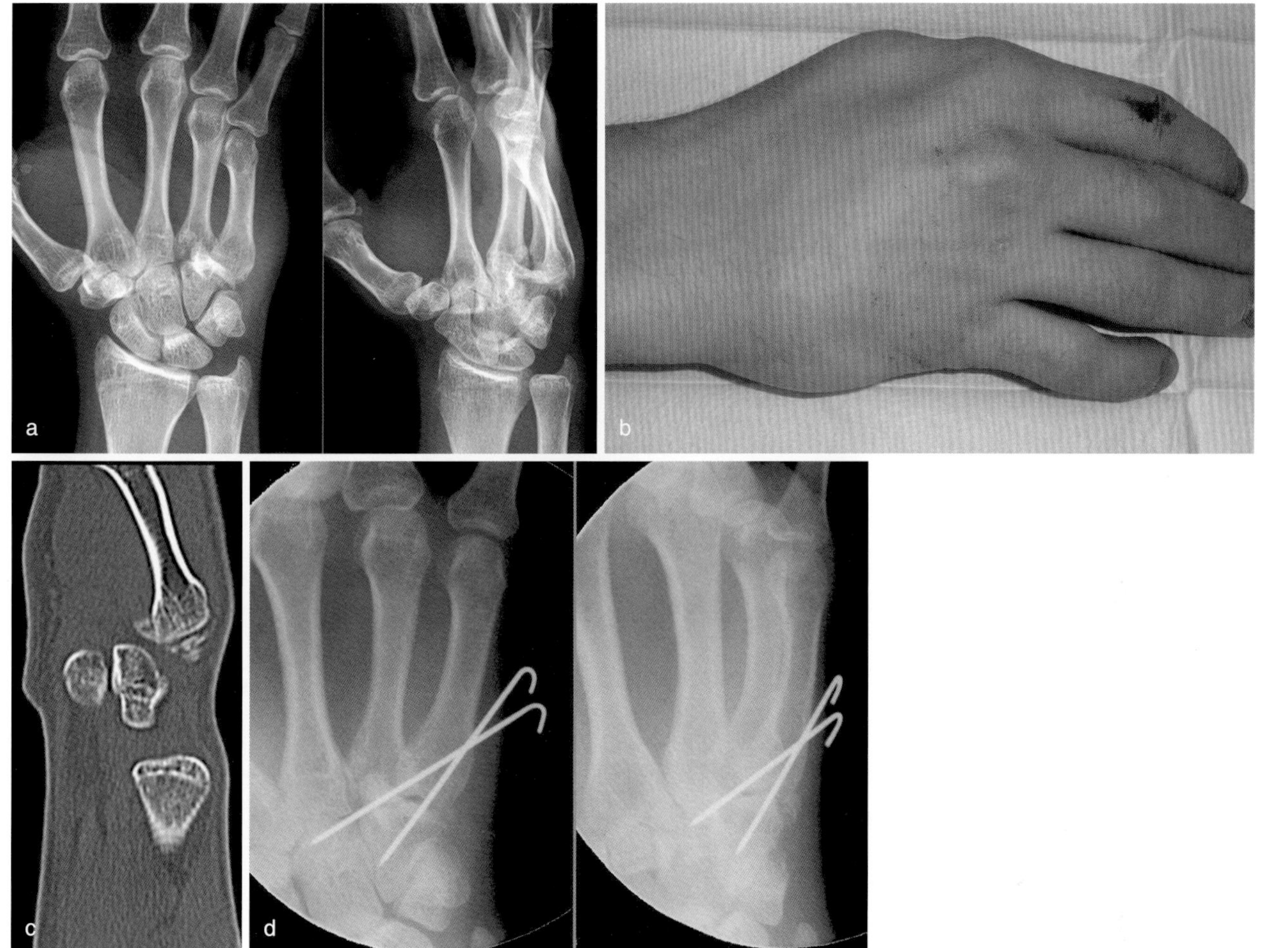

图6.7　腕掌骨骨折脱位导致钩骨背侧冠状面撕脱。X线片上很容易被漏诊（a）；体格检查和CT很容易被发现（b和c）；治疗的目的是纠正掌骨的力线（d）。

Moneim投影。和舟骨骨折一样，怀疑钩骨骨折时需要CT检查，可以确认脱位和骨块的情况，也可以确认是否存在骨折。钩骨体部横行骨折可用闭合复位技术以及经皮插入双螺纹螺钉固定，或者切开复位治疗。如果是严重的粉碎骨折，钩骨不是主要需要考虑的问题，但是在治疗过程中需要对钩骨有妥善的处理。

6.4 病例和结果

2000 ~ 2012年有36例钩骨骨折患者来我院行手术治疗。

其中10例为钩骨钩骨折（1型）；7例接受经掌螺钉固定治疗，3例切除骨块。螺钉固定的7例中5例恢复良好。1例螺钉过长，局麻下经背部缩短螺钉。1例发生疼痛性假关节，因此取出螺钉并切除钩骨钩。4例钩骨钩切除后并没有发现副作用。

20例患者有腕掌关节骨折脱位（2a型），均用克氏针固定掌骨。其中4例由于钩骨钩骨折块过大另外用克氏针或螺钉复位固定。

6例挤压伤患者除其他损伤外钩骨有粉碎骨折（2b型）。

整个治疗过程中，只有1例患者是钩骨横行骨

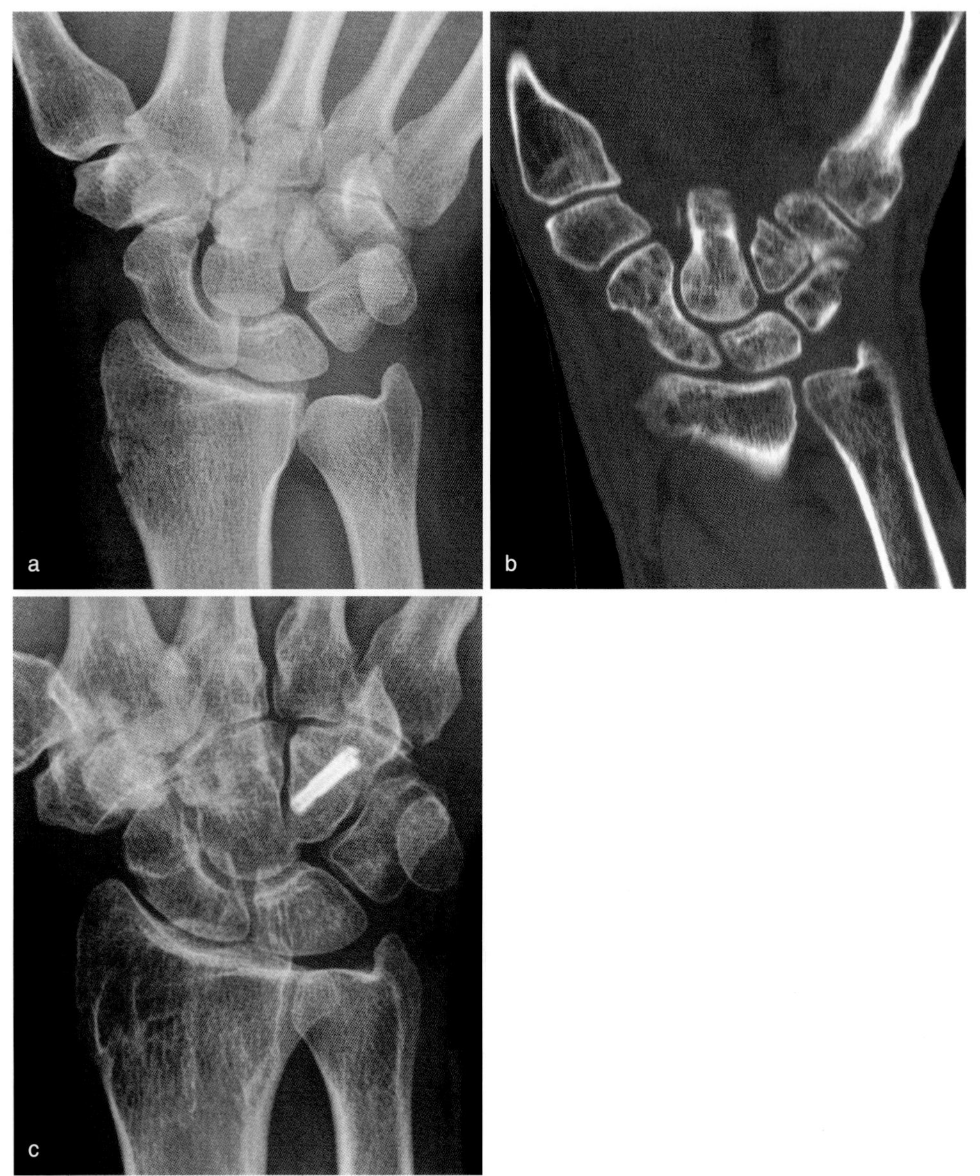

图6.8 手腕挤压伤，钩骨横行骨折，桡骨远端骨折，第三、四掌骨骨折（a和b）；用Herbert–Whipple螺钉固定（c）。

折（图6.8）；他在其他地方接受了治疗，现在入院需加强手部复健以及取出松动的螺钉。

6.5 结论

Hirano和Inoue[2]将钩骨骨折分为3型：

1型：钩骨钩骨折

2a型：钩骨体部冠状面骨折

2b型：钩骨体部横行骨折

▶ 1型　急性钩骨钩骨折。可保守治疗（腕部轻度屈曲、桡偏以减少屈肌腱对钩骨钩所产生的拉力）或者经由掌侧或背侧入路的腕部手术打入螺钉治疗。没有必要暴露骨折断端。前臂旋前位X线荧光透视可以给出螺钉准确位置的极佳3D影像。

▶ 若形成钩骨钩假关节　需要从掌侧入路去除假关节的部分。手术中尺神经的运动支可能被损伤，因此需要分离并保护尺神经运动支。

▶ 2a型 钩骨体部冠状面骨折。是腕掌关节脱位损伤的一部分。治疗时主要需要纠正掌骨力线。因为腕掌关节再脱位很容易再发，所以建议用克氏针固定。大的骨折块可以用螺钉固定增强稳定性。

▶ 2b型 钩骨体部横行骨折。较少见，治疗方案和舟骨骨折类似。对挤压伤导致的粉碎骨折，治疗后必须恢复大致的解剖结构。

参考文献

[1] Milch H. Fracture of the hamate bone. J Bone Joint Surg 1934; 16: 459–462

[2] Hirano K, Inoue G. Classification and treatment of hamate fractures. Hand Surg 2005; 10: 151–157

[3] Bishop AT, Beckenbaugh RD. Fracture of the hamate hook. J Hand Surg Am 1988; 13: 135–139

[4] Devers BN, Douglas KC, Naik RD, Lee DH, Watson JT, Weikert DR. Outcomes of hook of hamate fracture excision in high-level amateur athletes. J Hand Surg Am 2013; 38: 72–76

[5] Scheufler O, Andresen R, Radmer S, Erdmann D, Exner K, Germann G. Hook of hamate fractures: critical evaluation of different therapeutic procedures. Plast Reconstr Surg 2005; 115: 488–497

[6] Wright TW, Moser MW, Sahajpal DT. Hook of hamate pull test. J Hand Surg Am 2010; 35: 1887–1889

[7] Whalen JL, Bishop AT, Linscheid RL. Nonoperative treatment of acute hamate hook fractures. J Hand Surg Am 1992; 17: 507–511

[8] Nanno M, Sawaizumi T, Ito H. Simplified dorsal approach to fracture of the hamate hook with percutaneous fixation with screws. J Plast Surg Hand Surg 2010; 44: 214–218

[9] Demirkan F, Calandruccio JH, Diangelo D. Biomechanical evaluation of flexor tendon function after hamate hook excision. J Hand Surg Am 2003; 28: 138–143

[10] Watson HK, Rogers WD. Nonunion of the hook of the hamate: an argument for bone grafting the nonunion. J Hand Surg Am 1989; 14: 486–490

[11] Stark HH, Chao EK, Zemel NP, Rickard TA, Ashworth CR. Fracture of the hook of the hamate. J Bone Joint Surg Am 1989; 71: 1202–1207

[12] Yoshida R, Shah MA, Patterson RM, Buford WL, Knighten J, Viegas SF. Anatomy and pathomechanics of ring and small finger carpometacarpal joint injuries. J Hand Surg Am 2003; 28: 1035–1043

[13] Loth TS, McMillan MD. Coronal dorsal hamate fractures. J Hand Surg Am 1988; 13: 616–618

[14] Van Demark RE, Parke WW. Avascular necrosis of the hamate: a case report with reference to the hamate blood supply. J Hand Surg Am 1992; 17: 1086–1090

7 豌豆骨骨折

Luc de Smet

7.1 前言

豌豆骨骨折并不常见，或者至少是不经常被诊断或报道。事实上大多数文献都是少量的病例报告。

豌豆骨位于近排腕骨。部分学者认为它是一种籽骨，而另一部分学者认为它是现代动物祖先腕部第七骨的退行物[1]。豌豆骨与三角骨相关节形成一个复合体。这个肌腱附着部分形成了两个纤维带：豌豆骨钩骨韧带和豌豆骨掌骨韧带。豌豆骨参与形成了小指展肌的起点。腕横韧带附着在豌豆骨的掌侧面。豌豆骨是唯一的有肌腱（比如尺侧腕屈肌）起止的腕骨。豌豆骨在腕关节运动力学中的作用不详，豆三角关节的解剖和生物力学已经了解得较清楚[2]。豌豆骨切除对腕关节功能的影响很小，尽管Beckers和Koebke[3]发现豌豆骨有助于稳定腕骨尺侧柱并建议应重新考虑是否该行豌豆骨切除术。

豌豆骨骨化通常发生在8 ~ 12岁。由于可能存在多个骨化中心，可造成青少年豌豆骨骨折的假象。

7.2 病因

尽管豌豆骨的位置表浅，而发生于小鱼际的直接创伤又很频繁，但豌豆骨骨折还是罕见的。豌豆骨骨折占所有腕骨骨折的0.2% ~ 1%。摔倒时上肢外展、手腕旋前或向后跌倒在旋后的手腕上，豌豆骨冲击地面可能引起骨折。实际上大多数豌豆骨骨折是直接创伤的结果。尺侧腕屈肌（抵抗手腕背伸或提起重物的时候）的有力收缩也可以导致骨软骨撕脱骨折。有文献报道重复创伤（小鱼际锤击综合征的一部分）也是可以造成骨折的。

体育活动中，豌豆骨可在直接跌倒时受伤，如轮滑，尽管使用了防护手套[4]。长期过度使用腕部引起豌豆骨骨折的情况也有报道，如在使用球拍的运动员[5]和排球运动员中[6]。

7.3 诊断

了解受伤机制后，这种骨折的表现是比较明显的。患者在伸展手臂摔倒后或用力腕背伸后表现为明确的小鱼际压痛。在尺神经支配区的放射

病例分析

- 病例1 一名年轻的男子从自行车上摔下，双腕受伤。疼痛主要定位在小鱼际区域的尺侧基底部。X线片显示右侧骨折（图7.1a、b），CT上表现为豌豆骨横行骨折（图7.1c、d）。左腕的X线片均正常，但是CT扫描上可见豌豆骨的关节面凹陷（图7.2）。采取保守治疗，间断用支具固定，恢复得很好。
- 病例2 患者在几年前跌了一跤，然后出现慢性腕部尺侧疼痛。X线片均正常，CT扫描显示豌豆骨的骨不连与豆三角关节轻微的骨关节炎。局部浸润利多卡因缓解疼痛。虽然尺侧仍有轻度疼痛，但豌豆骨切除术的效果还是令人满意的（图7.3）。

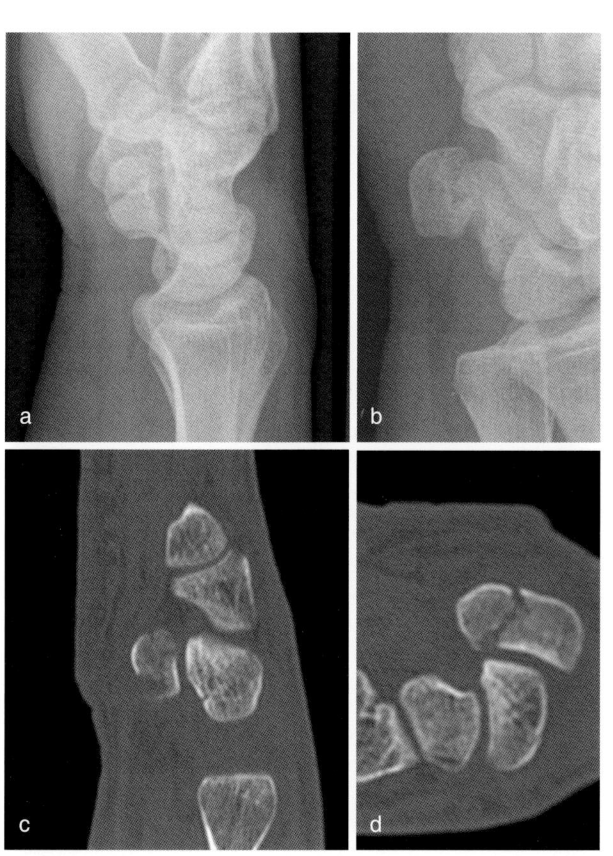

图7.1 腕部侧位片（a）；反向旋后位片（b）；腕部CT扫描显示豌豆骨横行骨折很明显（c和d）。

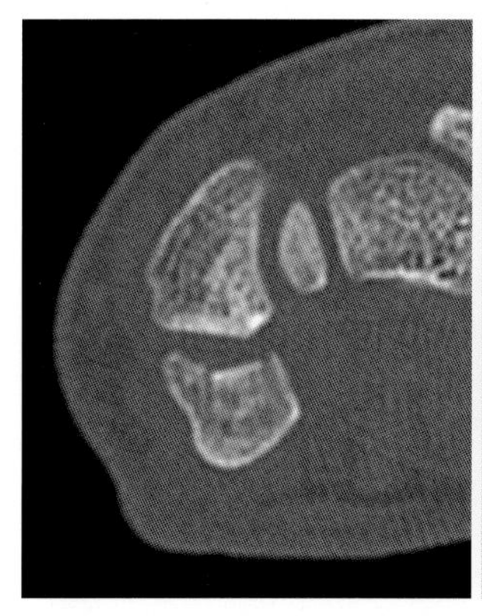
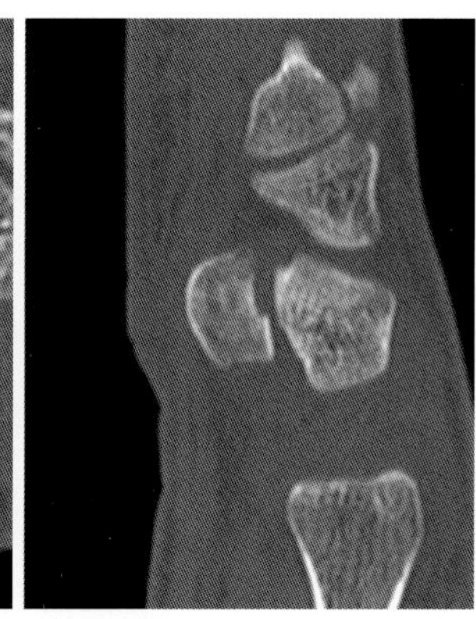

图7.2 CT扫描显示豌豆骨关节面塌陷。

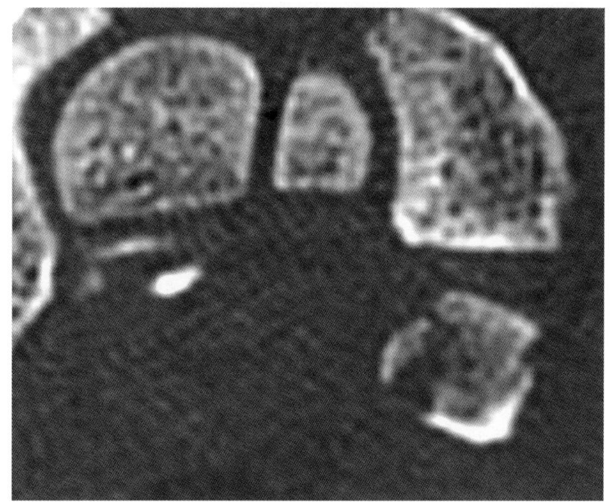

图7.3 CT扫描显示豌豆骨撕脱骨折不愈合。

痛在报道中可见，甚至有第四和第五手指的感觉丧失，以及小鱼际肌、骨间肌或拇收肌的运动麻痹。即使不经治疗，这些骨折容易愈合，但常见畸形愈合。这可能导致豆三角骨关节炎，表现为持续疼痛和握力减退。再者，可能出现尺神经受压。

X线片通常不能发现骨折，需要特殊透射角度：腕管位视图和反向（旋后）斜位视图[7]。然而，在急性外伤情况下，疼痛可能限制手腕位置的正确摆放，以获得质量好的X线片。当临床上高度怀疑豌豆骨骨折（或钩骨钩骨折）时，推荐进行CT扫描。不仅可明确诊断，还可以评估豆三角关节面的情况。

7.4 治疗

在急性期，主要是治疗疼痛。短期的固定通常足以缓解疼痛。据我们所知，没有文献报道保守治疗以外的其他治疗方法。与此相反，文献报道了豌豆骨脱位的“闭合复位”，但该技术还没有详细的描述。

当疼痛持续，进一步的检查（CT或MRI）是必要的，以了解关节面的情况。关节内注射糖皮质激素有时是有益的，但很多情况下手术介入是必须的。最常见的方法是切除豌豆骨，过程很简单，但必须考虑豌豆骨与尺神经（和动脉）的密切关系。最安全的入路是掌侧入路，可以沿两个方向进行：通过尺侧腕屈肌腱或通过打开尺管（Guyon管）。

在第一种方法中，把尺侧腕屈肌腱纵向切开，可以很容易地看到和去除豌豆骨，而不会干扰豆三角关节囊。在第二个方法中，切开Guyon管，解剖和保护神经血管束。Guyon管的尺侧边界由豌豆骨构成，进一步从尺侧腕屈肌止点分离，豌豆骨就可以被切除。连续缝合修复尺侧腕屈肌腱，允许术后即刻关节活动。

无论从个人经验还是系列病例报道来看，预后都很好，尽管外伤后的病例比纯退行性的病例要少[8,9]。腕关节的功能仍然可恢复至最佳，未见腕部屈力减弱的报道[10]。

Abrams和Tontz[11]报道了一台高需运动员的豆三角关节融合术。

参考文献

[1] May O. The pisiform bone: sesamoid or carpal bone?. Ann Chir Main Memb Super 1996; 15: 265–271

[2] Rayan GM, Jameson BH, Chung KW. The pisotriquetral joint: anatomic, biomechanical, and radiographic analysis. J Hand Surg Am 2005; 30: 596–602

[3] Beckers A, Koebke J. Mechanical strain at the pisotriquetral joint. Clin Anat 1998; 11: 320–326

[4] Dufek P, Thormählen F, Ostendorf U. Fracture of the pisiform bone in inline skating. Sportverletz Sportschaden 1999; 13: 59–61

[5] Helal B. Chronic overuse injuries of the pisotriquetral joint in racquet game players. Br J Sports Med 1978; 12: 195–198

[6] Israeli A, Engel J, Ganel A. Possible fatigue fracture of the pisiform bone in volleyball players. Int J Sports Med 1982; 3: 56–57

[7] Lacey JD, Hodge JC. Pisiform and hamulus fractures: easily missed wrist fractures diagnosed on a reverse oblique radiograph. J Emerg Med 1998; 16: 445–452

[8] Carroll RE, Coyle MP. Dysfunction of the pisotriquetral joint: treatment by excision of the pisiform. J Hand Surg Am 1985; 10: 703–707

[9] Palmieri TJ. Pisiform area pain treatment by pisiform excision. J Hand Surg Am 1982; 7: 477–480

[10] Lam KS, Woodbridge S, Burke FD. Wrist function after excision of the pisiform. J Hand Surg [Br] 2003; 28: 69–72

[11] Abrams R, Tontz W. Pisotriquetral arthrodesis as an alternative to excision for pisotriquetral instability in high-demand patients: a case report in a gymnast. J Hand Surg Am 2006; 31: 611–614

8

近排腕骨骨折（除舟骨和豌豆骨骨折）：三角骨和月骨骨折

Michael Schädel-Höpfner

8.1 前言

近排腕骨骨折包括舟骨、月骨、三角骨和豌豆骨的骨折。由于舟骨和豌豆骨骨折在其他章节涉及，本章只讲解月骨和三角骨骨折。

而月骨骨折实际上是非常罕见的，仅占腕骨骨折的1.4%，三角骨骨折是很常见的，可占到腕骨骨折的17%[1-3]。骨折脱位（月骨周围脱位，轴向）和其他章节中描述的韧带损伤都可以构成复杂的腕部创伤。三角骨骨折可以伴随桡骨远端骨折发生[4]。单纯的三角骨和月骨骨折很容易被忽略，所以应仔细诊断和治疗。

8.2 三角骨骨折

8.2.1 背景

三角骨骨折是仅次于舟骨骨折的最常见腕骨骨折。三角骨骨折分为背侧骨皮质骨折和体部骨折，不同类型骨折的损伤机制、诊断、治疗、预后都不同。

8.2.2 三角骨背侧骨皮质骨折

背侧骨皮质骨折相当常见，它使三角骨骨折发生率占到腕骨骨折的第二位。背侧骨皮质骨折块的大小变化很大，可以从碎屑到较大的骨皮层碎片。

损伤机制

这些骨折可能由于撞击、撕脱或剪切的机制导致。摔倒时，手腕背伸、尺偏是最常见的损伤机制。

撞击被认为是最常见的机制，并且一个长的尺骨茎突可以促进这种情况的发生。Garcia-Elias测量了76例三角骨背侧骨折患者的尺骨茎突的大小，并和100例未损伤手部的尺骨茎突的大小作比较。结果显示骨折组的尺骨茎突明显更长（$P<0.000\,1$）[5]。这一发现支持以下的概念，即在腕关节强烈背伸时尺骨茎突像凿子一样撞击三角骨，并导致不同程度的背侧骨折。

剪切力可能产生在腕关节过伸过程中钩骨作用到三角骨远端背侧部的情况[6]。Höcker和Menschik

支持这种机制[7]，他们分析了63例碎片骨折。

在撕脱病例中，背侧骨折代表背侧桡三角韧带或腕骨间韧带的骨分离。

诊断

体检时症状通常不典型，如一般肿胀和腕关节的疼痛性活动受限。有时手掌侧的皮肤擦伤及血肿暗示过伸性损伤。触诊发现最大压痛区域在三角骨和尺腕关节间隙的背侧。

手腕的两种X线平片（后前位和侧位），主要用于排除其他的腕骨骨折或桡骨远端骨折，比如移位骨折或脱位。后前位摄片很少能发现三角骨背侧骨皮质骨折，侧位片上容易发现（图8.1a、b）。手腕半旋前位时的斜位摄片也很有帮助。在不确定或怀疑其他腕骨损伤时，强烈推荐CT扫描。主要轴向扫描应在0.5 ~ 0.75 mm的间隔，后期处理包括冠状面和矢状面多平面重建。3D重建也可以选择。CT扫描对评估骨折块大小、位置以及位移

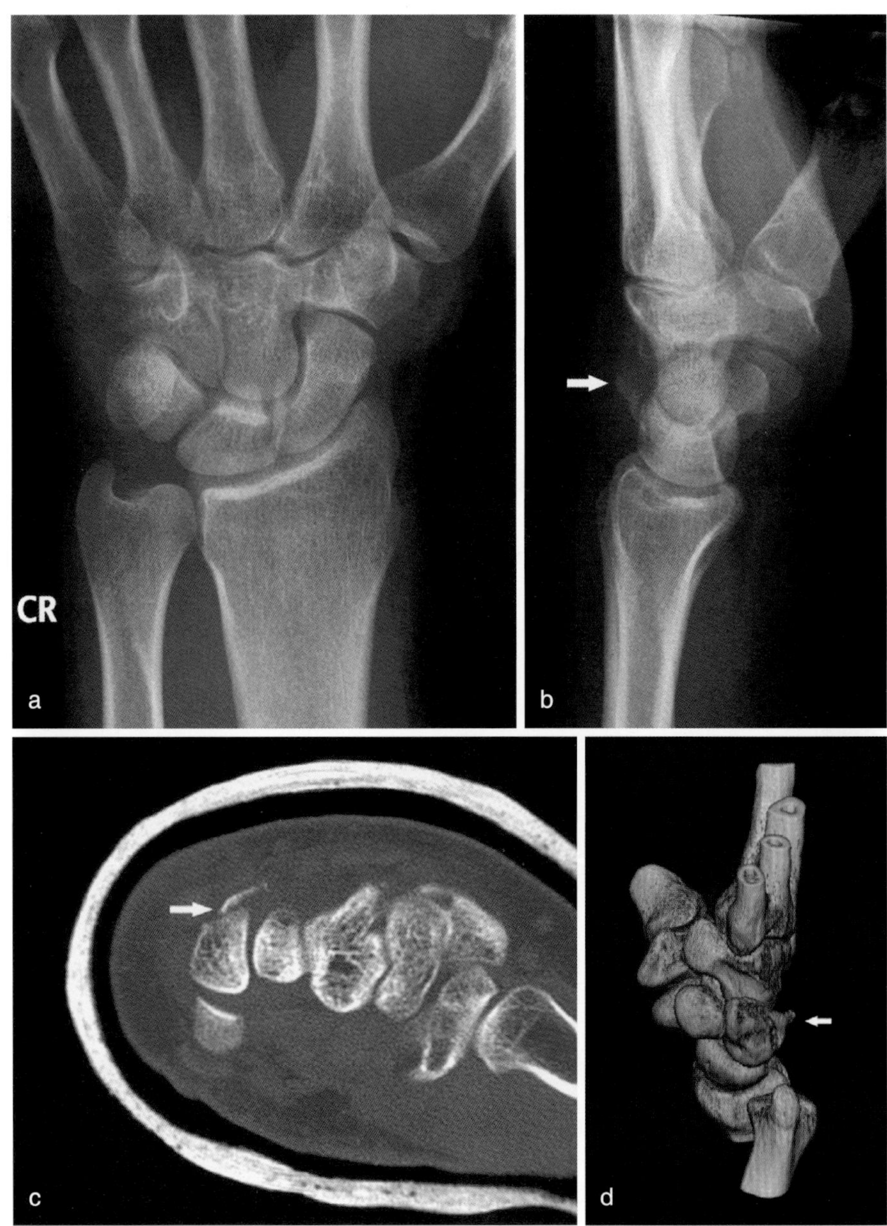

图8.1　三角骨背侧骨皮质骨折（碎片骨折）。在X线片中，该骨折块在侧位片上可见（a和b）；CT扫描显示骨折块的大小、位置和位移（c和d）。

特别有用（图8.1c、d）。

MRI可提供关于韧带的信息，但一般不会改变治疗方案。在对21例三角骨背侧骨折患者进行MRI检查后，Becce等[8]发现同时伴有桡腕背侧韧带、尺三角韧带和腕骨间韧带撕裂的概率分别是67%、81%和76%。

分型

Höcker和Menschik[7]根据对231例三角骨骨折的分析，提出旨在描述碎片骨折的分类：

- 无移位
- 完全移位
- 近端部分移位
- 远端部分移位
- 多段骨折

治疗

通常，三角骨背侧骨皮质骨折可以采取保守治疗，用夹板或石膏固定腕关节，直到疼痛消退。在大多数情况下，2～3周固定就足够了。如果疼痛持续时间超过4周，应排除其他原因。伴有背侧韧带损伤的骨皮质撕脱骨折也可以进行保守治疗，但需要延长固定时间至6周[9]。

预后

背侧骨折块时常不愈合，但这种情况很少引起症状。超过2 mm的移位容易发生不愈合，形成一块小骨[7]。只有当持续性疼痛超过几个月，才考虑切除移位的骨片[6, 10]。在其63例碎片骨折的随访中，Höcker和Menschik[7] 没有看到需要手术治疗的病例，也没有观察到腕关节不稳的情况。

Lee等[11]对6例三角骨背侧碎片骨折后持续尺腕关节肿痛的患者进行了MRI检查和腕关节镜检查，发现所有患者的三角纤维软骨复合体损伤，进行了部分三角纤维软骨复合体切除术。

总结

三角骨背侧骨皮质骨折是仅次于舟骨骨折的常见腕骨骨折。它们大部分由于尺骨茎突撞击或剪切力造成。在大多数情况下可以通过X线片确诊。治疗方法首选保守治疗，腕关节固定3个星期。虽然这些碎片骨折往往不愈合，但预后一般良好，很少需手术干预。

8.2.3 三角骨体部骨折

体部骨折是三角骨主体大部分损伤，但较不常见。Höcker和Menschik[7]分析了231例三角骨骨折，体部骨折只有3%。这些骨折通常是月骨周围骨折脱位的一部分，孤立的三角骨体部骨折一般无移位。

损伤机制

尽管一些研究对于背侧骨皮质骨折的创伤类型进行了研究和讨论，但导致三角骨体部骨折的机制尚未有很好的解释。月骨周围骨折脱位发生时暴力从桡骨到尺骨再波及三角骨，体部骨折的暴力直接来自腕尺侧可能是最好的解释。在大多数情况下暴力产生在跌倒时腕关节背伸手掌触地。豌豆骨可以把暴力传到三角骨，或可能豌豆骨本身骨折或韧带损伤。另一种机制可能是暴力直接来自尺骨茎突在腕关节过伸和尺偏时，这时尺骨茎突像凿子一样撞击在三角骨上，造成体部骨折而不是背侧骨皮质骨折，骨骼的位置和暴力的传导方向都很重要。

诊断

在没有骨折脱位时，症状可能是轻微的，但体格检查可以发现腕关节肿胀和疼痛性活动受限。手掌皮肤裂伤及血肿可以表明腕关节过伸性损伤。

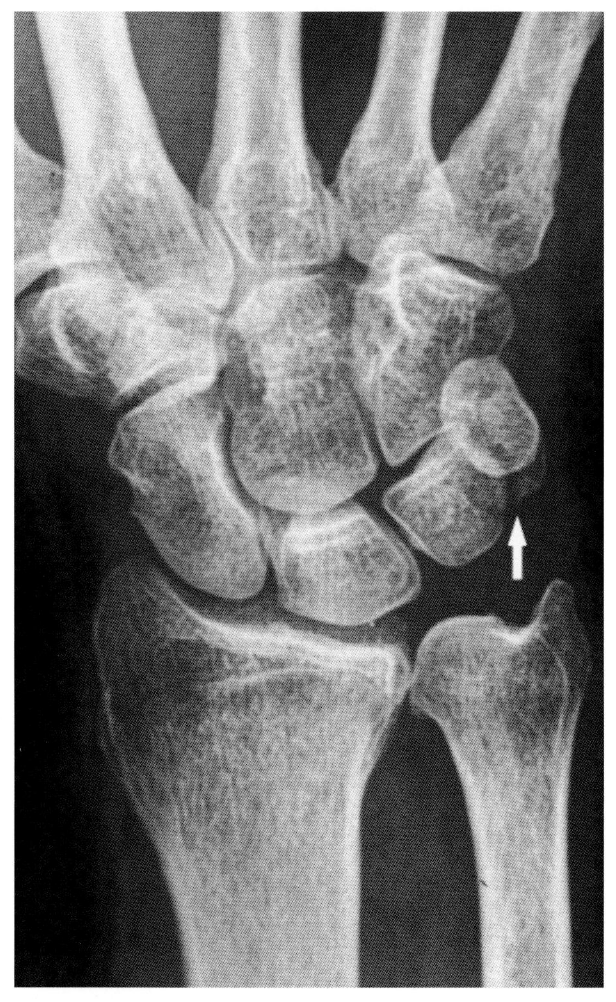

图8.2　轻度移位，可行非手术治疗的三角骨体部骨折。

触诊和活动腕关节过程中，疼痛可以发生在腕部尺关节背侧和豌豆骨掌侧。

后前位和侧位X线片很重要，腕关节半旋前和半旋后的斜位片也很有帮助。无移位骨折有时很难发现，由于三角骨在后前位片上与豌豆骨重叠，在侧位片上与舟骨、月骨重叠，出于这个原因，三角骨体部骨折的诊断往往被推迟。在某些情况下，传统的X线片仅可以得出诊断（图8.2），但无法显示精确的骨折类型。

CT是针对三角骨体部骨折的主要诊断工具。如果X线片怀疑骨折，应行CT扫描确诊，如果临床怀疑也可以进行CT扫描。CT应主要以薄轴位片（0.5 ~ 0.75 mm）进行，后续处理可在冠状面和矢状面多平面重建。当骨折有移位时，3D重建可以方便地指导治疗方案的制订。

MRI可显示三角骨隐匿性骨折。Jørgsholm[12]对300例手腕急性创伤后持续性疼痛但X线片不能确定的患者进行MRI扫描，结果发现6%的病例有三角骨骨折。

治疗

由于三角骨体部骨折通常无移位，它们可以进行常规保守治疗。石膏固定4 ~ 6周是足够的。恢复充分的活动前，应在标准X线片上确定骨性愈合。在不确定是否愈合情况下，CT应予以考虑。

移位的体部骨折是非常罕见的。它们需要复位内固定术，小型空心螺钉（比如Herbert螺钉）是首选的内植物。

预后

由于在大多数情况下，三角骨体部骨折无移位，保守治疗即可愈合。三角骨上附着的多根韧带带来的良好血供，有利于骨折愈合。因此，骨不连是非常罕见的，但最近的一些文献有不愈合病例的报道[13,14]，需要内固定，甚至植骨。缺血性骨坏死至今尚未见报道[6,7,10,15]。

总结

三角骨体部骨折罕见，经常是月骨周围骨折脱位的一部分。如果是单独的三角骨体部骨折，暴力应该从尺骨茎突或豌豆骨直接传导至三角骨上。诊断应通过CT扫描证实，也利于采取正确的治疗方案。大多数的三角骨体部骨折是无移位的，可以保守治疗。由于三角骨血供丰富，很少发生骨不连。

8.3 月骨骨折

背景

月骨创伤性骨折相当罕见，约占腕骨骨折的1%[1-3]。大多数月骨骨折是骨坏死的结果，即Kienböck病、月骨营养不良或月骨缺血性坏死。诊断月骨骨折时必须记住这点。

损伤机制

月骨骨折常由过伸伤或高能量创伤造成。通常与其他腕骨或韧带损伤相关联。在这些情况下，月骨骨折表明腕关节不稳定和更为严重的损伤形式。

根据手在创伤中的位置，撕脱或剪切机制可作用在月骨的不同部位。撕脱骨折大多发生在月骨掌侧极和背侧极的桡侧面，因为这些部位是主要的韧带附着点。Andersson和Garcia-Elias[16]回顾分析了45例背侧舟月韧带损伤的患者，结果发现有16%的月骨撕脱骨折。月骨掌侧极和表面附着有外部韧带（长桡月、短桡月、尺月韧带）和固有韧带（掌侧舟月、掌侧月三角韧带）。因此，掌侧骨折的发生是通过这些韧带传导各种暴力的结果。

诊断

月骨的急性创伤性骨折的诊断需要符合几个条件，从而与Kienböck病区分：

- 受累手腕明确的病史
- 清楚地了解腕部创伤
- 症状发作于直接创伤后
- 清晰的急性骨折迹象，CT扫描上没有骨坏死的迹象
- 可选：增强MRI扫描上月骨正常的血流灌注

当判断月骨骨折是不是骨折脱位的一部分时，临床症状可能不是很显著。体格检查可能发现肿胀和腕关节主动活动受限。触诊时最大疼痛产生在月骨背侧，被动活动时整个手腕疼痛。

常规X线片必须包括标准的后前位和侧位。斜位片的价值不大，因为就像真正的侧位摄片一样，月骨总是与舟骨和三角骨重叠。因此，月骨的许多骨折，如掌、背侧极骨折、片状骨折以及横行骨折，当它们没有移位或仅轻度移位时是很难在X线片上发现的。但月骨在后前位上很好辨认，这使得矢状面骨折容易被发现。

正如其他腕骨骨折，当在临床或X线片上怀疑月骨骨折时，应进行CT扫描。由于骨折块可能很小，需要薄型轴位片（0.5 ~ 0.75 mm），并进行冠状面和矢状面多平面重建（图8.3）。多层或多排CT可提供高清晰度图像，并避免了在重建时数据的丢失。CT特别有用，不仅可识别骨折类型，并可指导制订治疗计划，还可以区分Kienböck病引

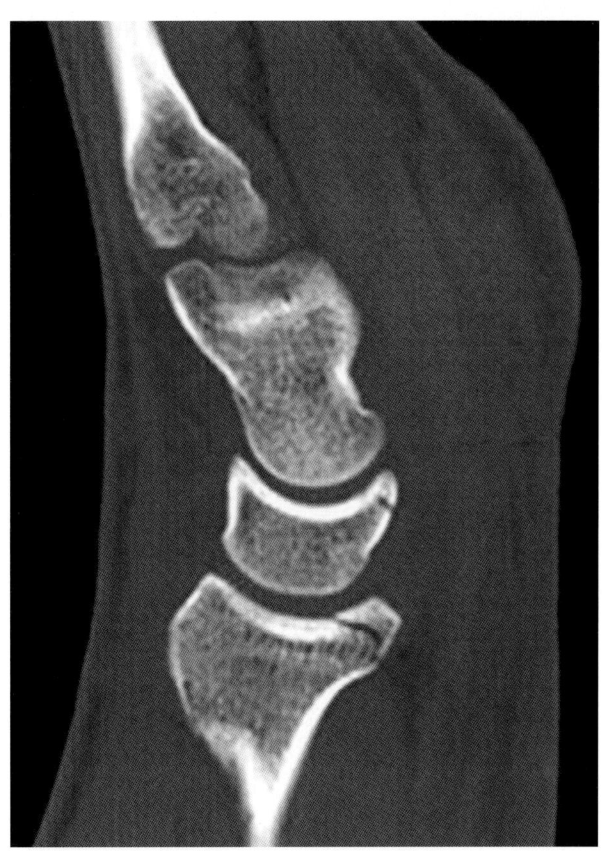

图8.3　月骨掌侧极无移位撕脱骨折，同时伴有桡骨远端的掌侧唇骨折（矢状位CT扫描）。

起的骨折。

MRI在创伤性骨折的情况下，对确诊和治疗帮助不大。MRI上，很难区分急性创伤和缺血性骨折。此外，MRI对骨折块的分辨率不及CT。但是，当骨折发生是由于Kienböck病引起时，MRI对评估月骨的血供和制订治疗方案是有帮助的。

分型

总结分析17例月骨骨折后，Teisen和Hjarbaek[17]提出了下面的分类：

- 第1组：掌侧极骨折
- 第2组：小、边缘片状骨折
- 第3组：背侧极骨折
- 第4组：矢状面骨折
- 第5组：横行骨折

体部骨折（组4和组5）发生率低，总共只有2例。

治疗

对于真正的创伤性月骨骨折的治疗经验是很少的，治疗建议必须遵循腕关节创伤治疗的一般性原则。因此，不稳定的掌、背侧极骨折及移位体部骨折需要复位和固定。然而，稳定、无移位骨折可以采取非手术治疗，用夹板或石膏固定6周。体部骨折可能需要更长时间的固定，建议8周左右[9,18]。可以用小螺钉、锚钉或经骨缝线固定小的不稳定骨片。体部移位骨折可以用小的加压螺钉固定，如中空的Herbert螺钉[19]。

预后

即使在整个过程中有CT进行诊断，绝对肯定的创伤性月骨骨折很难被确诊。出于这个原因，长期随访有两个主要目的：首先保证愈合，第二验证初步诊断。Teisen等[20]随访了17例患者中的11例（4 ~ 31年），没有观察到骨坏死或骨关节炎的迹象，但2例片状骨折不愈合。Höcker和Renner[18]观察了12例月骨骨折的患者，其中部分伴有复杂的腕关节损伤，并发现骨坏死的发生主要与骨内血管相关。

没有或轻微移位的边缘骨折，可以在充分固定下愈合，无并发症发生。体部骨折更容易出现骨不连，进行加压内固定利于愈合。附着韧带的小骨片固定后比单纯韧带损伤更容易愈合。

总结

月骨创伤性骨折是非常罕见的，必须除外Kienböck病引起的骨折。在大多数情况下，创伤性骨折累及月骨边缘，很少累及体部。创伤性骨折的诊断需要有明确的外伤史、CT扫描排除月骨营养不良并描述骨折类型。所有月骨骨折需要手腕制动，体部骨折应该固定。应长期随访了解骨折愈合情况，并最终排除月骨坏死。

参考文献

[1] Hove LM. Fractures of the hand. Distribution and relative incidence. Scand J Plast Reconstr Surg Hand Surg 1993; 27: 317–319

[2] van Onselen EB, Karim RB, Hage JJ, Ritt MJ. Prevalence and distribution of hand fractures. J Hand Surg [Br] 2003; 28: 491–495

[3] Hey HW, Chong AK, Murphy D. Prevalence of carpal fracture in Singapore. J Hand Surg Am 2011; 36: 278–283

[4] Komura S, Yokoi T, Nonomura H, Tanahashi H, Satake T, Watanabe N. Incidence and characteristics of carpal fractures occurring concurrently with distal radius fractures. J Hand Surg Am 2012; 37: 469–476

[5] Garcia-Elias M. Dorsal fractures of the triquetrum-avulsion or compression fractures? J Hand Surg Am 1987; 12: 266–268

[6] Bryan RS, Dobyns JH. Fractures of the carpal bones other than lunate and navicular. Clin Orthop Relat Res1980; 149: 107–111

[7] Höcker K, Menschik A. Chip fractures of the triquetrum. Mechanism, classification and results. J Hand Surg [Br] 1994; 19: 584–588

[8] Becce F, Theumann N, Bollmann C et al. Dorsal fractures of the

triquetrum: MRI findings with an emphasis on dorsal carpal ligament injuries. AJR Am J Roentgenol 2013; 200: 608–617

[9] Schädel-Höpfner M, Prommersberger KJ, Eisenschenk A, Windolf J. Treatment of carpal fractures. Recommendations of the Hand Surgery Group of the German Trauma Society. Unfallchirurg 2010; 113: 741–754, quiz 755

[10] Failla JM, Amadio PC. Recognition and treatment of uncommon carpal fractures. Hand Clin 1988; 4: 469–476

[11] Lee SJ, Rathod CM, Park KW, Hwang JH. Persistent ulnar-sided wrist pain after treatment of triquetral dorsal chip fracture: six cases related to triangular fibrocartilage complex injury. Arch Orthop Trauma Surg 2012; 132: 671–676

[12] Jørgsholm P, Thomsen NO, Besjakov J, Abrahamsson SO, Björkman A. The benefit of magnetic resonance imaging for patients with posttraumatic radial wrist tenderness. J Hand Surg Am 2013; 38: 29–33

[13] Sin CH, Leung YF, Ip SP, Wai YL, Ip WY. Non-union of the triquetrum with pseudoarthrosis: a case report. J Orthop Surg (Hong Kong) 2012; 20: 105–107

[14] Al Rashid M, Rasoli S, Khan WS. Non-union of isolated displaced triquetral body fracture—a case report. Ortop Traumatol Rehabil 2012; 14: 71–74

[15] De Beer JD, Hudson DA. Fractures of the triquetrum. J Hand Surg [Br] 1987; 12: 52–53

[16] Andersson JK, Garcia-Elias M. Dorsal scapholunate ligament injury: a classification of clinical forms. J Hand Surg Eur Vol 2013; 38: 165–169

[17] Teisen H, Hjarbaek J. Classification of fresh fractures of the lunate. J Hand Surg [Br] 1988; 13: 458–462

[18] Höcker K, Renner J. Fracture of the lunate—a rare injury. Handchir Mikrochir Plast Chir 1995; 27: 247–253

[19] Hsu AR, Hsu PA. Unusual case of isolated lunate fracture without ligamentous injury. Orthopedics 2011; 34: e785–e789

[20] Teisen H, Hjarbaek J, Jensen EK. Follow-up investigation of fresh lunate bone fracture. Handchir Mikrochir Plast Chir 1990; 22: 20–22

9

无移位舟骨骨折

Joseph Dias

9.1 前言

舟骨骨折占所有骨折的2% ~ 7%[1]，经石膏固定后其中88% ~ 90%会愈合。然而，有10% ~ 12%舟骨骨折不愈合，在移位舟骨骨折中发生率更高（14% ~ 50%）[2]。若舟骨骨折不愈合时不及时治疗，通常在5年内会发展成腕关节炎，10年后都将在X线片上有关节炎表现。舟骨骨折患者通常年纪较轻，这就是为什么要第一时间治疗舟骨骨折非常重要的原因。

文献回顾[3-5]发现几乎没有随机对照试验指导舟骨腰部骨折的治疗。目前尚不清楚无移位或轻度移位舟骨骨折内固定后的长期效果是否好于非手术治疗者。手术比石膏固定使患者更早恢复到以前的活动水平和功能，但使患者承受9% ~ 22%的并发症，尽管并发症通常很轻微[6]。

“舟骨”源自希腊单词“skaphe”，意思是一艘船。这根骨头斜行，连接着腕骨远排和近排。舟骨表面的42%是关节，并覆盖着软骨，58%是非关节。这意味着大部分舟骨骨折是浸在滑膜关节液中的，是关节内骨折。

桡动脉供应舟骨血供，但血供不丰富，沿舟骨背侧的穿支供应75%的血供。这些还以返支的形式供应舟骨近极的血供。Obletz和Halbstein[7]通过对297例腕舟骨标本研究，发现67%的舟骨在其全长有多处动脉滋养孔；13%的舟骨仅在其远端1/3范围内分布动脉滋养孔；余下20%的标本在舟骨腰部有动脉滋养孔，且往往在舟骨的近极只有一条滋养动脉，这类舟骨一旦骨折，就会中断舟骨近极的血供，从而造成骨折愈合困难。

舟骨骨折较常见，尤其是在年轻男子中[8]。通常发生在手伸展时跌倒，并经常在体育活动中发生。

暴力使腕关节被迫背伸时可能发生舟骨骨折。当球撞击手掌时，迫使腕背伸时也可能导致舟骨骨折。它也可以发生在起动手柄突然打到手背。偶尔当腕关节掌曲时受到来自背侧的暴力也可导致舟骨骨折。在尸体上对舟骨骨折进行研究都仍未能建立一致的损伤机制。

无移位舟骨骨折的定义是在系列影像学检查中骨折缝隙或台阶小于1 mm。本章讨论此类骨折和治疗。

9.2 流行病学

舟骨骨折是最常见的腕骨骨折。Hove[1]报道

60%的腕骨骨折涉及舟骨。挪威的发病率远远高于英国（每年29/100 000）[9]，也比美国高，甚至比年轻、健康、活跃的军事人群的发生率都高[10]。

9.3 评估

患者主诉手掌触地跌倒后桡侧疼痛。手腕的肿胀不如疼痛显著。这些（典型的）年轻人通常忽略桡侧的疼痛，把它当作一个轻伤。这些患者在伤后数天或数周才就医是常见的。因此，临床医师第一次接诊时必须了解受伤的性质，不要忽略骨折的可能性。手腕伸展时跌倒或在接触运动项目时手腕突然背伸应该被认为是一个显著的诱因，尤其是年轻男子。

临床检查的主要特点是轻压鼻烟窝时疼痛。患者手桡偏时，伤手的鼻烟窝明显比对侧肿胀。肿胀和压痛暗示这一侧手腕的骨骼或软组织的明显损伤。鼻烟窝疼痛对诊断舟骨骨折的敏感性是90%，特异性是40%。舟骨结节的疼痛诊断舟骨骨折的敏感性是87%，特异性是57%。两者结合的诊断效果更好[11]。

许多不同的研究发现除了这两项简单体征，其他的体检对于诊断舟骨骨折的敏感性或特异性的提高没有很大帮助。手腕的尺偏增加桡侧的疼痛提示有舟骨骨折的可能[12]。

舟骨骨折漏诊

舟骨骨折漏诊的诉讼风险已受重视。但是，仅有一小部分有下面三个特点的患者将可能有舟骨骨折，① 手外展跌倒；② 解剖鼻烟窝压痛；③ X线片上舟骨没有明显的骨折征象。因此，对所有送至急诊室怀疑舟骨骨折的患者进行繁琐和昂贵的检查，如骨扫描，MRI扫描，或CT扫描，是不符合成本效益的。最简单的办法是尽管X线片未见骨折，也要提醒患者有此种骨折的可能性。如果损伤机制令人担忧，应给予患者手腕夹板固定。大概2周后患者应再进行临床评估，如果他们的症状已经消失，他们的下次随访时间间隔可以延长。如果伤后2周还有症状，局部压痛，CT扫描可以很快确定是否有舟骨骨折。怀疑舟骨骨折时的这种处理方法是务实的，可以告知患者治疗决定。是否需要进一步检查的判断是由临床医师基于损伤的机制、表现出来的症状、检查体征、年龄和性别综合分析做出的。

9.4 检查

舟骨骨折的初步检查主要是X线片检查。包括传统的后前位和侧位。首先，X线片可以对手腕和腕骨韧带提供总体评价，也可确定其他腕骨是否受伤，如三角骨撕脱骨折，并可提供是否有腕骨之间间隙增大的初步评估，特别是舟骨和月骨之间。侧位片可以发现腕骨对位不良。除了后前位和侧位，还有其他三种投射角度可以考虑。

半旋前位的投射角度可以显示舟骨的腰部和远端部分。这对确定舟骨远端骨折，特别是对确定与月三角关节重叠的舟骨结节部位的骨折很有帮助。

舟骨的半旋后位可以显示舟骨嵴，因此可以确定骨折部位在舟骨的远端还是近端。这个投射角度很重要，如果骨折位于舟骨嵴的远端，骨折部位的活动很容易被发现，因此骨折不与桡骨远端关节面接触。与此相反，当骨折延伸到舟骨嵴近端部位时，舟骨近侧的血供受到很大影响，因为舟骨近侧大部分骨表面上覆盖着关节软骨。

舟骨向前和向桡侧的倾斜使得舟骨表现缩短，通常也与相邻腕骨重叠。这可以通过一个特殊的投射角度避免，X线束向肘关节20°～30°间投射，腕关节居中心，手尺偏。这种角度使舟骨显得较长，且与邻近腕骨的重叠少。

这5个角度摄片可为舟骨提供充分的影像学

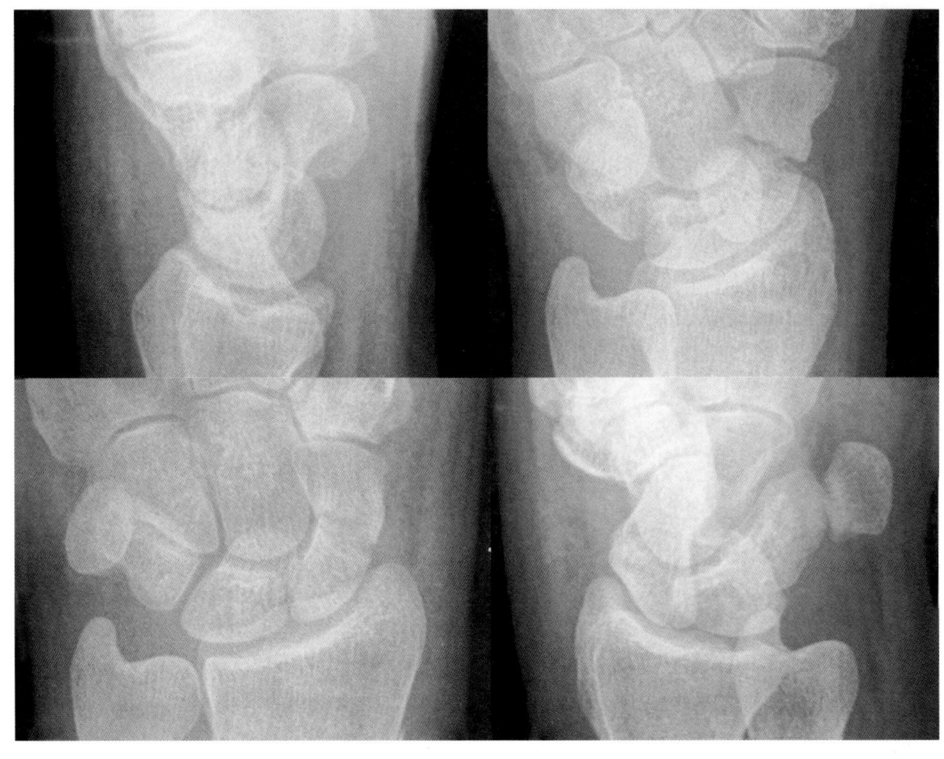

图9.1 舟骨X线片。包括侧位、半旋前位、后前位、半旋后位。半旋后位显示骨折位于舟骨嵴的远端。半旋前位可见骨折部位的间隙，这表明骨折是不稳定的。

评估，并在大多数情况下可以评估骨折部位的移位（图9.1）。

如果X线片未见骨折，但受伤的性质、局部触痛和腕尺偏时疼痛等情况的存在高度怀疑骨折时，外科医师可以决定立即行CT扫描。CT扫描可以确定骨折的位置，并显示骨折的移位。这种移位通常出现在矢状位图像的背侧关节面。

利用新型的64排或128排、有50%图像重叠的CT进行舟骨横截面的扫描，即可得到多平面的舟骨三维重建。患者的手放置在泡沫支撑物上，摆成“超人”姿势，就可行扫描。通过矢状平面图像重建可以对骨结构、骨折位置和移位情况进行评估（图9.2）。

▶ 分类　舟骨骨折可以使用三种方法进行分类。但没有一个分类可以明确预测愈合或有助于确定治疗方案。

Russe[13]分类根据骨折线的方向分类，无法预测愈合。骨折可以分为横斜行、横行或垂直斜行。垂直斜行骨折只占5%。这种骨折承受的剪切力很大，而且很不稳定。横斜行骨折部位承受的压缩

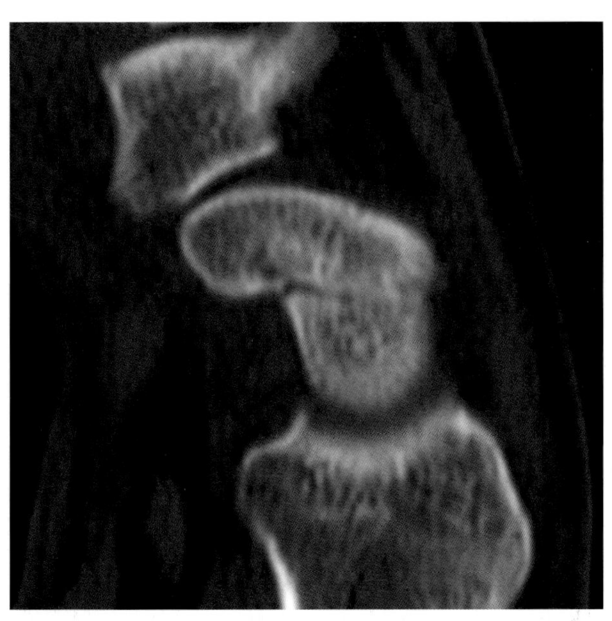

图9.2 舟骨的矢状面CT扫描能帮助了解骨折，可见骨折延伸到舟骨嵴近端，无明显移位。这种骨折用拇指不固定的肘下石膏固定4周即可能愈合。并且患者可以从事大部分工作。

力最大，横行骨折承受压缩和剪切两种力。

Mayo分类依据骨折位置分为近端骨折（30%），中部骨折（65%）和远端骨折（5%）。远端骨折又进一步分成累及远端关节面和局限于远端结节的骨折。这两种类型在半旋前位片上观察清晰。骨折位置影响愈合率和愈合时间。近端、中部和远端骨折的愈合率分别是64%、80%和100%[14]。

Herbert和Fisher分类[15]是基于骨折的稳定性。Herbert A型是稳定的急性骨折，B型是不稳定的急性骨折。稳定骨折包括结节部骨折（A1）和腰部的不完全骨折（A2）。这些骨折可以保守治疗。根据此定义，即舟骨所有腰部骨折都是不稳定的，所有其他类型的骨折都“可能需要手术治疗”。B型（急性不稳定骨折）被进一步细分为B1（远端1/3斜行骨折）；B2（移位或活动的腰部骨折）；B3（近极骨折）；B4（骨折脱位）和B5（粉碎骨折）。

另一项研究提出了3个主要的骨折类型：①“外科腰部”；②背侧沟；③近极。延伸至背侧沟的骨折线与外科腰部成45°，所以骨折线在舟骨长轴。据骨折线与经过顶点位置的关系，这组再细分为3种亚型，近端型、远端型、两侧型。第三亚组的蝶形骨片通常是移位和粉碎的。这些作者认为延伸到背侧沟的骨折比“外科腰部”骨折更不稳定，更可能导致“驼背”畸形愈合[16]。

9.5 治疗

主要有以下两种方法：①固定手腕的保守治疗；②内固定治疗。根据病情与患者讨论每种方法的利弊，患者诊疗的选择应该在没有外科医师偏好的影响下做出。只有相对较少的行业，如医师和司机，在石膏固定时无法从事自己的工作。没有方法可以加快恢复，重返接触性运动项目，因为舟骨的强度由骨桥是否牢固愈合决定。手术的预期效益是短暂的。

9.5.1 支具固定

舟骨骨折的标准治疗方法是肘下石膏固定腕关节。由于大部分舟骨的屈伸运动发生在手腕的桡尺偏时，而不是在拇指活动或前臂旋转时，因此没有必要固定拇指和肘关节。当拇指轻度背伸被固定在石膏中时，患者不能对拇，手只能锁握。这严重影响了患者的日常活动，更别说进行工作了。因此，无需把拇指固定起来，而且对于舟骨骨折愈合并没有影响，这在一个大的对照试验中已得到证实[17]。如肘关节也包在石膏内，全手臂不能参加任何活动，年轻患者手臂几乎不能发挥功能，更不用说工作了。

对所有舟骨骨折的患者来说，可常规使用肘下、腕中立或轻微背伸、拇指自由活动的石膏固定。鼓励患者使用手完成轻度的工作，并返回力所能及的工作或学习中去。告知患者如果石膏柔软、手腕能活动，应该及时就诊加固石膏，否则舟骨骨折愈合将会延迟。这样处理，大多数患者可以带着石膏返回原来的工作。某些职业的患者，如与食品或健康相关、工作异常繁重的制造业工人或建筑工人，可能需要保护。

患者不能参加有身体接触的运动，如足球、橄榄球或冰球，直到骨折愈合并且牢固，为期至少3个月。

需要告知患者90%的病例会愈合，10%的病例如果X线片和CT扫描没有愈合迹象则需要手术。腕关节僵硬的风险很小，只有很少的患者由于石膏使用不当而感到皮肤疼痛。建议患者正常使用患肢以减少肿胀和肌肉萎缩的风险。患者受伤后第2周和第6周复查。第一次复查强调注意事项，并检查石膏固定效果。第二次复查是去除石膏并拍X线片。

第二次复查时对手腕进行评估，如果仍然疼痛且握力显著减少（低于另一只手的50%），仔细观察X线片。

可通过观察X线片定义愈合情况[18]（表9.1）。如果没有证据证明骨折愈合，且任一角度的X线片上骨折线可见，CT扫描后确认骨折不愈合，患者就需要内固定治疗。在这个时间段内很少需要骨移植。用无头螺钉经皮固定舟骨，手腕通常使用石膏或可拆卸支具再固定6周。在临床实践中，需要这样处理的患者占10% ～ 15%。

表 9.1　定义骨折愈合的参数

参　数	愈合状态
1. 满意表现	舟骨骨折或不愈合将愈合或已经愈合。与之前确定状态的时间间隔应至少6个月，甚至1年
2. 将愈合	情况不是非常满意，例如，骨折线有些模糊，但所有其他参数（无间隙，骨折愈合进阶），包括临床评估（手腕的运动和握力令人满意）表明骨折或经治疗不愈合将逐渐愈合
3. 即将不愈合	影像学表现令人担忧，骨折部位活动和愈合似乎不太可能。点2和3可合并为一个愈合的“不确定状态”。可以进一步拍X线片、CT扫描或MRI扫描进行观察，了解愈合的程度。另外，这些患者可以继续观察6个月，到那时几乎所有病例的结果可以更为确定
4. 不满意表现	舟骨骨折不愈合，不进一步干预的话不会愈合

引自 the J Hand Surg [Br], 2001;26B:321–325。

伤后6周评估时，如果没有疼痛，解剖鼻烟窝无压痛，舟骨骨折部位不能在X线片上观察到，那么患者可以去除石膏，12周后再复查。告诫他们，骨愈合需要时间来巩固，如果过早返回接触性运动有再骨折的危险。患者可以恢复大部分的职业，除了很繁重的职业，如使用重型锤。

有20% ～ 25%病例的骨折部位可以识别，但临床和X线片上无法确定舟骨的愈合情况。在几乎所有这类舟骨部分愈合的情况中，随着时间的推移愈合会牢固。这种部分愈合可以经CT扫描确认[19]，且超过50%的腕关节不需要对日常活动进行保护。当愈合情况比之前差，手腕需要以支具保护，12周后再进行重新评估。几乎所有病例经过这样处理后都会愈合，允许没有保护下的腕和手的活动。

无移位舟骨骨折的固定时间可以缩短到4周左右，基本可以愈合。这减少了由手腕的持续固定引起的功能受限。

有三种情况我们需要修改的石膏固定方法。第一种是当患者具有高Beighton分级评分韧带过松[20]时。这些患者，即使在石膏固定下用力抓捏仍然会导致舟骨屈曲。第二种情况是，当患者的依从性不确定时。最后一种情况是吸烟史，对愈合有明显不良影响，尤其对手术治疗的患者[21]。在以上患者中，我们第一个月使用传统舟骨石膏并固定拇指，这样只能做轻捏的动作。

9.5.2 舟骨近极骨折[22]

很多文献提示舟骨近端部分骨折包括了舟骨腰部骨折。这使得很多的病例报告很难被解释，对带血供骨移植的结果有时产生误导。我们建议近极定义为舟骨近侧1/5部分。Eastley等[22]发现舟骨骨折的5.8%涉及舟骨近端的20%——舟骨近极。当断裂的舟骨位于桡骨和头状骨之间时，这些骨折通常没有移位。近极骨折的表现很不同，石膏固定有34%不愈合。虽然非手术治疗的高失败率可能表明早期内固定更好，固定后的结果尚不确定。近端骨折从背侧固定更好，即使这是需要牺牲小面积关节软骨的经关节入路。

9.5.3 手术固定

无论舟骨骨折移位与否都进行手术螺钉固定成为一种趋势。早期内固定术避免了石膏固定，支持者认为这样允许早期恢复工作和运动，但有益的证据薄弱[3,23-26]。此外，石膏固定和手术治疗的愈合率相似，但手术后并发症的发生率更高[3]。

经皮技术

这适用于无移位骨折。患者仰卧位，患手置于手术台。在掌侧经皮入路，舟骨远侧提供了入口点。导针插入3 mm达舟骨结节掌侧缘，使用小型荧光透视C臂确认，获得导针在桡侧位上的中心位置。

在背侧入路中，大口径的针头通过在腕背部皮肤上的小切口引入，然后手腕保持屈曲和尺偏，克氏针通过针头插入舟骨的近极。

关节镜检查很少在无移位骨折中使用，可以查看骨折部位。关节镜能帮助评估其他相关的关节内损伤，如韧带断裂。

经皮导针沿舟骨的中心轴引入，用空心无头螺钉来固定舟骨（图9.3）。中央位置的螺钉提供跨骨折的最大拉力。螺钉必须在舟骨两端的关节软骨下，以防止桡舟关节或舟大多角关节炎的发生。小切口可以使用免缝胶带或者1、2针尼龙线来缝合。

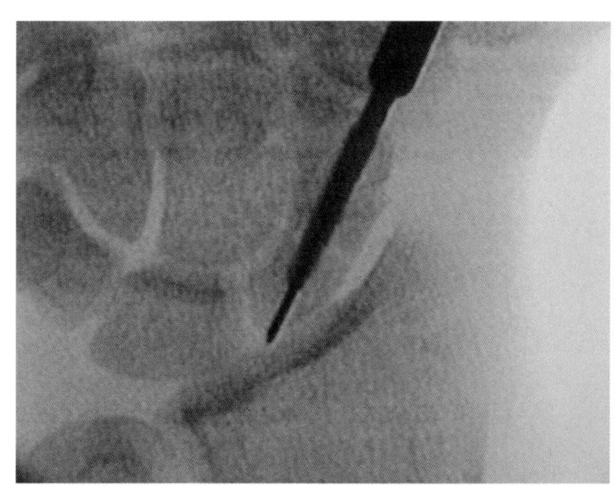

图9.3 断裂的舟骨先用经皮克氏针在增强图像的指导下固定，再用无头螺丝加压固定。

术后注意事项和康复

术后护理需根据患者情况和骨折类型个性化进行。如果患者配合，手腕可用大量绷带或Futuro夹板固定。如果不确定患者依从性，我们使用肘下石膏固定6周，然后再评估是否需要Futuro夹板固定。

情况允许就鼓励患者恢复工作，但不得参与接触性的运动项目，大约3个月，如足球、橄榄球或冰球。我们需重复告知患者可能再发骨折的风险。X线片评估愈合。如果对愈合有疑问，即行CT扫描。

对患者的建议

有一些对石膏固定和螺钉内固定治疗急性舟骨骨折进行比较的临床试验。这两种方法的骨愈合率都大于90%。我们与无移位急性舟骨骨折患者讨论这两种方法的利弊，在充分知情的情况下共同决定。

两种方法的愈合率、重返工作时间几乎没有差别，但手术的益处是持续时间短暂[5]。轻微并发症在手术组中较高。在一项荟萃分析中没有大量证据支持常规手术治疗，而一种“积极的非手术治疗”的石膏固定被推荐用于舟骨腰部骨折[4]。

9.6 并发症

手术总会使患者承担风险，虽然并发症是罕见的。包括感染（<0.1%）、神经损伤（2%）、僵硬、肌肉萎缩和内植物相关问题[6]。骨折的并发症包括畸形愈合和缺血性坏死。

▶ 畸形愈合　无论是手术或石膏固定舟骨骨折都可能畸形愈合[27]。屈曲位愈合造成“驼背”畸形，可以限制手腕背伸，并可能损害功能，导致创伤后骨关节炎。急性骨折后畸形愈合的影响是不确定的[28]，关节僵硬可能掩盖畸形愈合的不良后果。

▶ 缺血性坏死　近端骨折X线片的放射性密度增加可能代表舟骨缺血性坏死。有30%的急性舟骨骨折近端骨折片密度增加，这可能是暂时的[13]。

外观密度增加可能是由于周围骨质疏松。这种外观表现对预测舟骨血供是不可靠的。

血供可以在手术时通过采用活组织检查进行评估。活检可能因为缺血性坏死区域中活细胞和死亡细胞的分布产生误导，不能用来准确预测整个骨折块的组织学状态。钆增强MRI扫描可帮助确定血供情况，但是这并没有被证明影响愈合。很少情况下，舟骨骨折愈合后近极的形状明显变窄，暗示舟骨近端塌陷。但这种发生率尚未明确。

9.7 远期结果

一项研究发现舟骨骨折愈合后1.7 ~ 2.6年，20%的患者有一些疼痛和压痛，但握力和手腕的运动基本正常。他们认为，持续的症状是由于受伤时关节软骨损伤造成的[29]。

在另一项研究中，伤后10 ~ 12年对患者的双腕行CT扫描，发现手术固定组比保守治疗组有更高的桡腕关节炎和舟大多角关节炎发生[30]。

另一项研究[31]随访了7年非手术治疗愈合的急性舟骨骨折229例，结果发现11%有持续的症状，包括静息疼痛（3%），运动范围受限（6%），手腕运动时疼痛（10%）以及手的握力下降（11%）。这项研究指出舟骨骨折后有5%的腕骨关节炎发生。而另一项研究发现[32]，只有1/47的患者有明显疼痛，发生桡腕关节炎，而这位患者骨折愈合超过31年；骨关节炎的发生率为7%，其余病例均无症状。

9.8 结论

Ibrahim等[4]较好地概括了无移位舟骨骨折的治疗方法：

我们推荐在舟骨腰部骨折时采用“激进保守治疗”，初始石膏固定。应该鼓励患者尽早恢复正常活动。6周后的愈合状态通过CT扫描了解，如果愈合存在疑问，应给予患者手术治疗。最终，治疗方法的选择由患者的喜好来决定，如果早期手的功能恢复对于生计或生活方式很重要，可早期提出手术治疗，并告知患者可能的风险。

参考文献

[1] Hove LM. Epidemiology of scaphoid fractures in Bergen, Norway. Scand J Plast Reconstr Surg Hand Surg 1999; 33: 423–426

[2] Dias JJ, Singh HP. Displaced fracture of the waist of the scaphoid. J Bone Joint Surg Br 2011; 93: 1433–1439

[3] Buijze GA, Doornberg JN, Ham JS, Ring D, Bhandari M, Poolman RW. Surgical compared with conservative treatment for acute nondisplaced or minimally displaced scaphoid fractures: a systematic review and meta-analysis of randomized controlled trials. J Bone Joint Surg Am 2010; 92: 1534–1544

[4] Ibrahim T, Qureshi A, Sutton AJ, Dias JJ. Surgical versus nonsurgical treatment of acute minimally displaced and undisplaced scaphoid waist fractures: pairwise and network meta-analyses of randomized controlled trials. J Hand Surg Am 2011; 36: 1759–1768, e1

[5] Yin ZG, Zhang JB, Kan SL, Wang P. Treatment of acute scaphoid fractures: systematic review and meta-analysis. Clin Orthop Relat Res 2007; 460: 142–151

[6] Dias JJ, Wildin CJ, Bhowal B, Thompson JR. Should acute scaphoid fractures be fixed? A randomized controlled trial. J Bone Joint Surg Am 2005; 87: 2160–2168

[7] Obletz BE, Halbstein BM. Non-union of fractures of the carpal navicular. J Bone Joint Surg Am 1938; 20: 424–428

[8] Dias J. Nonoperative treatment of scaphoid fractures. In: Slutsky DJ, Slade JF, eds. The Scaphoid. New York: Thieme; 2011: 49–58

[9] Duckworth AD, Jenkins PJ, Aitken SA, Clement ND, Court-Brown CM, McQueen MM. Scaphoid fracture epidemiology. J Trauma Acute Care Surg 2012; 72: E41–E45

[10] Wolf JM, Dawson L, Mountcastle SB, Owens BD. The incidence of scaphoid fracture in a military population. Injury 2009; 40: 1316–1319

[11] Parvizi J, Wayman J, Kelly P, Moran CG. Combining the clinical signs improves diagnosis of scaphoid fractures. A prospective study with follow-up. J Hand Surg [Br] 1998; 23: 324–327

[12] Duckworth AD, Buijze GA, Moran M et al. Predictors of fracture following suspected injury to the scaphoid. J Bone Joint Surg Br 2012; 94: 961–968

[13] Russe O. Fracture of the carpal navicular. Diagnosis, non-operative treatment, and operative treatment. J Bone Joint Surg Am 1960; 42-A: 759–768

[14] Cooney WP, Dobyns JH, Linscheid RL. Fractures of the scaphoid: a rational approach to management. Clin Orthop Relat Res 1980; 149: 90–97

[15] Herbert TJ, Fisher WE. Management of the fractured scaphoid using a new bone screw. J Bone Joint Surg Br 1984; 66: 114–123

[16] Compson JP. The anatomy of acute scaphoid fractures: a three-dimensional analysis of patterns. J Bone Joint Surg Br 1998; 80: 218–224

[17] Clay NR, Dias JJ, Costigan PS, Gregg PJ, Barton NJ. Need the thumb be immobilised in scaphoid fractures? A randomised prospective trial. J Bone Joint Surg Br 1991; 73: 828–832

[18] Dias JJ. Definition of union after acute fracture and surgery for fracture nonunion of the scaphoid. J Hand Surg [Br] 2001; 26: 321–325

[19] Singh HP, Forward D, Davis TRC, Dawson JS, Oni JA, Downing ND. Partial union of acute scaphoid fractures. J Hand Surg [Br] 2005; 30: 440–445

[20] Monsivais JJ, Nitz PA, Scully TJ. The role of carpal instability in scaphoid nonunion: casual or causal? J Hand Surg [Br] 1986; 11: 201–206

[21] Little CP, Burston BJ, Hopkinson-Woolley J, Burge P. Failure of surgery for scaphoid non-union is associated with smoking. J Hand Surg [Br] 2006; 31: 252–255

[22] Eastley N, Singh H, Dias JJ, Taub N. Union rates after proximal scaphoid fractures; meta-analyses and review of available evidence. J Hand Surg Eur Vol 2013; 38: 888–897

[23] Modi CS, Nancoo T, Powers D, Ho K, Boer R, Turner SM. Operative versus nonoperative treatment of acute undisplaced and minimally displaced scaphoid waist fractures—a systematic review. Injury 2009; 40: 268–273

[24] Dias JJ, Dhukaram V, Abhinav A, Bhowal B, Wildin CJ. Clinical and radiological outcome of cast immobilisation versus surgical treatment of acute scaphoid fractures at a mean follow-up of 93 months. J Bone Joint Surg Br 2008; 90: 899–905

[25] McQueen MM, Gelbke MK, Wakefield A, Will EM, Gaebler C. Percutaneous screw fixation versus conservative treatment for fractures of the waist of the scaphoid: a prospective randomised study. J Bone Joint Surg Br 2008; 90: 66–71

[26] Vinnars B, Pietreanu M, Bodestedt A, Ekenstam FA, Gerdin B. Nonoperative compared with operative treatment of acute scaphoid fractures. A randomized clinical trial. J Bone Joint Surg Am 2008; 90: 1176–1185

[27] Amadio PC, Berquist TH, Smith DK, Ilstrup DM, Cooney WP, Linscheid RL. Scaphoid malunion. J Hand Surg Am 1989; 14: 679–687

[28] Forward DP, Singh HP, Dawson S, Davis TR. The clinical outcome of scaphoid fracture malunion at 1 year. J Hand Surg Eur Vol 2009; 34: 40–46

[29] Dias JJ, Brenkel IJ, Finlay DB. Patterns of union in fractures of the waist of the scaphoid. J Bone Joint Surg Br 1989; 71: 307–310

[30] Saedén B, Törnkvist H, Ponzer S, Höglund M. Fracture of the carpal scaphoid. A prospective, randomised 12-year follow-up comparing operative and conservative treatment. J Bone Joint Surg Br 2001; 83: 230–234

[31] Lindström G, Nyström A. Incidence of post-traumatic arthrosis after primary healing of scaphoid fractures: a clinical and radiological study. J Hand Surg [Br] 1990; 15: 11–13

[32] Düppe H, Johnell O, Lundborg G, Karlsson M, Redlund-Johnell I. Long-term results of fracture of the scaphoid. A follow-up study of more than thirty years. J Bone Joint Surg Am 1994; 76: 249–252

10

移位舟骨腰部骨折

Geert A. Buijze

10.1 前言

舟骨骨折以难以愈合而著名，是年轻活跃成年人常见的骨折，占所有骨折的2% ~ 7%，舟骨是给医师和创伤护理造成最大挑战的最小骨头之一。非手术治疗失败率可达到55%，舟骨骨折不愈合往往进展到腕骨退行性塌陷。患上舟骨不愈合进行性塌陷（scaphoid nonunion advanced collapse，SNAC）的手腕通常需要一个复杂的补救过程，如腕关节融合术。因此，治疗舟骨骨折需要十分谨慎。

从历史上看，与其他损伤相比，对舟骨骨折了解的时间并不长。直到19世纪末，舟骨骨折的病理首次被描述。由于预后不良和发生率较高，20世纪初期，舟骨骨折的研究迅速得到普及。当时，舟骨骨折被认为是无法解决、与经济相关的重要问题。治疗的争论是医学文献上长久的主题。在1954年治疗进展发生了飞跃，McLaughlin介绍了切开复位舟骨内固定术。他奠定了现行主要治疗原则的基础。值得注意的是，他的结论是“随着手术技术的完善，内固定可成为移位和不稳定腕舟骨骨折的治疗选择。”这预言密切反映了当前的治疗现状。

最近的科学进步已经能帮助我们确定哪些骨折是“麻烦骨折”。有越来越多强有力的证据表明骨折移位是非手术治疗愈合问题的关键预测指标，因为在舟骨腰部骨折时，移位是与不愈合最为密切相关的因素。尽管舟骨腰部骨折有90% ~ 95%的整体愈合率，但是骨折移位大于1 mm与高不愈合率相关，高达55%。因此，移位舟骨骨折一般建议手术治疗。移位舟骨骨折是比较少见的，在腰部发生的百分比介于5% ~ 30%，平均15%[1]。目前主要的问题是找到诊断舟骨骨折移位和不稳定的准确、可靠、简便的方法。

10.2 诊断

虽然关于移位的诊断是舟骨骨折治疗的一个关键因素，但诊断的准确性和定义的多样性仍然存在挑战。Cooney和他的同事定义了舟骨骨折移位：① 任何放射线投射角度的骨折间隙＞1 mm；② 舟月角＞60°；③ 桡月角＞15°。Amadio等[2]加入了舟骨内角不应超过35°的标准，但这被证明是不可靠的。最为广泛接受的移位标准是骨折间隙或位移＞1 mm。一些作者进一步定义了无移位、轻度移位（移位≤1 mm）、移位（＞1 mm）的舟骨骨折。轻度移位骨折的分类在文献上争议最大，因为有些人认为它们是没有移位，而有些人则认为有移位。在定义和诊断方法上存在的异质使解释和可比性研究变得更为困难，证据不够可靠。

诊断最好通过CT扫描，在舟骨的纵向轴线的平面内扫描，并在冠状面和矢状面重建。一些研究一致表明，CT优于X线片（图10.1）。然而，当与作为参考标准的可视关节镜相比较时，X线片和CT扫描都不是非常准确地诊断急性舟骨腰部骨折有无移位的方法[3]。同样，也已证明舟骨平面重建MRI在诊断舟骨骨折移位上比X线片更可靠[4]。因此，许多作者提出，舟骨骨折特别是腰部骨折，应该运用沿其纵向轴线进行的CT或MRI扫描进行评估。

三项方法学研究表明在诊断移位方面观察者的可靠性是弱至中等的水平[5]。在试图改善观察者可信度的研究中，Buijze等简化了舟骨骨折移位的定义，即为任何超过缝隙（即任何移位、间隙、成角）的移位[6]。在支持该定义的观察者和不支持该定义的观察者间表现出很小但显著的差异。平均灵敏度、特异性和准确性也略有提高。然而，观察者可靠性的水平依然是中等。

CT扫描的优点在于移位的类型可以被更精确评估。使用3D CT，Nakamura等确定了两种类型的移位骨折[7]。一种是掌侧型，其远端骨片向掌侧成角，形成“驼背”畸形。这种类型与轴向旋转有关。另一种是背侧型，其远端骨片向背侧移位，并常与“驼背”畸形相关。骨折远端的位置是与掌侧型相关联的。理论上，急性舟骨骨折位于背侧嵴顶点的远端可能导致远端骨片的屈曲，因为背侧顶点是腕骨间韧带和舟月韧带背侧束的

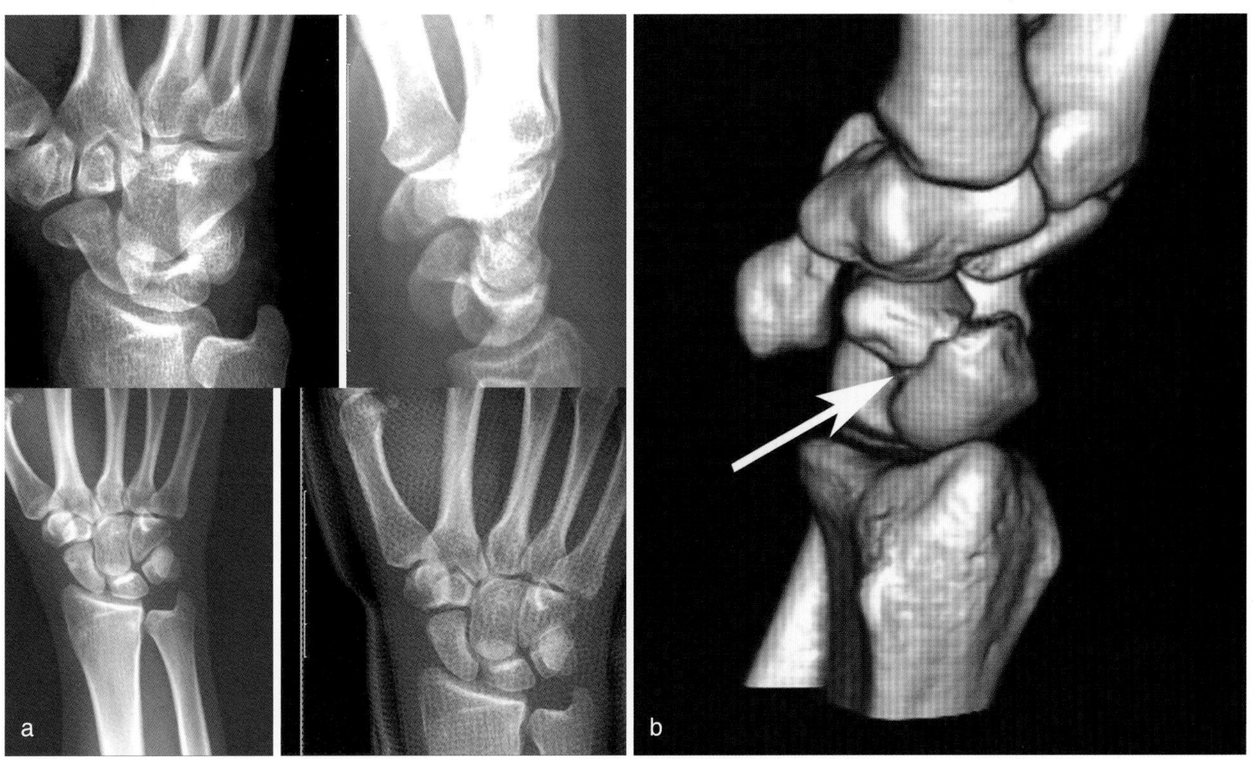

图10.1 舟骨骨折移位在X线片上没有（a）；CT扫描3D重建上明显（b）。

共同止点，这两个韧带是舟骨重要的稳定结构。另一项在关节镜检查下诊断移位的研究，没有发现骨折位置对骨折特点有明显影响[8]。研究发现X线片上的粉碎骨折是术中移位和不稳定的唯一指标。一个粉碎舟骨骨折移位的概率是非粉碎舟骨骨折的50倍。因此，强烈建议所有粉碎舟骨骨折行CT扫描。

舟骨骨折的不稳定性无法通过CT或其他静态成像设备进行可靠评估。术语移位和不稳定经常在文献中互换使用，在Herbert和Fisher的分类中，腰部完全骨折定义为不稳定骨折（B型），腰部不完全"裂缝"骨折定义为稳定骨折（A型）[9]。最近的关节镜研究表明，移位的舟骨腰部骨折几乎都是不稳定的，但不稳定骨折并不总是移位[3]。目前尚不清楚韧带损伤或松弛是否在腕舟骨骨折时更易导致移位或不稳定。经舟月骨周围骨折脱位是非常不稳定的。

10.3 治疗

有大量但低质量的证据表明移位舟骨骨折是不愈合最大的风险，发生率高达55%，而无移位骨折仅为5% ~ 10%的不愈合率。迄今最好的风险量化证据是Singh等做的荟萃分析，他们进行了比较移位和非移位骨折采取手术与非手术治疗的连续对比研究[1]。诠释此项结果必须认识到该研究具有明显的缺陷，如研究人群的异质性很强，并且对于骨折移位程度的定义各有千秋。通过计算他们发现，同样采取非手术方式治疗腕舟骨骨折时，相对于非移位组来说，骨折移位组的骨不连汇集相对危险度要高出4.4倍。虽然不可否认数据质量上存在硬伤，但是此项研究结果告诉大家，采用管型石膏治疗移位腕舟骨骨折，其出现骨不连的概率要比治疗非移位时高出4倍还不止。其他对移位舟骨骨折的研究表明，非手术治疗的骨不连风险随着移位程度的增加而变大[10,11]。这种结果既可以通过骨接触面积降低妨碍骨愈合，也可以通过不稳定性增加进行解释。

尽管缺乏比较手术与非手术治疗轻度位移和位移骨折的随机对照试验，似乎有大部分作者一致认为，手术内固定是移位超过1 mm的舟骨骨折的治疗首选。手术内固定可以切开和（或）经皮的方法来实现；然而，复位对经皮操作来说更难，可以在关节镜辅助下进行[12,13]。切开复位的开始和消除间隙是比较简单的，然而精确地恢复旋转是很大的挑战。切开和经皮都可以通过以下方式复位，先在远、近端骨块上单独打入克氏针作为操纵杆，在腕关节背伸桡偏时复位骨折。一旦复位，用克氏针临时固定。如果以前的克氏针位置偏心，再居中打入另外的克氏针。复位时可以通过图像增强仪和（或）腕关节镜（经皮固定时）进行确认。关节镜检查可以直视伴随的韧带损伤，在移位舟骨骨折的治疗中很是流行。

复位完成后，螺钉固定可由背侧或掌侧入路进行。当骨折更靠近近侧时，优先使用背侧入路。稳定的固定可以通过使用无头加压螺钉来实现。经皮内固定的优点包括更少的损伤掌侧腕关节韧带以及更少的损伤掌侧血液供应[13]。缺点包括学习曲线长以及背侧肌腱可能被经皮克氏针损伤。

10.4 结果

大多数研究报道的主要结果是愈合率。一般情况下，愈合后的功能评分结果是良到优。报道的愈合率差别很大，主要与治疗方式的选择有关。对于保守治疗愈合率为8% ~ 100%[11]。有两项回顾性研究发现，用肘下石膏固定时，CT上测量的骨折移位程度（包括移位和成角）与愈合率负相关[10,11]。Amirfeyz等的研究中，所有13例骨折间隙小于2 mm的移位骨折最终愈合，7例骨折间隙为2 ～ 3 mm的只有4例愈合，11例骨折间隙大于3 mm的只有4例愈合[11]。另一项研究表明不愈合与骨折片的移位之间归因风险呈线性关系，95%的不愈合骨折间隙大于3 mm[10]。

保守治疗移位舟骨骨折的畸形愈合率报道高达43%。在小样本研究中，尽管舟骨骨折畸形愈合与慢性疼痛、手腕运动的范围受限和创伤后关节炎有关，但畸形愈合与功能恢复之间没有明确联系[2,14]。缺乏舟骨畸形愈合长期随访结果的数据，虽然短期结果似乎是骨折愈合后，有无畸形愈合对功能恢复没有影响。在一项42例患者的回顾性研究中，Forward等发现，舟骨骨折一年后畸形愈合（定义为高长比的下降）程度与以下方面之间都没有关系：PEM（患者）评分或DASH（肩、臂、手残障）评分，腕屈曲或背伸范围，手腕运动的总范围以及握力[14]。

少数报道只关注手术内固定治疗移位舟骨骨折，并且，没有直接比较移位与无移位舟骨骨折接受手术治疗后结果的研究。然而，似乎两种情况的结果都是同样好，都是安全、有效的。Trumble等报道35例切开复位使用空心钉内固定治疗急性舟骨腰部移位骨折的研究[12]。提示所有患者均获得了愈合，回到他们以前的工作和活动。术后平均腕关节活动范围和握力分别是对侧的86%和80%，5例（14%）患者有持续轻微疼痛。Rettig等报道连续14例切开复位使用内固定治疗急性舟骨腰部移位骨折，13例愈合，功能结果与Trumble等相似[15]。在Filan和Herbert报道的431例手术治疗的患者中，有33例移位舟骨腰部骨折（Herbert B2型），其中88%愈合，有很少的并发症发生[9]。事实上，切开复位内固定术治疗后舟骨骨折的并发症是很少见的。它们包括轻微增生性瘢痕、骨折愈合后螺钉头突起、局部反射性交感神经综合征和骨缺血性坏死。

10.5 总结

移位舟骨骨折不常见，一般需要手术治疗，以减少不愈合的风险。轻度移位骨折的诊断是很难的，尤其是在X线片上，但关键是确定最佳治疗。CT扫描可更准确地确诊骨折移位。切开复位内固定术是一种安全、有效的治疗方法，愈合率高（> 90%），功能恢复良好，并发症很少。

参考文献

[1] Singh HP, Taub N, Dias JJ. Management of displaced fractures of the waist of the scaphoid: meta-analyses of comparative studies. Injury 2012; 43: 933–939

[2] Amadio PC, Berquist TH, Smith DK, Ilstrup DM, Cooney WP, Linscheid RL. Scaphoid malunion. J Hand Surg Am 1989; 14: 679–687

[3] Buijze GA, Jørgsholm P, Thomsen NO, Bjorkman A, Besjakov J, Ring D. Diagnostic performance of radiographs and computed tomography for displacement and instability of acute scaphoid waist fractures. J Bone Joint Surg Am 2012; 94: 1967–1974

[4] Bhat M, McCarthy M, Davis TR, Oni JA, Dawson S. MRI and plain radiography in the assessment of displaced fractures of the waist of the carpal scaphoid. J Bone Joint Surg Br 2004; 86: 705–713

[5] Lozano-Calderón S, Blazar P, Zurakowski D, Lee SG, Ring D. Diagnosis of scaphoid fracture displacement with radiography and computed tomography. J Bone Joint Surg Am 2006; 88: 2695–2703

[6] Buijze GA, Guitton TG, van Dijk CN, Ring D Science of Variation Group. Training improves in terobserver reliability for the diagnosis of scaphoid fracture displacement. Clin Orthop Relat Res 2012; 470: 2029–2034

[7] Nakamura R, Imaeda T, Horii E, Miura T, Hayakawa N. Analysis of scaphoid fracture displacement by three-dimensional computed tomography. J Hand Surg Am 1991; 16: 485–492

[8] Buijze GA, Jørgsholm P, Thomsen NO, Björkman A, Besjakov J, Ring D. Factors associated with arthroscopically determined scaphoid fracture displacement and instability. J Hand Surg Am 2012; 37: 1405–1410

[9] Herbert TJ, Fisher WE. Management of the fractured scaphoid using a new bone screw. J Bone Joint Surg Br 1984; 66: 114–123

[10] Grewal R, Suh N, Macdermid JC. Use of computed tomography to predict union and time to union in acute scaphoid fractures treated nonoperatively. J Hand Surg Am 2013; 38: 872–877

[11] Amirfeyz R, Bebbington A, Downing ND, Oni JA, Davis TR. Displaced scaphoid waist fractures: the use of a week 4 CT scan to predict the likelihood of union with nonoperative treatment. J Hand Surg Eur Vol 2011; 36: 498–502

[12] Trumble TE, Gilbert M, Murray LW, Smith J, Rafijah G, McCallister WV. Displaced scaphoid fractures treated with open reduction and internal fixation with a cannulated screw. J Bone Joint Surg Am 2000; 82: 633–641

[13] Slade JF, Lozano-Calderón S, Merrell G, Ring D. Arthroscopic-assisted percutaneous reduction and screw fixation of displaced scaphoid fractures. J Hand Surg Eur Vol 2008; 33: 350–354

[14] Forward DP, Singh HP, Dawson S, Davis TR. The clinical outcome of scaphoid fracture malunion at 1 year. J Hand Surg Eur Vol 2009; 34: 40–46

[15] Rettig ME, Kozin SH, Cooney WP. Open reduction and internal fixation of acute displaced scaphoid waist fractures. J Hand Surg Am 2001; 26: 271–276

11

舟骨近端骨折

Konstantinos N.Malizos, Zoe H.Dailiana, Sokratis E.Varitimidis

11.1 前言

和腰部骨折相比，舟骨近端骨折发生率较低，但是由于其常为隐匿性骨折，并且在X线片上难以辨认容易漏诊而需特别关注。

由于血供不稳定，舟骨近端骨折后缺血性坏死及骨不连的风险较高。根据Herbert分型，所有舟骨近端骨折（B3型），无论是否移位，均为不稳定骨折。另外舟骨近端骨折的特殊性还表现在其治疗过程中的相应特殊问题和并发症上[1, 2]。

11.2 解剖

舟骨的名字来源于希腊语“σκαφοειδές”（“skaphoedes”），意为该骨外形与小船相似。

舟骨解剖上可分为近端、腰部和远端。近端与桡骨和月骨相关节，远端与头状骨和大、小多角骨相关节。Heinzelmann等[3]用微型CT扫描发现舟骨近端密度最大，此处骨小梁更粗壮并且排列紧密。然而在舟骨腰部，骨小梁最薄弱，分布稀疏，因此是舟骨骨折的好发部位。

舟骨表面80% ~ 85%被关节软骨覆盖，只有背侧嵴处有少量滋养血管进入。根据Taleisnik和Kelly[4]以及Gelberman和Menon[5]研究，舟骨的血供主要来自桡动脉，由腕关节桡背侧关节囊沿着舟骨嵴进入舟骨的滋养血管负责舟骨70% ~ 80%的血液供应。舟骨近端70% ~ 80%的血供来自从其腰部进入的桡动脉分支，小部分血供来自于沿桡舟月韧带走行的血管。起于桡动脉的掌浅弓发出分支沿舟骨大多角骨韧带进入，负责舟骨其余的20% ~ 30%血供。逆行的血供特点决定了舟骨近端骨折骨不连以及缺血性坏死的发生率更高。

11.3 生物力学

舟骨连接近排腕骨和远排腕骨，承受着持续的剪切和屈曲应力。腕关节CT扫描研究发现舟骨近端的骨密度较远端更高（近端骨折/远端骨折>1），且与性别、年纪、骨折形态无关。

腕关节伸直位跌倒撑地时，舟骨掌侧承受张应力，而背侧承受压缩应力，最终舟骨骨折则会导致腕部力学分布异常。舟骨近端骨折的病理机制为腕关节受力过度，背部半脱位。剪切力和屈曲应力会使骨折块发生移位，当然也与骨折线的部位、方向和腕关节韧带的受损情况相关。如果骨折未经处理，经舟月韧带与月骨相连的舟骨近端骨折块发生背伸移位，与远排腕骨（大多角骨、小多角骨、头状骨）相连接的舟骨远端骨折则出现屈曲移位，然后导致骨折背侧发生分离，最终常发展成为腕关节背侧嵌入部分不稳（dissociative intercalated segmental instability，DISI）畸形。舟骨骨折模型研究证实，舟骨近端和远端骨折块的反向旋转导致舟骨背侧成角畸形，即所谓的“驼背”畸形。剪切力同时还导致远端骨折块的侧向移位[6]，远端骨折块的侧向移位导致桡骨茎突承受过度应力，最终导致腕关节炎。舟骨不愈合进行性塌陷（scaphoid nonunion advanced collapse，SNAC）是指舟骨骨不连导致的腕关节可预测、时间依赖性的关节炎。

11.4 临床评估和诊断

年轻、活跃患者舟骨近端骨折临床症状较轻，需要提高警惕以免漏诊。舟骨急性骨折患者阳性体征包括鼻咽窝压痛，舟骨远端结节压痛，舟骨挤压试验（第一掌骨轴向挤压引发疼痛）阳性，腕关节活动度受限以及肿胀。

高质量的X线片检查至少应包括腕关节正位、侧位、尺偏后正位以及45°旋前斜位摄片。对于上述摄片阴性的疑似舟骨骨折患者，不要轻易诊断为“腕关节扭伤”。如有条件，超声检查有助于发现舟骨骨皮质断裂、桡腕关节和舟骨-大多角骨-小多角骨关节积液。对于急诊X线片检查正常的舟骨疑似骨折患者，超声检查可以作为CT检查前的常规筛查。0.5 ~ 1 mm层厚舟骨矢状面CT扫描是最佳的确诊技术，可准确评估骨折位置、粉碎和畸形程度，便于制订最终治疗方案。对于急性及隐匿性舟骨骨折，MRI是最可靠的辅助检查，可以确诊伤后24小时内的舟骨骨折[7]。

11.5 急性舟骨近端骨折的治疗

舟骨近端骨折无论移位与否，均属于不稳定骨折。Herbert 和 Fisher将舟骨近端骨折归为B3型骨折（所有B型骨折均为不稳定骨折）。而Cooney所定义的不稳定骨折中亦包括舟骨近端骨折[1, 8]。

舟骨近端骨折容易发生骨不连和缺血性坏死的原因包括：近端骨折块较小以及血供脆弱，无法获得有效的固定以利于再血管化；近端骨折导致骨折端杠杆应力增加、石膏固定保守治疗无法获得骨折愈合所需的良好稳定性；此外，由于是关节内骨折，关节滑液亦会妨碍骨折的愈合[9]。

尽管有学者认为无移位舟骨近端骨折可行石膏固定保守治疗（长臂石膏6周，之后更换短臂石膏继续固定至少2个月），但是由于骨折所固有的不稳定性、过长的治疗时间以及较高的骨不连发生率，大多数专家还是认为内固定才是舟骨近端骨折的最佳治疗方法[2]。舟骨近端骨折手术和保守治疗的比较研究发现手术组具有显著高的骨折愈合率，尤其是移位骨折，但是手术组亦具有较高的并发症。

11.5.1 手术治疗

采用合适的小骨折块内固定系统治疗舟骨近端骨折及骨不连已是业界共识。具体方案可选择切开、微创和经皮（有或没有关节镜辅助）手术[9-11]。经皮固定仅限于无移位骨折并且需使用空心钉固定。尽管经皮内固定能缩短腕关节制动的时间，提高舟骨骨折的愈合率，但是研究发现开放手术可获得更高的骨折愈合率。Krimmer研究发现开放性手术可避免损伤腕关节韧带并能避免经皮手术可能出现的复位不良[2]。

开放性手术

▶ 背侧入路　背侧入路可以清楚地显露舟骨近端以及舟月韧带，方便螺钉的置入并能保留腕关节掌侧韧带的完整性。手术切口以Lister结节为中心，可选横行或纵行。牵开拇长伸肌腱沿Lister结节切开关节囊后，就能显露舟月间隙，注意保护舟月韧带。部分切开第二、第三伸指肌腱间室以及腕关节囊并不会进一步损伤舟骨的血供，同时能足够而安全地显露舟骨近端骨折块。背侧手术入路可以清楚地显露骨折部位，便于导针进针点的精确定位，可有效地避免经皮固定所可能发生的螺钉位置不良以及近端骨折块碎裂[9]。

手术必须获得解剖复位以及稳定的内固定，以抵御腕关节正常负荷所带来的复杂应力，同时需顾及骨骼的质量和骨折的形态。另外两个决定手术成功的关键因素为正确的内固定选择以及根据患者和骨折的特性选择内固定最佳的生物力学位置。舟骨近端骨密度高，内固定稳定。贯穿舟骨首尾的长无头螺钉能降低骨折处的应力。

舟骨近端骨折块过小会增加获得稳定内固定的难度，尤其是需要植骨的近端骨不连病例。这种情况下可用1.2 mm克氏针将舟骨远端固定到头状骨甚至月骨以获得辅助的稳定性。后者的优点为能通过完整的舟月韧带提供间接的固定，同时可避免为了获得最佳的内固定反复尝试导致的近端骨折块碎裂。

术后采用短臂石膏固定腕关节2周，6周内避免重体力活动。

经皮手术技术

经皮手术能减少手术损伤，需荧光透视辅助下进行，还可辅以关节镜操作[10, 11]。可选择掌侧或背侧入路，但均需荧光透视辅助（图11.1）。掌侧入路比较简单，但是导针及螺钉通常无法沿舟骨纵轴置入。背侧入路方便螺钉的打入，但是手术操作更复杂，并且因需屈腕操作而可能导致骨折移位。此外，还可使用关节镜技术，其优点包括可以发现并治疗伴发的周围软组织损伤，有助于骨折块的复位和固定[10]。

▶ 掌侧经皮入路　使用掌侧入路时需尺偏腕关节以便于显露舟骨远端[11]。在舟骨远端桡侧做小切口，荧光透视辅助下从舟骨远端桡侧1/3向近端打入导针。使用4个方位（正位、侧位、45°旋前位及旋后倾斜位）的透视确认导针的正确位置。在第一根导针旁边插入第二根导针测量所需螺钉的长度。将测得的长度减去3 ~ 4 mm以便于获得骨折端加压的同时避免螺钉突出。透视下使用匹配的空心钻开口，拧入空心钉完成骨折端加压固定（图11.1）。

▶ 背侧经皮入路　背侧经皮入路需屈曲旋前腕关节，此时舟骨近端和远端在荧光透视下形成环状征[10]。沿圆环中心从舟骨近端向远端轴向打入导针。沿导针旁插入另一枚导针至近侧皮质处测量所需螺钉的长度。将测得的长度减去3 ~ 4 mm以便于获得骨折端加压的同时避免螺钉突出。钝性分离舟骨背侧导针入口，透视下使用匹配的空

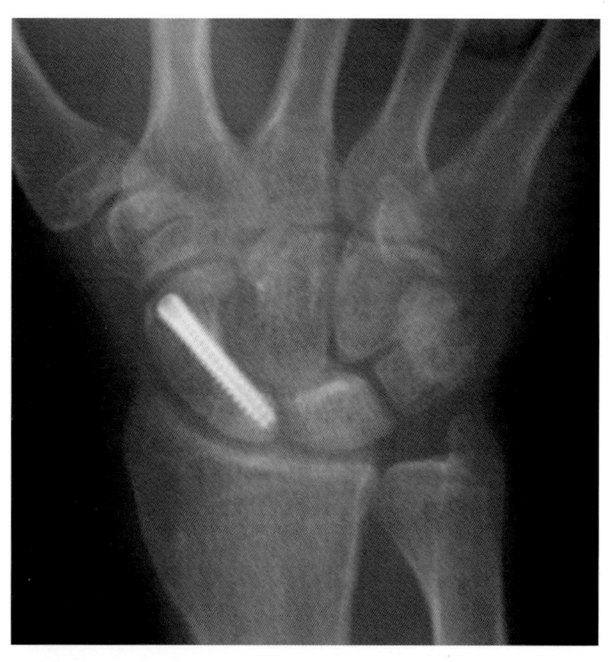

图11.1　空心钉经皮固定无移位舟骨近侧1/3处骨折。

心钻开口，拧入空心钉完成骨折端加压固定。使用空心钻钻孔及拧入螺钉之前，将导针向掌侧穿出便可伸直腕关节，便于对桡腕关节和腕中关节行关节镜检查以评估骨折复位及伴发韧带损伤情况。

▶ 关节镜辅助技术　将手悬吊于牵引器上，从桡腕关节3-4 和6-R入口处插入2.7 mm关节镜以评估伴发的软组织损伤[10]。在舟月韧带平面，在荧光透视引导下，从3-4入口沿舟骨近端中1/3，并沿舟骨轴线向远端打入导针，在导针旁边插入另一枚导针至近端皮质计算所需螺钉的长度。将测得的长度减去3 ~ 4 mm以便于获得骨折端加压的同时避免螺钉突出。关节镜下评估骨折的复位情况，使用匹配的空心钻开口，拧入空心钉完成骨折端加压固定。之后再用关节镜确认螺钉已经埋入舟骨软骨面下方。

小切口技术

背侧小切口技术适用于无法通过经皮手术克氏针撬拨复位的移位舟骨骨折。在桡腕关节背侧（相当于腕关节镜背侧3-4 入口处）做小切口，向桡侧牵开拇长伸肌腱，向尺侧牵开指总伸肌腱，在舟月关节处切开腕关节关节囊，辨明舟骨及舟月韧带后屈曲腕关节，沿舟月韧带起点桡侧打入导针，在荧光透视引导下向舟骨结节远端掌侧推进。打入另一枚导针防止钻孔时骨折发生移位，从掌侧退出导针使得导针位于舟骨背侧软骨下方及伸直腕关节，透视选择居中的导针作为最终的固定，将导针向背侧退回测量螺钉长度后继续向掌侧穿出使导针的两端均位于皮外，钻孔之后拧入螺钉完成固定。

11.5.2 内固定选择

克氏针

克氏针内固定操作简单，但是无法获得坚强固定。此外，外露的针头可能导致钉道感染。若近端骨折块较小，并且舟月韧带完好，可额外从舟骨远端向月骨打入一根克氏针来固定近端骨折块。

Herbert 螺钉

Herbert 螺钉有两种不同的螺纹（尾部螺纹密，头部螺纹疏），可以获得骨折端加压及坚强的固定。可以在直视下徒手将螺钉打入近端，并且将头部埋入软骨下方。可以用特制的瞄准工具来确定螺钉的方向。市面上有多种不同的螺钉可供使用。

空心螺钉

空心螺钉可减少手术所需的暴露范围。空心螺钉可为钛合金空心Herbert螺钉或具有不同螺距的全螺纹空心钉（图11.1）。两种螺钉均可沿导针拧入，并且需荧光透视确定导针的最佳位置。

因为螺距不等，两种螺钉均可获得有效的加压。Herbert空心螺钉中间无螺纹部分比原始Herbert 螺钉更粗。对Herbert空心螺钉的改进还包括在头部加入额外的螺纹以提供更多的加压力。

11.6 舟骨近端骨不连的治疗

舟骨近端骨折骨不连的治疗非常棘手（图11.2a）。对近端骨折行内固定治疗后，骨折愈合主要依赖骨折块的血运以及内固定的稳定性，前提是手术未进一步破坏舟骨的血供。舟骨骨不连的原因包括未经治疗的骨折，延误诊治的骨折，石膏固定，患者依从性差，内固定不牢靠和（或）近端骨块的缺血性坏死。

舟骨近端骨不连会引起舟骨短缩或弓背畸形导致腕关节生物力学异常。最直接的表现为腕骨塌陷，逐渐引起腕关节疼痛、活动受限、握力下降。随着关节炎的进一步发展，腕关节的功能障碍亦进行性加重。

舟骨近端骨不连使用X线片检查便可确诊，使用正侧位X线片评估的指标为：舟骨侧位角

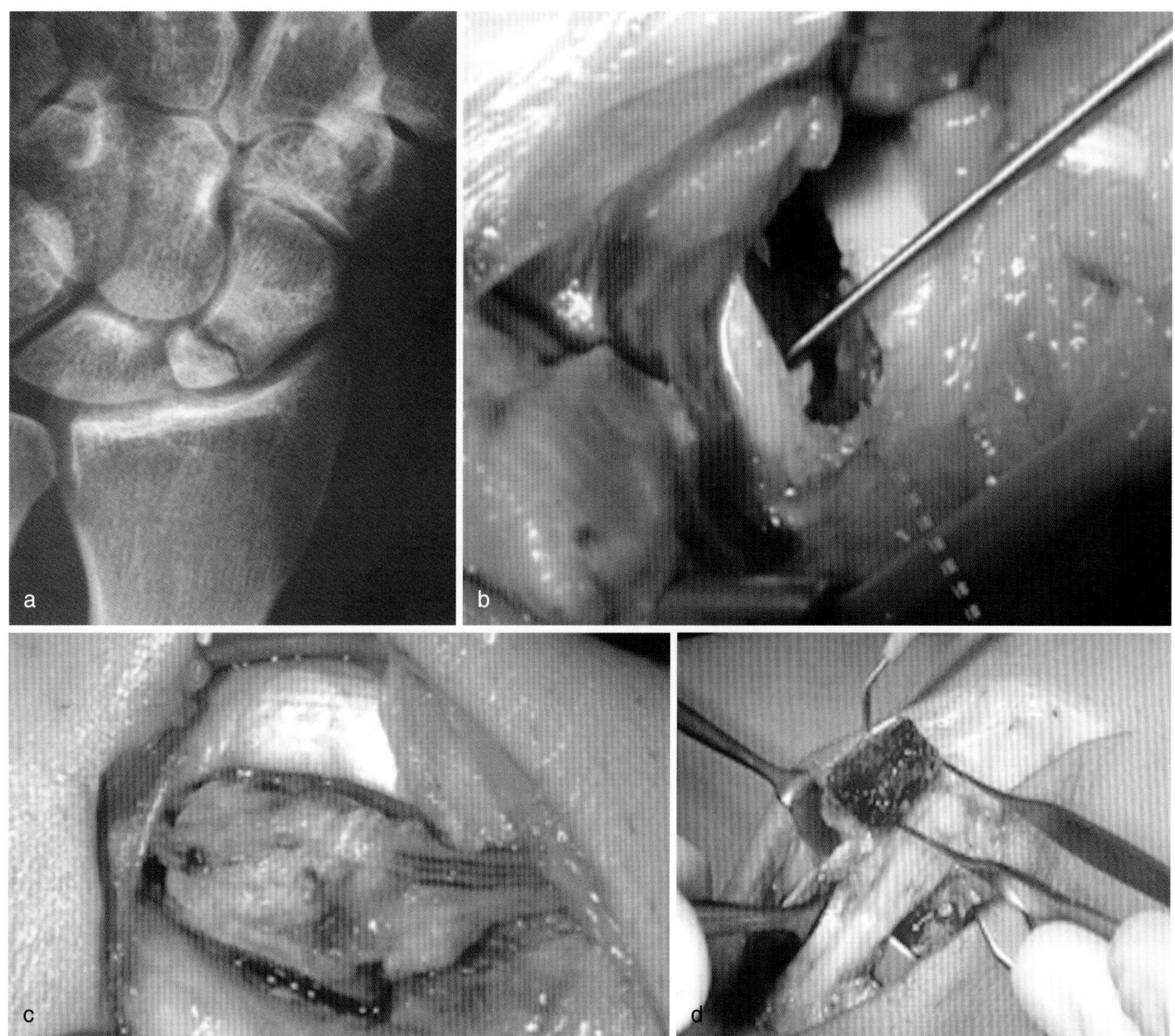

图11.2 舟骨近端骨折骨不连术前X线片资料，可见缺血性坏死和囊肿形成（a）；术中清除骨不连以及囊肿后局部显著的骨缺损（b）；带血管蒂（第一、二伸肌间室间支持带上动脉）的桡骨远端骨瓣，蒂包裹在骨膜中（c）；从桡骨远端处切取出矩形骨瓣（d）。

≥45°（正常≤35°），出现DISI畸形，腕关节相对高度（腕关节高度/腕关节宽度）≤1.52（正常1.57±0.05），或桡月角≥15°（正常≤10°）[12]。

当X线片难以确诊时，高分辨率螺旋CT扫描非常有助于舟骨骨不连或不完全愈合的诊断。对于舟骨塌陷和（或）骨重吸收严重的患者，CT扫描3D重建亦有助于测量舟骨内角及手术计划的制订。

舟骨近端骨折使得近端骨块失去从舟骨背侧嵴进入的穿支血管的滋养，往往引起部分或完全缺血性坏死，其发生率约为3%。舟骨缺血性坏死的危险因素包括：延误诊治的骨折，舟骨近端骨折，骨折移位大于1 mm以及腕骨力线异常[13]。

缺血性坏死的X线片表现为骨密度增加，有时可伴有骨小梁结构破坏及骨重吸收，软骨下骨塌陷或者骨囊肿形成（图11.2a）。MRI检查有助于近端骨块血运的判断，表现为T1、T2低信号，增强钆MRI检查造影剂摄取减少。当然缺血性坏死的最终确诊是在手术中发现白色硬化骨，松开止

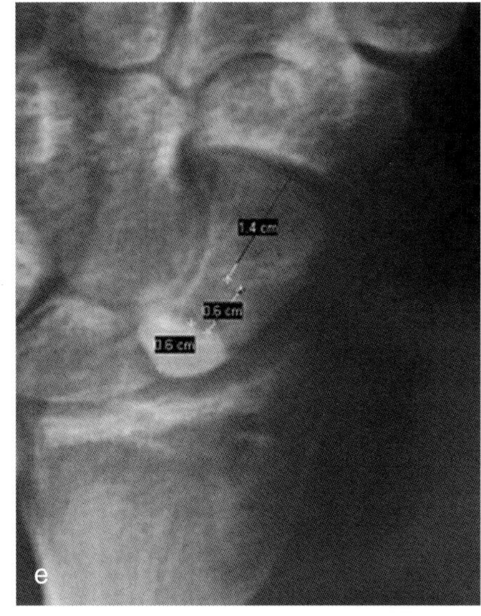

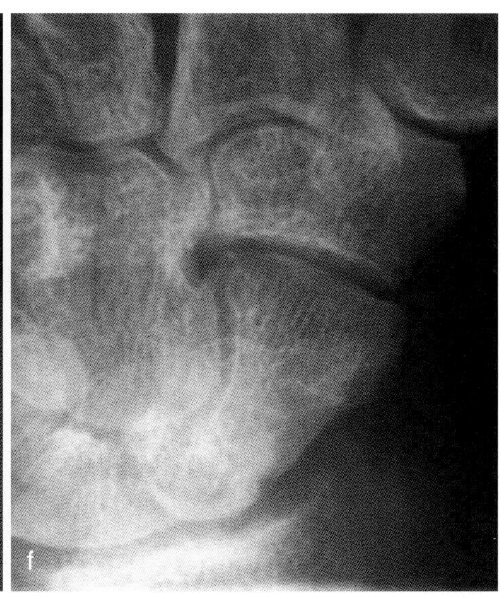

图11.2 （续）将带血管骨块修整植入舟骨骨块之间。尺寸标注（近端0.6 cm，植骨块0.6 cm，远端骨块1.4 cm）（e）；术后6个月X线片检查，植骨块两端均骨性愈合（f）。

血带后无点状出血。研究显示，MRI表现和术中所见具有高度的相关性（图11.2b）[14]。

舟骨近端骨折块缺血预示骨愈合不良。缺血性坏死与骨不连紧密相关。此外，骨不连的时间以及吸烟与否亦是影响骨折愈合的重要因素。文献报道，吸烟会增加舟骨骨不连手术的失败率。影响骨愈合的5个因素在X线片上表现为：骨折线靠近近端、骨折移位程度、骨骺未闭（儿童及青少年）、植骨以及固定螺钉的类型。

舟骨骨不连的首要治疗目标是恢复舟骨形态，尽量在短时间内进行腕关节制动并获得骨折愈合、缓解疼痛以及恢复腕关节功能。对于常见的伴有腕骨间不稳定的舟骨骨不连处弓背畸形，术中需使用植骨来矫正。可在骨不连部位掌侧填入楔形骨块，或者在背侧嵌入条形骨块以达到开口楔形截骨的效果（图11.2c、d）[15,16]。

常规植骨适用于近侧骨折块仍具活力的情况下。尽管稳定内固定结合植骨治疗舟骨近端骨不连可获得骨愈合，但若近端骨块存在缺血性坏死，则有可能出现持续骨不连或纤维愈合。

如今，对于骨折块没有点状出血、病程较长的骨不连或手术失败的患者，除了稳定的内固定之外，最终的治疗手段为带血管骨移植，后者可改善近端骨折块的血运，促进骨折愈合[17]。

meta分析表明：带血管植骨优于普通植骨，前者可加快骨愈合，增加近端骨块的血运，也可以作为常规植骨治疗失败的补救。带血管植骨形式多样，常用方法为桡骨远端掌侧或背侧带血管的骨块，或者拇指掌骨带血管的骨块。尽管有医师用带血管植骨治疗所有的舟骨骨折，但带血管植骨的绝对指征为：移位的舟骨近端骨折，有症状的舟骨近端骨不连，舟骨近端骨块缺血性坏死。

对于伴有弓背畸形或腕骨塌陷的无移位或轻微移位的舟骨近端骨不连，我们喜欢使用后侧入路，从桡骨远端背侧切取带血管的植骨块，其恒定的血供来源于桡动脉的第一、二伸肌间室间支持带上动脉，此条分支最早由Zaidemberg等于1991年提出（图11.2c、d）。第一、二伸肌间室间支持带上动脉移植骨可以安置于骨不连断端之上以增加血运，或者嵌入搔刮的骨不连部位作结构性支撑以恢复舟骨的长度（图11.2e）。带蒂植骨块的切取比较乏味，植骨块容易发生剥离、血管蒂扭曲或撞击，因此我们通常沿血管蒂同时掀起3 mm宽的骨膜带以保护血供[15,16]（图11.2e）。使用无头螺钉固定植骨后的舟骨，若是近端骨块太小，可使用1～2枚克氏针固定。术后患者使用长臂-拇人字石膏固定6周，之后更换为短臂-拇人字石膏直至骨折愈合。CT随访证实骨折愈合后方可拔除克氏针。

术后随访使用X线片检查评估骨折愈合情况往往并不足够（图11.2f），患者重返重体力劳动或对抗性运动前确诊骨愈合的最佳手段为螺旋CT扫描。Dailiana等发现使用MRI评估时，带血管植骨患者的骨愈合更快[14]。

近期的前瞻性随机对照研究发现：舟骨近端骨不连的患者中，使用带血管植骨治疗患者的骨折愈合率达到90.5%，而使用传统移植骨的愈合率仅为68.9%[18]。

对于病程较长的舟骨骨不连引发腕骨关节炎患者，治疗方法包括：桡骨茎突切除术、近排腕骨切除术，对近端骨块硬化的老年患者还可以使用有限腕骨间融合术，以及使用肋骨骨软骨移植（由Sandow提出[19]）替换坏死的近端骨块。由于舟骨远端更容易引起撞击症状，有作者建议直接切除远端但保留近端，以免头状骨移位。此外，有学者建议利用新设计接骨板行尺侧腕骨四角融合，即头状骨-月骨-三角骨-钩骨融合术，联合舟骨切除术。这个手术能够有效缓解SNAC骨关节炎引起的疼痛及不稳定性，同时又保留了桡月关节的活动度以及腕骨高度。近排腕骨切除术的手术操作更简单，术后制动时间短，并且无需考虑骨不连的可能性。桡舟骨关节炎伴进展性桡月骨关节炎是行全腕关节融合术的指征。

参考文献

[1] Herbert TJ, Fisher WE. Management of the fractured scaphoid using a new bone screw. J Bone Joint Surg Br 1984; 66: 114–123

[2] Krimmer H. Management of acute fractures and nonunions of the proximal pole of the scaphoid. J Hand Surg [Br] 2002; 27: 245–248

[3] Heinzelmann AD, Archer G, Bindra RR. Anthropometry of the human scaphoid. J Hand Surg Am 2007; 32: 1005–1008

[4] Taleisnik J, Kelly PJ. The extraosseous and intraosseous blood supply of the scaphoid bone. J Bone Joint Surg 1966; 48A: 1125–1137

[5] Gelberman RH, Menon J. The vascularity of the scaphoid bone. J Hand Surg Am 1980; 5: 508–513

[6] Garcia-Elias M. Kinetic analysis of carpal stability during grip. Hand Clin 1997; 13: 151–158

[7] Karantanas A, Dailiana Z, Malizos K. The role of MR imaging in scaphoid disorders. Eur Radiol 2007; 17: 2860–2871

[8] Cooney WP, Dobyns JH, Linscheid RL. Fractures of the scaphoid: a rational approach to management. Clin Orthop Relat Res 1980; 149: 90–97

[9] Geissler WB, Adams JE, Bindra RR, Lanzinger WD, Slutsky DJ. Scaphoid fractures: what's hot, what's not. J Bone Joint Surg Am 2012; 94: 169–181

[10] Slade JF, Gutow AP, Geissler WB. Percutaneous internal fixation of scaphoid fractures via an arthroscopically assisted dorsal approach. J Bone Joint Surg Am 2002; 84-A (Suppl 2) : 21–36

[11] Haddad FS, Goddard NJ. Acute percutaneous scaphoid fixation using a cannulated screw. Chir Main 1998; 17: 119–126

[12] Amadio PC, Berquist TH, Smith DK, Ilstrup DM, Cooney WP, Linscheid RL. Scaphoid malunion. J Hand Surg Am 1989; 14: 679–687

[13] Trumble TE, Salas P, Barthel T, Robert KQ. Management of scaphoid nonunions. J Am Acad Orthop Surg 2003; 11: 380–391

[14] Dailiana ZH, Zachos V, Varitimidis S, Papanagiotou P, Karantanas A, Malizos KN. Scaphoid nonunions treated with vascularised bone grafts: MRI assessment. Eur J Radiol 2004; 50: 217–224

[15] Malizos KN, Dailiana ZH, Kirou M, Vragalas V, Xenakis TA, Soucacos PN. Longstanding nonunions of scaphoid fractures with bone loss: successful reconstruction with vascularized bone grafts. J Hand Surg [Br] 2001; 26:330–334

[16] Malizos KN, Zachos V, Dailiana ZH et al. Scaphoid nonunions: management with vascularized bone grafts from the distal radius: a clinical and functional outcome study. Plast Reconstr Surg 2007; 119: 1513–1525

[17] Zaidemberg C, Siebert JW, Angrigiani C. A new vascularized bone graft for scaphoid nonunion. J Hand Surg Am 1991; 16: 474–478

[18] Ribak S, Medina CE, Mattar R, Ulson HJ, Ulson HJ, Etchebehere M. Treatment of scaphoid nonunion with vascularised and nonvascularised dorsal bone grafting from the distal radius. Int Orthop 2010; 34: 683–688

[19] Sandow MJ. Proximal scaphoid costo-osteochondral replacement arthroplasty. J Hand Surg [Br] 1998; 23: 201–208

12

月骨周围脱位

Thomas Kremer, Katrin Riedel

12.1 前言

跌倒时手撑地，这一常见的损伤模式会导致从前臂远端到指尖的多种损伤，损伤的具体部位和严重程度取决于手腕撑地时受力的大小和方向。

虽然月骨周围脱位和月骨骨折-脱位都非常少见，但后果却很严重[1]。因为这类损伤多见于年轻人，容易继发桡腕关节炎、腕关节不稳和正中神经损伤，从而导致长期严重的功能障碍[2]。月骨周围脱位的典型损伤机制是高能量创伤导致的腕关节过伸，Mayfield及其同事曾在实验中对此进行了研究。很多活动都可能对手腕造成高能量创伤，比如运动、车祸、工伤以及高处跌落[3]。受伤时暴力在腕部的传导途径决定了损伤的形式，因而，高能量暴力所导致的损伤形式可能多种多样[4]。月骨周围脱位基本上都是向背侧脱位，而且约2/3的脱位伴有骨折（大多是舟骨骨折）[5]。这种损伤模式给手外科医师进行修复重建带来了挑战。这些损伤常伴随有正中神经挫伤和急性腕管受压，对正中神经损伤的治疗是月骨周围脱位治疗中的重要部分。

以前，相当大比例的月骨周围脱位都被漏诊[6,7]。一项多中心研究显示在166例患者中有41例在初次就诊时被漏诊[5]。因为延迟治疗会导致严重的功能丧失，所以月骨周围脱位的漏诊可能会严重影响到患者将来的功能和生活质量。

12.2 历史回顾

在1855年，Joseph Francois Malgaigne第一次描述了月骨周围脱位（根据Kardashian等的综述[3]）。随后，有多种方法被用来治疗月骨周围脱位，有闭合复位，也有切开复位[8]。最初的治疗方式仅限于闭合复位和石膏固定。1923年，Davis首创了一项复位技术，即用扫帚柄作为腕关节掌侧面的一个支点将月骨复位到月骨窝内[9]。之后，为减少对软组织的损伤，大拇指被用来作为复位的支点[10]。但是，闭合复位后的再次脱位和骨不连的风险要显著高于切开复位[8]。因而，目前的主流观点是切开复位内固定[8]。近年来，由于在月骨周围损伤治疗技术上的进步，人们对手术方法的改进和固定的方式也展开了深入的讨论[3]。

12.3 解剖

腕关节解剖复杂，在功能上形成一个整体，

连接前臂和手[11]。8块腕骨和尺桡骨远端组成一个关节复合体，允许腕关节在多个平面进行活动，包括屈/伸和桡偏/尺偏[12]。此外，腕骨还维持了旋前和旋后时的稳定性。允许如此多平面的活动度，且能维持关节活动时的相对稳定，这就说明腕关节内部结构复杂，骨与骨之间的排列精巧，且有多个重要韧带维持稳定[11]。8块腕骨建立了前臂和手的骨性连接，其中远排腕骨与掌骨之间的关节极度稳定，腕关节的活动度主要依赖于近排腕骨。除了骨性结构，腕关节的稳定性还依赖于腕骨背侧和掌侧的复杂韧带结构。对于月骨而言，这块腕骨被掌侧和背侧的腕骨间韧带（内在的）和腕关节外韧带（外在的）固定在桡骨远端的月骨窝内。其中，月骨周围的重要骨间韧带有舟月韧带和月三角韧带。背侧的关节外韧带较薄弱，且数量很少，因而，在结构上和功能上主要由伸肌腱间室的纤维间隔和底部来加强[11]。掌侧的关节外韧带形成2个几乎平行的V字形，尖端都指向远端。头状骨在远侧尖端，月骨在近侧尖端，而这之间的空隙就形成了一个内在的薄弱区，称之为“Poirier空隙”，也就是月骨周围脱位常累及的部位[13]。当腕骨之间排列异常，或者韧带结构破坏时，腕关节的功能就会受到影响。

12.4 分类

月骨周围脱位约占所有腕关节损伤的10%，其中高达25%的病例未能在早期诊断出来。典型的损伤机制是手伸展时遭受高能量冲击，外力向腕部传导。根据治疗开始的时间，Herzberg将月骨周围脱位分为三期：治疗在伤后一周内开始为急性期，在伤后7～45日为延迟期，在45日之后则为慢性期[5]。

月骨周围脱位是在腕关节过伸和尺偏时腕部韧带结构渐进性损伤的结果，因而它可以分为几个不同的阶段。在20世纪80年代，Mayfield及其同事们根据他们的生物力学实验，首次对此进行了阐述[14]（表12.1、图12.1）。Mayfiled将其分为四期，按照损伤顺序，每期代表一个损伤阶段，从舟月关节破坏开始，接着损伤月骨周围结构，造成渐进性的韧带损伤和腕关节不稳[14]。每期都可能伴随有特定的骨折，包括桡骨茎突、舟骨、头状骨和三角骨骨折，这些骨折提示医师应警惕隐匿性的月骨周围韧带损伤的可能。

表 12.1　Mayfield 及其同事最早提出将月骨周围脱位分为 4 期[14]

分期	损　伤
1	舟骨旋转脱位，未累及月头关节
2	1期损伤合并有头状骨和月骨的半脱位，桡舟头韧带断裂
3	2期损伤合并有月三角关节不稳或三角骨骨折
4	月骨向掌侧脱位

在Mayfield 1期损伤中，暴力传导至舟骨和月骨之间，破坏了舟月韧带，并沿腕中关节传递。在Mayfield 2期损伤中，暴力经传导后破坏了月头关节和桡舟头韧带，导致头状骨脱位，而月骨则仍然保持在桡骨的月骨窝内；其中，头状骨的脱位程度受到桡舟头韧带的限制。Mayfield 3期损伤类似于2期损伤，但伴有三角骨的脱位，这是由于腕关节背伸时暴力传递到月骨和三角骨之间，破坏了月三角韧带所致。在Mayfield 1期到3期损伤中，月骨始终都保持在桡骨的月骨窝内。而在Mayfield 4期损伤中，月骨与舟骨、头状骨和三角骨的关系都受到破坏，月骨从月骨窝内脱出，这也就是真正意义上的月骨脱位（图12.1）。

除了Mayfield分类方法之外，Johnson也在20世纪80年代提出了腕关节“腕骨弓”的概念[15]。Mayfield分类方法中的月骨周围骨折脱位其实只是众多种腕关节损伤的一部分，即“小腕骨弓”损

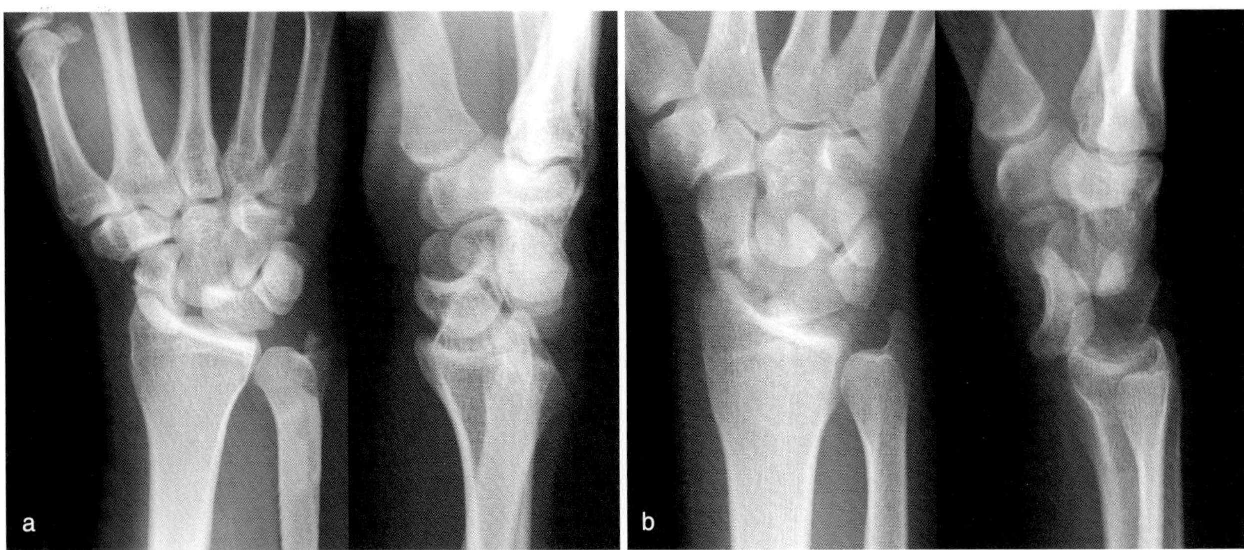

Mayfield 3期　　Mayfield 4期

图12.1　在Mayfield分类的1 ~ 3期中，月骨都保持在桡骨的月骨窝内，而在4期中，月骨则向掌侧脱位[4]（经Elsevier版权同意。引自Mayfield JK, Johnson RP, Kilcoyne RK. Carpal dislocations: pathomechanics and progressive perilunar instability. J Hand Surg Am 1980; 5: 226-241）。

伤[16]，这种脱位形式依赖于经腕骨传导的暴力的大小和方向。“小腕骨弓”损伤其实是月骨周围的韧带性损伤（图12.2、12.3），而当暴力经舟骨而不是经舟月韧带传导时，就会产生骨折-脱位，也称之为“大腕骨弓”损伤（图12.3 ~ 12.5）。当暴力作用于舟骨时，有可能在传导时损伤韧带结构，产生经舟骨月骨周围脱位（相当于Mayfield 2期或3期的骨折脱位）。在极少数情况下，会产生混合型的骨折脱位类型[4]，因为它们既不符合“小腕骨弓”损伤的特点，也不像“大腕骨弓”损伤。据此，Bain及其同事将这种损伤称之为“经月骨弓”损伤，提示是一种腕关节的高能量损伤[17]。他们描述了

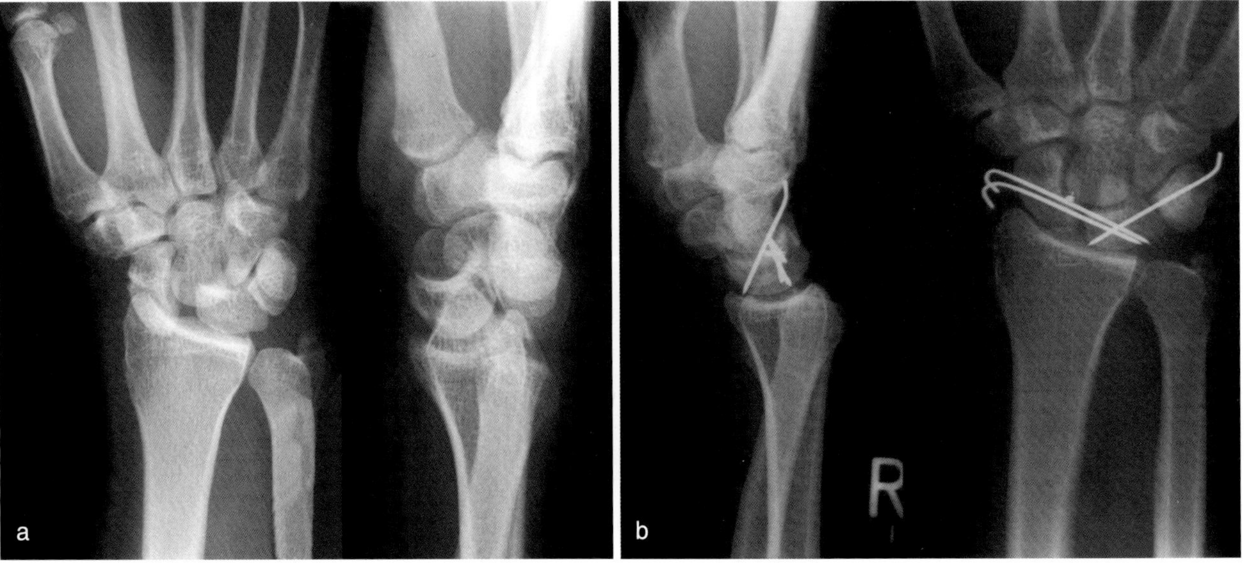

图12.2　小腕骨弓损伤患者行切开复位内固定术前（a）和术后（b）的X线片。

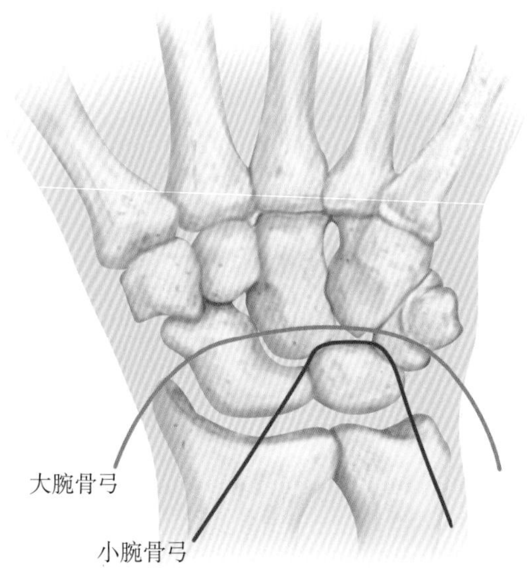

图12.3 图12.2中的同一名患者在术后3年的X线片：侧位（a）、正位（b）和Stecher位（c）。患者的Mayo和Krimmer腕关节功能评分优秀（90分），DASH评分良好（8.33分）。

所有的月骨周围损伤的类型以及月骨骨折类型，在月骨骨折类型中，腕关节的高能量损伤会加重腕骨的不稳定，因为在复位时首先要恢复月骨自身的稳定性，继而再恢复其余腕骨与月骨的对位关系。Bain及其同事建议将月骨周围损伤分为三类：大腕骨弓损伤（任何经骨性结构的损伤）、小腕骨弓损伤（单纯经韧带损伤）和经月骨弓损伤（月骨的任何骨性损伤）[17]。

12.5 诊断

详细地询问受伤病史对于月骨周围损伤的诊断来说至关重要。大多数患者都有高能量创伤病史，比如运动损伤、高处跌落或车祸伤等。正因为如此，医师检查时不应只局限于上肢，应考虑到其他合并损伤的可能。根据Herzberg等的研究，26%的月骨周围损伤患者是多发伤，11%的患者合并有上肢的其他损伤[5]。

体格检查应集中在对腕关节稳定性、损伤严重程度和神经损伤的评估上。典型体征有腕部掌侧或背侧的局部肿胀、桡腕关节畸形和关节活动时明显疼痛等。腕关节周围的骨性标志可能会由于肿胀变得不明显，或者因关节脱位被掩盖[3]。腕管内正中神经受压也很常见，这应当在体格检查时就进行处理。

为明确诊断，应当拍摄标准的正位和侧位X线片。但是，正确的诊断仍旧依赖于读片者的丰富经验：因为事实上，如果不是在专业的手外伤

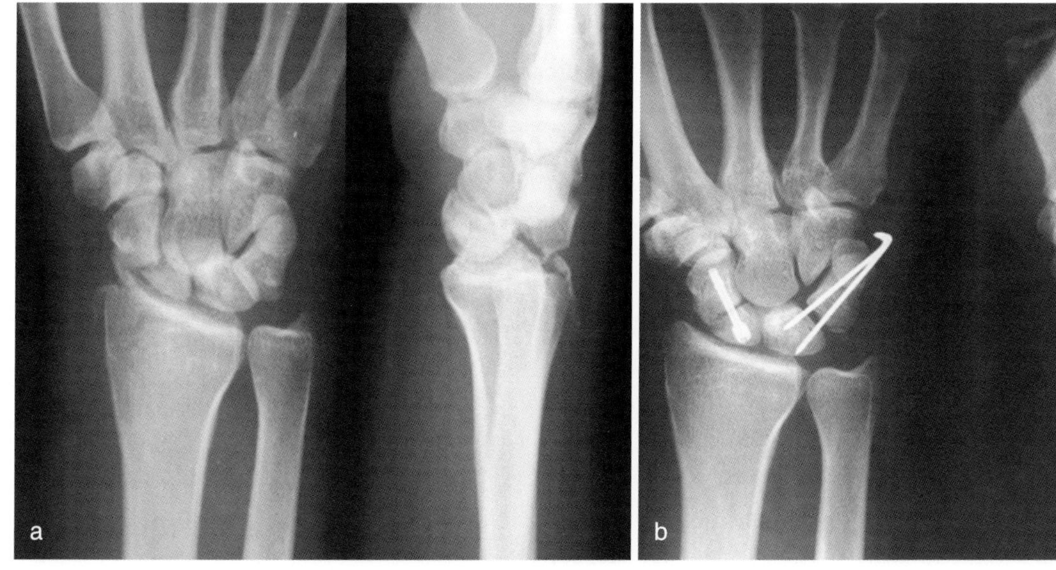

图12.4 大腕骨弓损伤患者行切开复位内固定术前（a）和术后（b）的X线片。

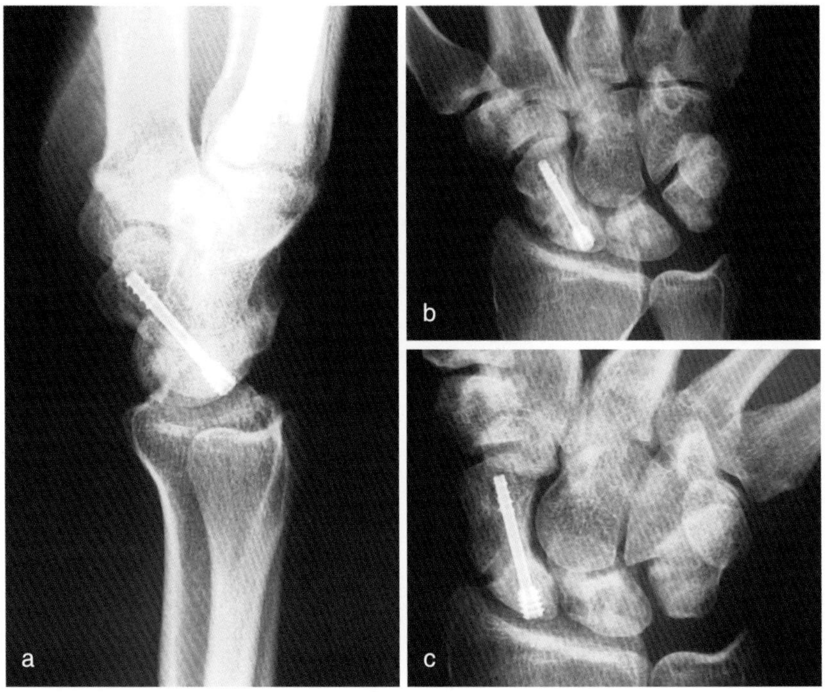

图12.5 月骨周围损伤可以分为单纯韧带性损伤（小腕骨弓损伤）和月骨周围骨折脱位（大腕骨弓损伤）（a和b）。骨折可以发生在舟骨、头状骨、钩骨和三角骨（经Hippokrates Verlag版权同意。引自Schmitt, R. and Lanz, U. Bildgebende Diagnostik der Hand; Stuttgart: Hippokrates Verlag; 1996）。

中心，月骨周围损伤经常在普通X线片上被漏诊。Gilula及其同事提出的“Gilula弓”可能有助于发现腕关节韧带和骨性损伤后腕骨序列的异常[18]（图12.6）。Gilula弓共有三条线，分别标示了近排腕骨弓的近端和远端边界以及远排腕骨弓的近端边界。阅读X线片时应当注意这些相互平行的曲线。在侧位片上，第一条曲线经过桡骨的凹侧关节面和月骨的凸侧关节面之间，这在正位片上同样如此。在经桡骨茎突骨折脱位的正位和侧位X线片上，会清晰地发现这条曲线的连续性遭到了破坏。第二条曲线在侧位片位于杯状的月骨和头状骨的头部之间，在正位片上则位于腕中关节之间。在月骨周围脱位或骨折脱位的X线片上，这条曲线出现了明显的中断。通过这种方式，系统地阅读X线片就容易识别月骨周围损伤，甚至在已经退变的腕关节X线片上，也能准确诊断出来[19]。

少数情况下，可能需要CT检查，特别是当月骨周围损伤合并有复杂骨折[3]。Bain等认为CT可能会更好地描述腕骨的损伤情况[17]，但我们通常不采用CT检查，因为这可能会耽搁手术治疗。MRI在对急性月骨周围损伤的评估方面没有什么价值。而且，患者手臂能否放到线圈中的正确位置会影响到CT和MRI的图像质量。

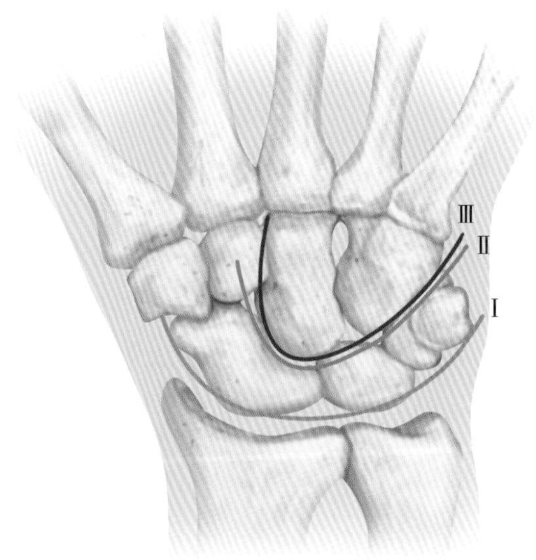

图12.6 若腕骨的正常序列得到恢复，（根据Gilula的描述）则可以沿近端（Ⅰ和Ⅱ）和远端（Ⅲ）的腕骨弓画出三条连续的曲线，且互相平行（经Hippokrates Verlag版权同意。引自Schmitt, R. and Lanz, U. Bildgebende Diagnostik der Hand; Stuttgart: Hippokrates Verlag; 1996）。

12.6 手术技术

12.6.1 闭合复位

仅在少数情况下，方能尝试进行闭合复位。我们采用闭合复位的方法，经常是为了患者进行切开复位内固定手术做准备。

只有在急诊，且腕骨之间无关节囊等软组织嵌顿，闭合复位才有可能成功。闭合复位需要患肢充分放松，因而需要在臂丛或全麻下进行。还有一些医师尝试用镇痛镇静结合血肿阻滞的方法来止痛和放松痉挛的肌肉[3]。在合适的麻醉条件下，患肢悬吊，并用2.5 ~ 5 kg的力量牵引数分钟[8]。在这期间，放射透视有助于用来评估腕骨的序列和复位[5,20]。接着，手法维持牵引，术者拇指按在月骨的掌侧面，防止月骨（进一步）向掌侧脱位。术者可通过逆损伤机制的方法施加力量来完成复位，具体方法是：术者一边维持牵引，缓慢屈曲腕关节，一边挤压月骨的掌侧面，来促使头状骨回到月骨远端的陷凹内，让月骨回到桡骨的月骨窝内[21]。为实现复位，经常需要术者轻柔、适度地用力挤压。复位后，采用舟骨石膏将腕关节固定在中立位，石膏固定要包括拇指的指间关节，但允许其他手指的活动[6]。复位后，可以拍摄X线片来确认，同时要通过反复体检来排除正中神经卡压。若关节发生再次脱位，或者出现正中神经受压，那么就应当进行紧急手术。

研究表明，切开复位的临床效果要优于闭合复位[5,22,23]。

Apergis等采用切开复位内固定治疗了20名患者，采用闭合复位石膏固定治疗了8例患者[22]。2/3的切开复位内固定患者的功能优良，而所有采用闭合复位的患者的功能一般或者较差。闭合复位石膏固定的常见问题是复位丢失[24]。无论是直接暴力导致正中神经受压，还是月骨脱位或血肿、肿胀等导致的腕管内压力增加，这都可能需要手术治疗，那么针对月骨周围损伤都应当直接采用切开复位内固定手术，至少应当在尝试闭合复位之后。

12.6.2 切开复位内固定

现在，治疗月骨周围损伤的金标准是切开复位内固定，因为这是唯一能实现直接解剖复位的方法，而且术者也可明确损伤的结构，并给予合适的治疗。

在一项多中心研究中，Herzberg等发现手术越晚，治疗效果越差[5]。在伤后一周内进行手术，治疗效果最好，这可能是因为在急诊情况下更容易实现解剖复位。过后，实现解剖复位的难度增加，因而出现临床治疗效果的下降。如果是在伤后2 ~ 4个月之后手术治疗，那么实现解剖复位几无可能。针对这些延迟治疗的患者，可能需要进行诸如近排腕骨切除或关节融合等挽救性手术[8]。

治疗月骨周围损伤有三种手术入路，即背侧入路、掌侧入路和联合（背侧和掌侧）入路。哪种入路最佳，已有文献对此进行了广泛的讨论[25]。背侧入路的暴露最为充分、最适合复位，也是修复重要的背侧韧带所必须的，因而，我们优先选择此手术入路。但是，在某些情况下，无法通过单一的背侧入路达到解剖复位，或者正中神经受压需要掌侧辅助切口，这时就需要采用联合入路了。联合入路还可用来修复掌侧的腕关节囊和月三角韧带的掌侧部分。所以，我们优先选择背侧入路，其次是联合入路。优先选择背侧入路的理论基础是解剖复位内固定后掌侧破裂的关节囊会自行愈合，而且即使采用了掌侧入路，仍然很难修复掌侧韧带[8,23]。如果经背侧入路不能达到解剖复位，或者有正中神经受压，那么应当采用联合入路。作者发现采用单一背侧入路的患者术后功能要优于采用联合入路的患者[7]，当然，这可能只是反映了损伤的严重程度，而不是由于手术入路自身的因素引起的。

背侧入路

用无菌笔在皮肤表面做切口标记，标出Lister结节，沿第三伸肌间室做弧形切口。切开皮肤后，分离出桡神经浅支和尺神经背侧支，并加以保护。继续向桡侧和尺侧分离，以便在置入克氏针时保护这些神经分支和桡动脉及其伴行静脉。接着，打开第三伸肌间室，并将拇长伸肌腱牵向桡侧，在第四伸肌间室的深层会遇到骨间后神经。对于该神经是否应当切断，目前仍存有争议。我们之前的研究提示在对骨间后神经和骨间前神经进行去神经化后，患者上肢的功能和本体感觉反而更好[7]。因而，我们在分离骨间膜时，常切断骨间后神经和骨间前神经。通常，术中都会发现背侧的关节囊遭到了破坏，背侧韧带断裂[26]。术中还应对背侧的腕骨间韧带和背侧的桡腕韧带进行检查，如果可能的话，应对这些韧带予以保留，以便在解剖复位后进行关节囊固定。如果要显露所有腕骨，则需对背侧的关节囊进一步纵行切开，锐性分离，向桡侧或尺侧牵开关节囊[20]。

掌侧入路

针对需要采用掌侧入路进行切开复位的病例，选择腕管松解的标准手术切口，切口近端可向前臂远端的掌侧面延伸。注意切口不要垂直穿过掌侧的腕横纹。切开前臂筋膜和腕横韧带，仔细保护深层结构，诸如正中神经及其分支和掌浅弓等，然后将正中神经和屈肌腱牵向桡侧以显露掌侧腕关节囊[8]。

复位

在恰当地暴露腕骨背侧面后，要结合术中荧光透视来确认每块腕骨的位置，注意不要损伤腕骨的骨皮质，也不要造成腕骨间隙过分增宽。复位时，要将月骨和其他腕骨推回它们各自的陷凹内。如果无法推回，可在近排腕骨的背侧置入数枚1.4 mm的克氏针，采用“撬棒”技术来帮助复位。注意克氏针不要穿透腕骨，因为这可能会损伤到掌侧的神经血管。一旦腕骨复位成功，可能需要用一个掌侧铰链将腕关节持续维持在屈曲位，因为在背伸位很容易出现复位丢失。如果月骨在月骨窝内极度不稳定，可在腕关节中立位用克氏针将月骨固定在桡骨远端[27]。术中还需要彻底清除碎屑，检查关节损伤情况[20]。如果骨块或软骨块较小，可以直接去除，但应注意辨认那些连着腕骨间韧带或关节囊外韧带的撕脱性骨块，因为在复位后，这些骨块应当用螺钉、克氏针或锚钉予以固定或替代[6]。

在有韧带损伤的患者中，舟骨易于出现掌屈，而三角骨常出现背伸。经背侧入路使用撬棒技术复位近排腕骨时，应当考虑到这种脱位的特点。复位后,头状骨的整个头部都被月骨覆盖[20]。此外，还要在纵向牵引下评估腕中关节：不能接受在3块近排腕骨的远端出现台阶或旋转畸形，而且近排腕骨弓的背侧面要非常平整。

如果单一背侧切口复位不成功，则可结合使用掌侧入路。一边牵引腕关节，一边将月骨推回月骨窝内。在桡舟韧带和桡月韧带之间的Poirier空隙内，掌侧关节囊常有横行（从桡侧到尺侧）撕裂[6],在经背侧入路对腕骨解剖复位内固定之后，应对掌侧撕裂关节囊进行修复。

内固定

复位成功后，用克氏针对需要进行韧带修复的关节进行临时固定（图12.5）。置入克氏针时，可在桡侧或尺侧做小切口，然后进行钝性分离，避免损伤深层的重要结构，比如尺神经的手背支和桡神经浅支等。钻孔时，也可使用套筒保护周围软组织。我们经常使用克氏针进行内固定，而另一些学者则使用螺钉固定[21]。

用2枚克氏针固定舟月关节和月三角关节，另用克氏针固定舟头关节或月头关节以避免术后出现旋转不稳定[8]。电钻时，极其重要的一点是要用生理盐水充分冷却克氏针，避免温度过高损伤周围骨质。复位月骨时一定要到位，舟月角、桡月角和桡舟角都在正常范围内。但是，要避免舟骨的过度矫正，因为舟骨过度背伸可能会导致关节活动受限[28]。复位后，可荧光透视确认腕骨的位置，桡舟角、桡月角和舟月角应该在生理范围内，且舟月关节和月三角关节间隙无增宽。

在对腕骨进行解剖复位克氏针固定后，应对背侧韧带（舟月韧带和月三角韧带）进行修复。通常，舟月韧带的韧带部分并未破裂，而是从舟骨或月骨上的止点处剥脱。在极少数情况下，韧带部分出现断裂，可用不可吸收的单丝缝线进行褥式缝合；在更多情况下，舟月韧带是使用锚钉修复（图12.7）。在用锚钉修复韧带时，要点是去除锚钉周围的软骨，要让韧带断端与骨进行愈合。可用类似的方法修复月三角韧带，但有时修复会比较困难，因为该韧带常不适合在背侧进行重建。在月骨周围损伤的病例中，韧带损伤的特点各不相同，因而，手术医师在进行韧带重建时一定要注意变通。比如当舟月韧带或月三角韧带不能直接缝合修复时，可利用背侧的腕骨间韧带和桡腕韧带的残余部分进行关节囊紧缩固定。所有的韧带重建都要保持明显的张力。

月骨周围骨折脱位的患者中，应当首先处理骨折。经舟骨的月骨周围骨折脱位最常见，在这种情况下，推荐在解剖复位后使用空心钉导针从近端向远端固定舟骨，用空心无头螺钉固定骨折。如果舟骨骨折因为存在碎骨区无法解剖复位时，需要取桡骨远端进行骨移植，填补碎骨区。由于在大弧形骨折中常常伴随舟月韧带撕裂，所以需对舟月韧带予以关注。头状骨、三角骨和远端桡骨骨折可能会合并出现，它们都应独立处理。

然后，尽可能去修补关节囊。对伸肌间室，可用降解缓慢的缝线进行修补，修补时要注意避免缩窄伸肌间室。虽然拇长伸肌腱可浅置至皮下组织中，但我们倾向于将拇长伸肌腱置于它原来的位置，因为如果缺少Lister结节作为滑车，术后可能会出现很多问题。高能量损伤往往会导致软组织广泛肿胀，难以对伸肌间室进行解剖重建，为此，Herzberg设计了一种旋转成形术来重建伸肌间室[27]。

有些患者可能需要做掌侧辅助切口，那么可对掌侧关节囊进行修复。但是，也有一些学者不

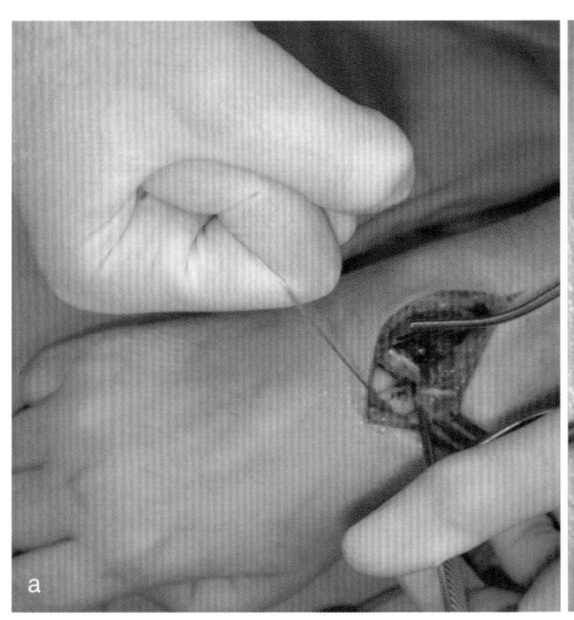

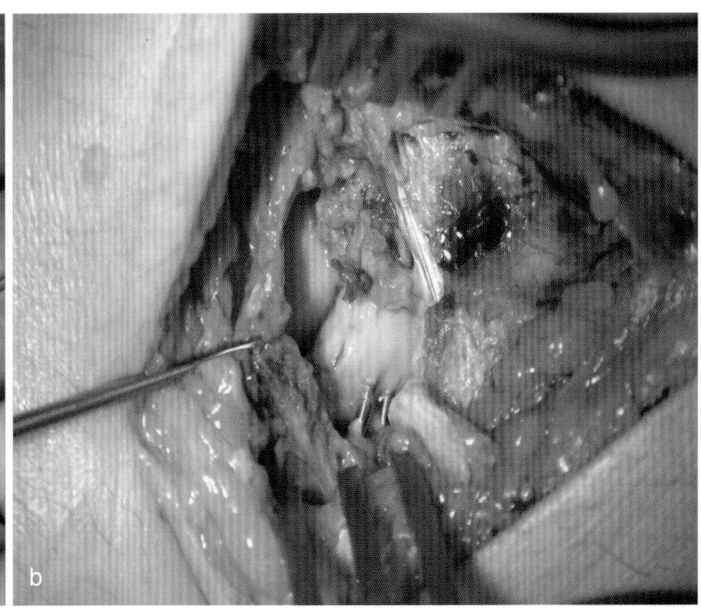

图12.7　在对舟月关节进行临时固定后用一枚锚钉（Mitek，Mitek-Anchor Ethicon，Norderstedt，Germany）重建舟月韧带的术中照片。

建议进行掌侧的韧带重建，因为在背侧完成解剖复位内固定后，撕裂的掌侧关节囊会自行愈合[8]。如果要尝试修补掌侧关节囊，需要注意的是最容易看到的掌侧撕裂关节囊仅仅是滑膜层，重要的掌侧韧带还在深层，也应当进行修复[6]。最后，间断缝合关闭皮肤切口。

对于月骨周围脱位，延误诊断和治疗会对预后产生不利影响[5,30]。对于这些慢性患者，如果腕关节仍有望复位，可进行切开复位内固定手术；否则，需进行挽救性手术，比如近排腕骨切除或者腕关节一期融合。Herzberg介绍了一种基于放射学评估的分类方法，将恢复了腕骨的生理力线或者是进行了充分的挽救性手术（Herzberg分类中的A类和C类）定义为满意的影像学结果[5]。Takami等报道了4例慢性月骨周围脱位的患者（从受伤至手术的平均间隔时间为12周），在经切开复位治疗后均获得良好结果[31]。在Inoue等的研究中，6例慢性病例（受伤至手术的平均间隔时间为16周）接受了切开复位内固定手术，结果是3例良好，1例一般，2例差[32]。另外有16例慢性患者（受伤至手术的平均间隔时间为14个月）接受了近排腕骨切除术，无一获得良好结果。因而，作者认为对于2个月内的月骨周围脱位病例，应尽可能尝试切开复位；对于超过2个月的病例，则应实施近排腕骨切除术。但对于最初没能诊断出月骨周围脱位的病例，切开复位内固定手术最晚在多长时间内仍能获得满意结果，目前尚无定论。

12.7 术后处理

术后，要用支具对腕关节进行制动，支具要固定到拇指的指间关节，同时还要允许其余手指的自由活动。在肿胀减退后，要将支具更换为管型石膏，固定6 ~ 8周。术后12周，拔除克氏针。术后要指导患者活动所有未被石膏固定的关节（手指、前臂、肘关节和肩关节），这一点极其重要，因为早期活动不仅可能提高最终的关节活动度，而且可能减少瘢痕粘连。对于大多数病例来说，这种早期的康复锻炼也同样适用于腕关节的无负重练习，只是在锻炼的间歇才使用支具固定。负重练习最早要在术后12周，参加体育活动或重体力劳动则至少需4 ~ 6个月[6]。

对于那些广泛肿胀或者有合并伤的病例，一些作者推荐使用外固定架[8]。外固定架可持续轻度牵引腕关节，从而避免腕骨负重，促进纤维软骨的形成[26]。4 ~ 6周后，去除外固定架[8]。

12.8 并发症

因为月骨周围脱位是一种高能量创伤，多种并发症的发生都可能与手术操作或外伤自身相关，这包括由于严重肿胀导致的伤口愈合困难或者感染等。其他一些急性并发症有正中神经功能障碍、血肿或骨筋膜室综合征。术后，也可能发生肌腱断裂、复杂性局部疼痛综合征、复位丢失等，极少数情况下也可能出现月骨缺血性坏死[8]。令人惊讶的是，即使在Mayfield 4期月骨周围损伤的病例中，也极少出现真正的月骨缺血性坏死[8]，反而，经常发生复位丢失、舟骨畸形愈合或骨不连以及术后早期出现关节炎[3]，尤其在长期随访病例中，复位丢失和创伤后关节炎十分常见，但影像学结果差并不一定与患者术后的功能和日常生活中的自我感觉相关联[7]。

12.9 结果

由于在损伤机制、严重程度以及治疗方案上的差异，不同研究之间的可比性较差，难以对治疗结果进行横向比较。此外，随访时间也会对功能的评估产生严重影响，因为大多短期随访研究的结果要优于长期随访[7]。根据我们自己的研究以及其他一些长期随访的研究结果，2/3患者的Mayo

腕关节评分结果不满意，相反，这些患者的短期随访结果要好一些[15,23,32]。在主动活动度的评估方面，也有类似的结果[23,33,34]。

总体来说，相当多患者的长期随访结果都很差，无论是在功能评估，还是在放射学检查方面。即使术后获得了解剖复位，随着时间的推移，复位丢失仍然经常发生[7]。其他常见问题还有逐渐加重的创伤后关节炎和腕骨塌陷[5,22,35-37]。Herzberg等发现在平均6.25年的随访中，超过50%的患者发生了创伤后关节炎；而且，影像学上的关节炎表现与损伤的严重程度和复位质量有关[5]。

但是，这些差的影像学结果与患者术后的功能和日常生活中的自我感觉并不相关[7,8]。根据我们的长期随访研究，影像学表现与功能结果之间不存在必然联系。一般来说，患腕的活动度和握力要显著低于对侧[7]。这与其他同类研究的结果一致[27,33,35,37]。疼痛在休息时通常是可接受的[35]，但是，随着患侧手腕承受的应力增加，预计患者的疼痛等级也会随之提高[27,33,35,37]。我们发现若不考虑影像学结果，月骨周围损伤的患者在治疗后的功能呈现出两极分化，即相当多一部分患者的Mayo和Krimmer腕关节评分以及DASH问卷结果良好，而另一部分患者的结果较差，功能介于两者之间的则相对很少见[7]。但另一些研究的结果却与此相反，他们发现切开复位内固定术后3年的患侧功能大多介于良好与较差结果之间[36]。

针对长期随访结果的预测因素，目前的文献对此仍有争议。Kremer等发现只有手术入路（背侧和联合相比较）、术中去神经支配和伤前的职业对创伤后的功能有明显影响，而其他学者认为影响预后的因素包括延迟治疗、开放性损伤、腕骨长期力线不良以及大面积骨软骨缺损等[3,8]。令人惊讶的是，在月骨周围脱位、骨折脱位和月骨脱位三种损伤之间，预后并无差异[3,8]。但是，从长期来看，虽然月骨周围损伤无法恢复到正常的解剖结构，但是只要治疗得当，仍可能获得满意的功能。基本上，70% ~ 90%的患者可能重返工作[7,27,36]。月骨周围损伤的患者在接受切开复位内固定手术之后，平均的DASH评分可以达到20 ~ 30分，如果考虑到损伤的严重程度，那么这个结果已经是非常好了[7,35,36]。

12.10 总结

虽然月骨周围损伤并不常见，但是它对于腕关节却是一个毁灭性的损伤。月骨周围损伤通常是高能量损伤，常见于车祸、高处坠落、工伤和运动伤等。该损伤有典型的好发人群，几乎都是年轻男性患者。损伤机制通常是腕关节过伸，这些损伤会明显影响患者将来的生活方式，并改变他们在日常活动中对生活不便的自我认知。因此，早期、准确诊断该损伤显得尤为重要。对于月骨周围损伤，目前仍有不同的治疗方案，包括闭合复位和切开复位。但是，对于大多数病例来说，金标准仍是切开复位内固定。笔者推荐使用单一背侧入路，掌侧辅助入路只有在出现正中神经卡压或者背侧入路无法达到解剖复位的情况下才使用。通过切断骨间前神经和骨间后神经，对腕关节进行去神经化，这会让患者受益。

若对患者及时采取了恰当的治疗，即使在长期随访中出现了复位丢失或者是创伤后关节炎等常见的影像学表现，患者同样可以获得满意的功能。影响功能预后的因素是手术的时机（越早越好）和复位的质量。因此，月骨周围损伤应该在专业的手外伤中心治疗。同时，必须要注意是否有伴随损伤。

声明

关于这项研究，我们没有利益冲突、商业往来或经济收益。本章节的部分内容已经发表在手外科杂志（美国卷）（文中已引用部分）。

参考文献

[1] Dobyns JH, Linschield RL. Fractures in adults. 2nd ed. Philadelphia: JB Lippin-cott; 1984:411–509

[2] Herzberg G. Perilunate and axial carpal dislocations and fracture-dislocations. J Han d Surg Am 2008; 33: 1659–1668

[3] Kardashian G, Christoforou DC, Lee SK. Perilunate dislocations. Bull NYU Hosp Jt Dis 2011; 69: 87–96

[4] Apostolides JG, Lifchez SD, Christy MR. Complex and rare fracture patterns in perilunate dislocations. Hand (NY) 2011; 6: 287–294

[5] Herzberg G, Comtet JJ, Linscheid RL, Amadio PC, Cooney WP, Stalder J. Perilunate dislocations and fracture-dislocations: a multicenter study. J Hand Surg Am 1993; 18: 768–779

[6] Grabow RJ, Catalano L. Carpal dislocations. Hand Clin 2006; 22: 485–500, abstract vi–vii

[7] Kremer T, Wendt M, Riedel K, Sauerbier M, Germann G, Bickert B. Open reduction for perilunate injuries—clinical outcome and patient satisfaction. J Hand Surg Am 2010; 35: 1599–1606

[8] Budo JE. Treatment of acutelunate and perilunate dislocations. J Hand Surg Am 2008; 33: 1424–1432

[9] Davis GG. Treatment of dislocated semilunar carpal bones. Surg Gynecol Obstet 1923; 37: 225–229

[10] Adams JD. Displacement of the semilunar carpal bone: an analysis of twelve cases. J Bone Joint Surg 1925; 7: 665–681

[11] Steinberg BD, Plancher KD. Clinical anatomy of the wrist and elbow. Clin Sports Med 1995; 14: 299–313

[12] Trumble TE. Principles of Hand Surgery and Treatment. Philadelphia: WB Saunders; 2000:90–126

[13] Am adio PC. Carpal kinematics and instability: a clinical and anatomic primer. Clin Anat 1991 ; 4 : 1–12

[14] Mayfield JK, Johnson RP, Kilcoyne RK. Carpal dislocations: pathomechanics and progressive perilunar in stability. J Hand Surg Am 1980; 5: 226–241

[15] Johnson RP. The acutely injured wrist and its residuals. Clin Orthop Relat Res 1980; 149: 33–44

[16] Mayfield JK. Mechanism of carpal injuries. Clin Orthop Relat Res 1980; 149: 45–54

[17] Bain GI, McLean JM, Turner PC, Sood A, Pourgiezis N. Translunate fracture with associated perilunate injury: 3 case reports with introduction of the translunate arc concept. J Han d Surg Am 2008; 33: 1770–1776

[18] Gilula LA, Destouet JM, Weeks PM, Young LV, Wray RC. Roentgenographic diagnosis of the painful wrist. Clin Orthop Relat Res 1984; 187: 52–64

[19] Sochart DH, Birdsall PD, Paul AS. Perilunate fracture-dislocation: a continually missed injury. J Accid Em erg Med 1996; 13: 213–216

[20] Blazar PE, Murray P. Treatment of perilunate dislocations by combined dorsal and palmar approaches. Tech Hand Up Extrem Surg 2001; 5: 2–7

[21] Weil WM, Slade JF, Trumble TE. Open and arthroscopic treatment of perilunate injuries. Clin Orthop Relat Res 2006; 445: 120–132

[22] Apergis E, Maris J, Theodoratos G, Pavlakis D, Antoniou N. Perilunate dislocations and fracture-dislocations. Closed and early open reduction compared in 28 cases. Acta Orthop Scand Suppl 1997; 275 (Suppl) : 55–59

[23] Inoue G, Kuwahata Y. Management of acute perilunate dislocations without fracture of the scaphoid. J Hand Surg [Br] 1997; 22: 647–652

[24] Adkison JW, Chapman MW. Treatment of acute lunate and perilunate dislocations. Clin Orthop Relat Res 1982; 164: 199–207

[25] Sauder DJ, Athwal GS, Faber KJ, Roth JH. Perilunate injuries. Hand Clin 2010; 26: 145–154

[26] Melone CP, Murphy MS, Raskin KB. Perilunate injuries. Repair by dual dorsal and volar approaches. Hand Clin 2000; 16: 439–448

[27] Herzberg G. Acute dorsal transscaphoid perilunate dislocations: open reduction and internal fixation. Tech Hand Up Extrem Surg 2000; 4: 2–13

[28] Minamikawa Y, Peimer CA, Yamaguchi T, Medige J, Sherwin FS. Ideal scaphoid angle for intercarpal arthrodesis. J Hand Surg Am 1992; 17: 370–375

[29] Cheng CY, Hsu KY, Tseng IC, Shih HN. Concurrent scaphoid fracture with scapholunate ligament rupture. Acta Orthop Belg 2004; 70: 485–491

[30] Siegert JJ, Frassica FJ, Amadio PC. Treatment of chronic perilunate dislocations. J Hand Surg Am 1988; 13: 206–212

[31] Takami H, Takahashi S, Ando M, Masuda A. Open reduction of chronic lunate and perilunate dislocations. Arch Orthop Trauma Surg 1996; 115:104–107

[32] Inoue G, Shionoya K. Late treatment of unreduced perilunate dislocations. J Hand Surg [Br] 1999; 24: 221–225

[33] Knoll VD, Allan C, Trumble TE. Trans-scaphoid perilunate fracture dislocations: results of screw fixation of the scaphoid and lunotriquetral repair with a dorsal approach . J Hand Surg Am 2005; 30: 1145–1152

[34] Trumble T, Verheyden J. Treatment of isolated perilunate and lunate dislocations with combined dorsal and volar approach and intraosseous cerclage wire. J Hand Surg Am 2004; 29: 412–417

[35] Souer JS, Rutgers M, Andermahr J, Jupiter JB, Ring D. Perilunate fracturedislocations of the wrist: comparison of temporary screw versus K-wire fixation . J Hand Surg Am 2007; 32: 318–325

[36] Hildebrand KA, Ross DC, Patterson SD, Roth JH, MacDermid JC, King GJ. Dorsal perilunate dislocations and fracture-dislocations: questionnaire, clinical, and radiographic evaluation. J Hand Surg Am 2000; 25: 1069–1079

[37] Sotereanos DG, Mitsionis GJ, Giannakopoulos PN, Tomaino MM, Herndon JH. Perilunate dislocation and fracture dislocation: a critical analysis of the volardorsal approach. J Hand Surg Am 1997; 22: 49–56

13 舟骨头状骨骨折－脱位

Emmanuel Apergis

13.1 前言

舟骨、头状骨联合骨折常被误诊为舟头综合征，但这仅是一系列损伤的部分表现。“舟头综合征”指的是舟骨和头状骨联合骨折伴有头状骨头部旋转90° ~ 180° 。

最初关于舟骨和头状骨联合骨折的文献，出现于Lorie和Perves在1937年报道的关于大腕骨弓损伤研究中[1, 2]。然而，“舟头综合征”这个名词是由Fenton[3]于1956年提出，他描述了2例舟骨伴有头状骨骨折的患者，这2例患者的头状骨近端旋转180°，腕关节被压缩了。Hamdi[4]和Inal等[5]分别于2012年和2009年在综述以往文献后，报道了43例和47例Fenton综合征。

13.2 发病率

舟头综合征的发病概率目前尚不清楚。Rand等[6]报道了头状骨骨折占所有腕骨骨折的1.3%；其中0.3%为单独头状骨骨折，0.6%为舟头综合征，0.4%为头状骨伴月骨周围骨折脱位（perilunate fracture dislocation，PLFD）。Herzberg等[7]认为经舟骨伴有PLFD的患者中，大部分为经舟骨骨折、经头状骨骨折类型，共占所有PLFD损伤的8%。

在我们的病例中，所有53例经舟骨伴有PLFD患者中有10例为舟骨并发头状骨骨折（5例腕关节脱位，5例表现为舟头综合征）。此外，15例舟骨完整的PLFD患者中有1例表现为头状骨颈部骨折、舟大小多角骨韧带和月三角韧带损伤。

13.3 损伤机制

Fenton[3]提出设想，认为手部背屈、桡偏姿势着地的过程中，突出的桡骨茎突（凿子）碰撞由结实的头状骨（铁砧）支撑的舟骨腰部。当这种碰撞强度中等时，仅出现舟骨骨折，但若这种作用力尖锐、剧烈时，就会进一步导致头状骨骨折。

尽管也涉及作用于掌屈位腕关节背部的直接作用力，但大多数作者同意Stein和Siegel[8]提出的基于尸体解剖研究的损伤机制，这种机制认为腕关节伸展位摔伤时，腕关节明显背屈，桡骨背侧唇压迫头状骨颈部引起头状骨骨折，而腕骨间关节水平的强烈张力引起舟骨骨折。我们合理假设，头状骨骨折一般发生在舟骨骨折之前。当腕关节恢复中立位时，近端骨块被远端骨块碰撞而发生旋转。

13.4 损伤范围：分类

与头状骨颈部骨折联合损伤的范围相当广泛，可表现为单独骨折，无移位骨折，或表现为大腕骨弓损伤（经舟骨骨折，经头状骨骨折，经钩骨骨折，三角骨骨折-脱位）的一部分。

由于这些损伤表现不尽相同，因此尚缺乏描述这类损伤的专用术语。如果“舟头综合征”指的是并发舟骨和头状骨颈部骨折、头状骨近端旋转90° ~ 180° 的腕关节压缩，那么对于这些损伤的误解就不会存在了。

明确的头状骨颈部骨折的两个最常见表现，是典型的舟头综合征（图13.1a、b）和并发月骨周围脱位的舟骨、头状骨骨折（图13.2a、b）。

有些作者坚信舟头综合征是大腕骨弓损伤的最后阶段[9, 10]。这种损伤被认为是腕关节脱位、复位时并发的经舟骨、经头状骨的月骨周围损伤，是自然发生的或出现于闭合复位之后。腕关节能被复位但头状骨仍保持脱位，其近极旋转90° ~ 180° 。

尽管月骨脱位时损伤范围更大，但很少见掌侧月骨周围脱位时舟骨和头状骨同时骨折[9]。

尽管头状骨和舟骨联合骨折最常见，但是也有报道认为头状骨骨折和舟骨骨折与桡骨远端骨折[5]、月骨骨折[10]、三角骨骨折[11, 12]或钩骨骨折[13]有关。少数舟骨头状骨骨折病例的头状骨近端骨块向掌侧脱位，引起正中神经压迫[6, 14]。也有罕见病例表现为头状骨而非舟骨骨折与三角骨[15]或钩骨骨折相关。

头状骨失去韧带止点固定后，其颈部骨折移位范围大，联合损伤时发生骨块移位很容易被理解。但头状骨位于腕关节中心得到很好的保护，其单独骨折时骨块也发生移位则很难被理解。因此，即使是单独骨折，也有报道头状骨近端不同程度存在自身旋转、倒转180° ，仍位于月骨窝[16]、向背侧[17]或掌侧移位。

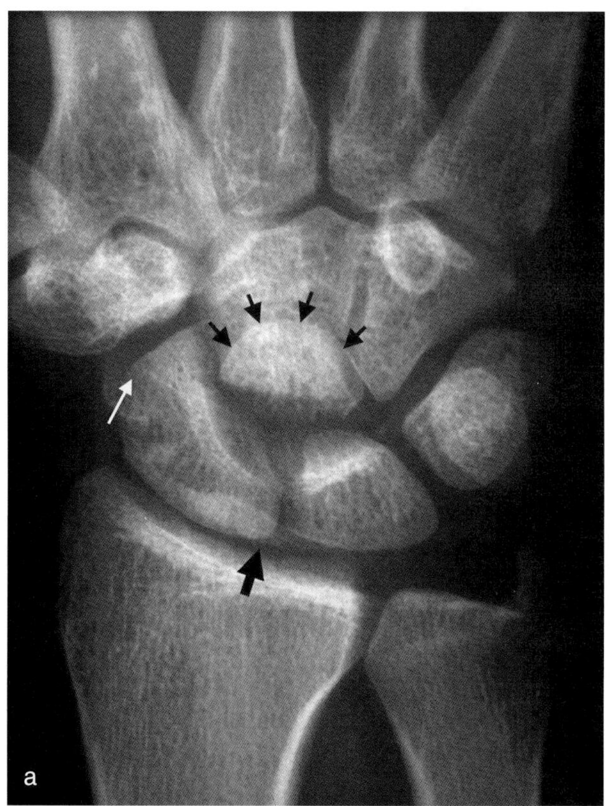

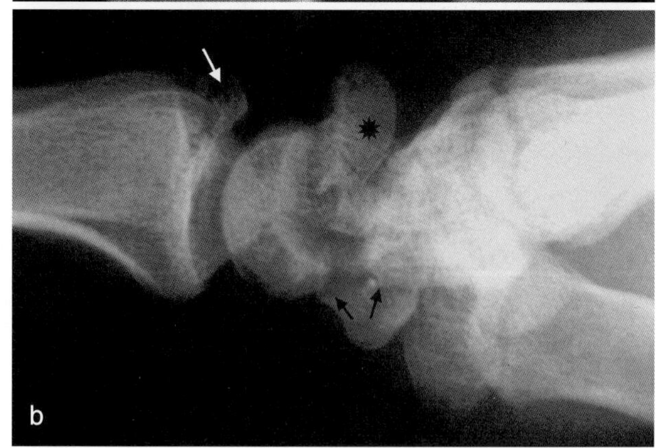

图13.1 一例典型的舟头综合征，表现为非典型的舟骨骨折。后前位片黑色箭头指向头状骨近端骨块的软骨面，单独黑色箭头指向桡骨背侧边缘骨折，白色箭头指向很容易被忽视的舟骨远端骨折（a）；侧位片头状骨头部向背侧移位并翻转180°（星号），白色箭头指向桡骨背侧边缘骨折，黑色箭头指向舟骨骨折的远端和掌侧（b）。

看似孤立但发生移位的头状骨颈部骨折需要谨慎评估，以排除任何腕骨尺侧和（或）桡侧的骨质或韧带损伤，因为常规X线片检查难以显示这些损伤[16]，比如，轻微的舟骨远端骨折（图13.1a、b）或舟骨-大多角骨-小多角骨撕裂[18]，和（或）月三角韧带撕裂。

当骨折线位于头状骨头部或颈部时，头状骨的头部移位非常多变。然而，当骨折线更靠近端时，含头状骨体部在内（例如，骨折线位于舟头韧带止点远端），头状骨近端骨块移位的方向可能与舟骨远端移位的方向相同，就如Kim等[9]报道的一样。

Vance等[14]认为，存在2种常见损伤和3种非常见损伤类型。前2种常见损伤类型发生的概率相似：① 典型舟头综合征；② 表现为伴随头状骨近端骨块在月骨凹面倒转的月骨周围脱位，或向背侧脱位；③ 头状骨近端骨折倒转的掌侧月骨周围脱位；④ 孤立的头状骨近端掌侧脱位；⑤ 孤立的头状骨近端背侧脱位。

已存在舟骨骨折不愈合的患者容易发生背屈损伤，是因为舟骨的保护作用丧失，这种背屈力量从桡骨背侧边缘直接作用于头状骨。

仔细评估桡骨到月骨、头状骨近端骨折以及可提示远排腕骨情况的头状骨远端骨折的侧位X线片投射，可以准确判断损伤类型[14]。

假设头状骨骨折是主要损伤，另两个因素必须被考虑：其一，基于后前位片显示的潜在腕骨骨折；其二，基于侧位片显示潜在的头状骨远端、头状骨近端和月骨骨折的骨折片移位。将这两个因素纳入后，按影像学结果可建议分为以下几型（图13.3a、b）：

(1) 按照骨折（后前位片）分为：

1）Ⅰ型：孤立头状骨骨折。

2）Ⅱ型：舟骨、头状骨联合骨折。

3）Ⅲ型：头状骨、舟骨联合骨折，合并其他腕骨骨折（桡骨，月骨，三角骨，钩骨）。

4）Ⅳ型：头状骨并发除舟骨以外的其他腕骨骨折（钩骨或三角骨）。

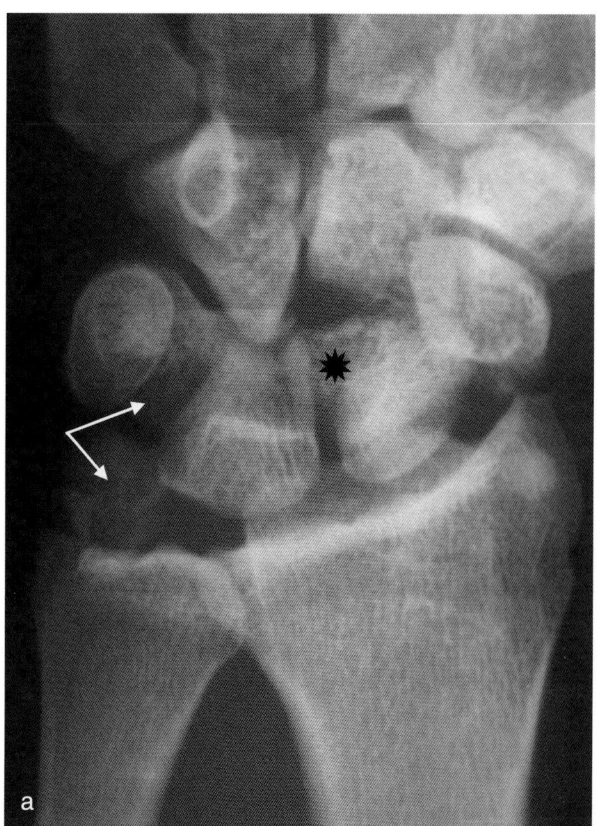

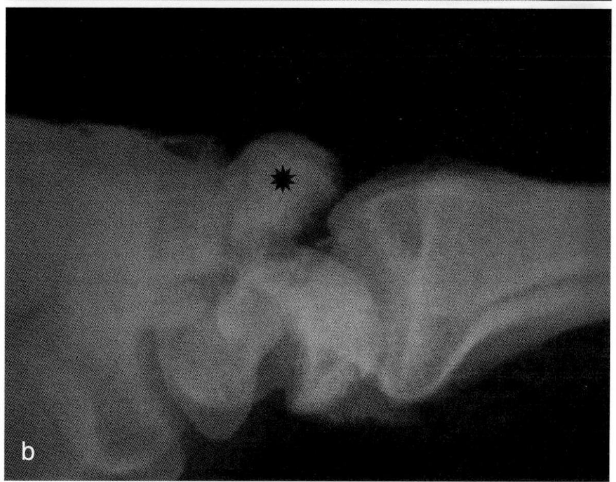

图13.2 经舟骨、经头状骨、经三角骨伴有月骨周围骨折脱位。后前位显示舟骨移位骨碎片，头状骨近端骨折块移位（星号），三角骨骨折（双箭头）（a）；侧位片显示头状骨背侧移位，其头部（星号）向背侧移位，翻转180°，并面向远端（b）。

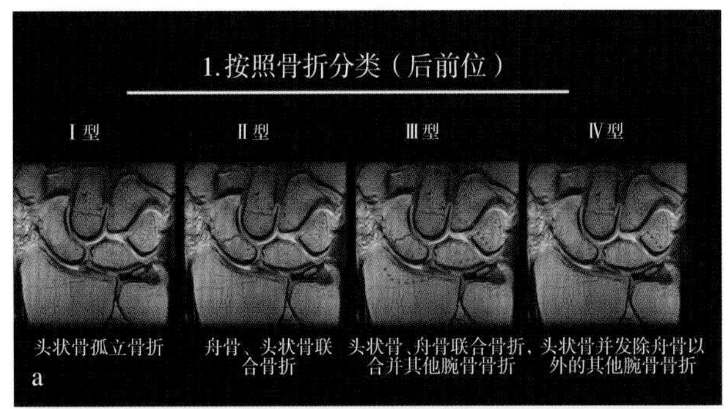

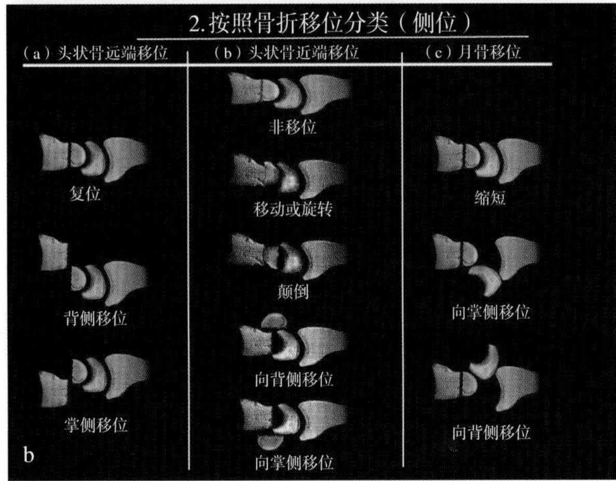

图13.3　基于潜在并发骨折的头状骨骨折建议分类（后前位）（a）；头状骨近端、头状骨远端和月骨的移位（侧位）（详见文章）（b）。

(2) 按照骨折移位（侧位片），分为：

1) 头状骨远端移位，可以表现为与桡骨远端（压缩）对齐，或向背侧、掌侧移位。

2) 头状骨近端移位，可表现为非移位、移位，或在月骨远端凹面内向背侧或掌侧移位的不同角度的不良旋转。

3) 月骨移位，可表现为压缩、向掌侧或背侧移位。

13.5 诊断

急性损伤时，体格检查可发现显著疼痛、肿胀和活动受限。但当损伤被忽略时，持续存在的疼痛和腕关节活动范围减小也会使患者寻求医学帮助。这种复杂损伤需要详细的神经学检查，因为正中神经损伤也并非少见。

诊断基于仔细的影像学检查，但是损伤很容易被漏诊。因为头状骨骨折经常被忽视，所以常导致这种损伤被误诊为单纯舟骨骨折。后前牵引张力位X线片非常有帮助，因为这个体位容易显示头状骨近端的方形骨面。对于可疑病例，CT或MRI检查已被证实有利于诊断。

有许多文献报道了这种损伤类型的延迟诊断[10, 19]。1937 ~ 1993年报道的25例患者中的近1/3在损伤15日以后才被诊断[10]。1993 ~ 2009年，有22例舟头综合征被文献报道，平均延迟诊断时间为6日[5, 10]。延迟诊断和延迟治疗可能导致骨折不愈合、关节炎或腕骨塌陷，进一步增加近端骨块缺血性坏死的概率。

13.6 处理

一旦发生缺血性坏死或不可避免的骨不愈合，早期文献建议行头状骨头部切除。

非移位舟骨、头状骨联合骨折经保守治疗可能取得良好预后。大多数作者一致认为应采取切开复位内固定，而不必考虑X线片检查结果[4, 9, 17]。对于大腕骨弓损伤患者建议采用联合入路，而对于单纯舟头综合征患者，背侧入路常常就足够了。术中必须探查明确任何并发损伤。头状骨碎片常无任何软组织附着，很容易经牵拉获得手法复位。克氏针或无头螺钉从近端至远端固定舟骨和头状骨，效果很好。头状骨骨折应在舟骨骨折之前进行复位、内固定，否则后者将很难复位。

伤后的早期治疗，比如损伤后的2个月内，不管头状骨近端是否移位，切开复位内固定总是正确的。没有文献报道在损伤2个月后[19]移位明显的头状骨近端骨折经切开复位内固定术后存在缺血性坏死征象，除了一个极端病例，该病例中的头状骨近端碎片掉到地上，冲洗后被安放到原位[20]。

术后常见头状骨近端一过性的缺血性改变，但不影响骨折愈合，Kohut等[12]报道的6例患者中，所有的患者在受伤后12日内接受手术，其中的3例为经舟骨、经头状骨PLFD，采用第一掌骨间动静脉植入头状骨近端以增加重建血运。6例患者均获得骨愈合，其中1例的头状骨近极骨密度短暂增加。如果头状骨或舟骨骨折被压缩，或者治疗不够及时，应同时行骨移植。

有症状的头状骨头部坏死或其关节软骨严重损伤，建议采用骨折块切除结合自体骨移植行部分融合（头月骨或舟大小多角骨）。

对于伤后2个月甚至更长时间才得出诊断的损伤，处置方法取决于患者的临床症状。如果舟骨骨折已经愈合或趋向愈合，跟踪随访可能是最好的处理方法，因为尽管头状骨头部位置不良，但有些患者长达数年可没有或仅有耐受良好的临床症状。相反，骨排列紊乱并且有临床症状者，可能需要腕骨间融合。在某些慢性和特殊病例，高温石墨材质的头状骨假体置换已被应用[21]。

我们采用切开复位内固定法治疗了11例舟骨头状骨骨折（2例孤立头状骨骨折被排除）。其中的6例诊断为舟头综合征，平均延迟诊断时间为10.8周（1～32周），另外5例属于PLFD型损伤，在受伤当天进行手术。6例延迟诊断的患者中有3例，分别是在伤后的3个月，4.5个月，8个月才获得治疗。他们术前未出现缺血性坏死。伤后3个月才获得治疗的患者术后很快出现缺血性坏死，随之接受桡舟月骨融合术。伤后4.5个月接受治疗的患者，头状骨近端倒转的骨折块被压缩，采用克氏针固定，经2年随访，未出现缺血性坏死且功能良好。伤后8个月接受治疗的患者最终接受月头骨融合术。

13.7 并发症

无论采用何种方法治疗，骨不愈合、缺血性坏死和关节炎形成均可能是后期并发症。早期行切开、解剖复位和稳定内固定是使这些并发症降到最低的前提。

头状骨很容易发生缺血性坏死，因为其近极完全位于关节内，并且它的供血来源是一种逆行灌注的、依赖于跨头状骨腰部的、从远到近的血流，与舟状骨近端的血运方式相似。越靠近近端的头状骨骨折，越有可能发生缺血性坏死。这种损伤很少见于孤立头状骨骨折，但在高能量引起的骨折中更加多见，尤其是头状骨近端发生旋转时。

舟头综合征中，头状骨骨不愈合的确切概率并不明确。但头状骨孤立骨折的最重要的、认识不足的并发症是骨不愈合，其发生概率为19.6%～56%[17]。

头状骨骨不愈合可能与血管和机械因素有关，并且与骨折表面吸收及头状骨短缩相关联[6, 22]。头状骨短缩引起腕骨塌陷、两侧的舟大小多角关节、三角豌钩关节过度负荷，骨折块必须被牵拉从而为插入其中的骨移植创造空间，重新复原被压缩的长度，并恢复腕关节稳定性。

Rand等[6]报道了13例患者，其中的3例为孤立性骨折，2例经非手术治疗后逐渐发生骨不愈合。Rico等[22]认为，尽管孤立性头状骨骨折比较罕见，但它发生骨不愈合的概率远远大于头状骨合并其他损伤。经回顾文献，他们发现10例头状骨骨不愈合病例。

Rand等[6]报道舟头综合征患者伤后关节炎的比例高达66%。Kohut等[12]采用切开复位、克氏针固定法治疗6例大腕骨弓损伤并发头状骨骨折患者，经6.4年随访，患者均有轻度或中度（1例）关节炎改变。只有1例患者完全无痛，而其他患者均自觉有不同程度的不适或疼痛。

参考文献

[1] Lorie JP. Un caso de fractura del escaphoides carpiano y del hueso grande.Cir Ortop Traumatol Habana 1937; 5: 125–130

[2] Perves J, Rigaud A, Badelon L. Fracture par decapitation du grand os avec deplacement dorsal du corps de l os simulant une dislocation carpienne. Rev Orthop 1937; 24: 251–253

[3] Fenton RL. The naviculo-capitate fracture syndrome. J Bone Joint Surg Am 1956; 38-A: 681–684

[4] Hamdi MF. The scaphocapitate fracture syndrome: report of a case and a review of the literature. Musculoskelet Surg 2012; 96: 223–226

[5] Inal S, Celikyay F, Turan SM, At ik A, Demir AO, Topuzlar M. An unusual variety of simultaneous fracture pattern. Fracture of radius (Colles) with scaphoideum and capitatum. Internet Orthop Surg 2009; 14: 1531–2968

[6] Rand JA, Linscheid RL, Dobyns JH. Capitate fractures: a long-term follow-up.Clin Orthop Relat Res 1982; 165: 209–216

[7] Herzberg G, Comtet JJ, Linscheid RL, Amadio PC, Cooney WP, Stalder J. Perilunate dislocations and fracture-dislocations: a multicenter study. J Hand Surg Am 1993; 18: 768–779

[8] Stein F. Siegel MW. Naviculocapitate fracture syndrome. A case report: new thoughts on the mechanism of injury. J Bone Joint Surg Am 1969; 51: 391–395

[9] Kim YS, Lee HM, Kim JP. The scaphocapitate fracture syndrome: a case report and literature analysis. Eur J Orthop Surg Traumatol 2013; 23 (Suppl 2) : S207–S212

[10] Milliez PY, Dallaserra M, Thomine JM. An unusual variety of scapho-capitate syndrome. J Hand Surg [Br] 1993; 18: 53–57

[11] Garg B, Goyal T, Kotwal PP. Triple jeopardy: transscaphoid, transcapitate, transtriquetral, perilunate fracture dislocation. J Orthop Traumatol 2013; 14:223–226

[12] Kohut G, Smith A, Giudici M, Buchler U. Greater arc injuries of the wrist treated by internal and external fixation-six cases with mid-term follow-up. Hand Surg 1996; 1: 159–166

[13] Sabat D, Dabas V, Suri T, Wangchuk T, Sural S, Dhal A. Trans-scaphoid transcapitate transhamate fracture of the wrist: case report. J Hand Surg Am 2010; 35: 1093–1096

[14] Vance RM, Gelberman RH, Evans EF. Scaphocapitate fractures. Patterns of dislocation, mechanisms of injury, and preliminary results of treatment. J Bone Joint Surg Am 1980; 62: 271–276

[15] Thomsen NOB. A dorsally displaced capitate neck fracture combined with a transverse shear fracture of the triquetrum. J Hand Surg Eur Vol 2013; 38:210–211

[16] Robbins MM, Nemade AB, Chen TB, Epstein RE. Scapho-capitate syndrome variant: 180-degree rotation of the proximal capitate fragment without identifiable scaphoid fracture. Radio Case Rep 2008; 3: 193

[17] Sabat D, Arora S, Dhal A. Isolated capitate fracture with dorsal dislocation of proximal pole: a case report. Hand (NY) 2011; 6: 333–336

[18] Chantelot C, Peltier B, Demondion X, Gueguen G, Migaud H, Fontaine C. A trans STT, trans capitate perilunate dislocation of the carpus. A case report. Ann Chir Main Memb Super 1999; 18: 61–65

[19] Schliemann B, Langer M, Kösters C, Raschke MJ, Ochman S. Successful delayed surgical treatment of a scaphocapitate fracture. Arch Orthop Trauma Surg 2011; 131: 1555–1559

[20] Shaikh AA, Saeed G. Fenton syndrome in an adolescent. J Coll Physicians Surg Pak 2007; 17: 55–56

[21] Marcuzzi A, Ozben H, Russomando A, Petit A. Chronic transscaphoid, transcapitate perilunate fracture dislocation of the wrist: Fenton's syndrome. Chir Main 2013; 32: 100–103

[22] Rico AA, Holguin PH, Martin JG. Pseudarthrosis of the capitate. J Hand Surg [Br] 1999; 24: 382–384

14

月骨周围以外的骨折－脱位

Angel Ferreres

14.1 前言

为了明确所采用的治疗手段，我们将采用已经被广泛接受的腕关节不稳分类，即分为累及同排腕骨的分离型（carpal instability dissociative，CID），累及不同排腕骨的非分离型（carpal instability nondissociative，CIND）和上述两种损伤合并存在的复杂型（carpal instability combined，CIC）[1]。本章节论述轴向骨折－脱位、孤立的骨折脱位和最近被推荐分类接受的经月骨的月骨周围损伤。

14.2 腕骨轴向骨折－脱位

1989年，Garcia-Elias等[2]回顾文献和Mayo诊所的临床报道，提出这类损伤的分类（图14.1）。这些损伤的机制是腕骨的掌背侧创伤（图14.2）。这类损伤趋于使远端和近端腕弧变平。损伤位于远腕弧骨骼之间或跨越远腕弧骨骼，并贯穿腕骨间关节。这是这些损伤采用上述CIC分类的原因。产生这类损伤需要高能创伤，因此也可能并发其他损伤，比如桡骨远端骨折[3]，以及更常见的腕掌骨（carpometacarpal，CMC）骨折脱位或软组织损伤[4]。

14.2.1 Garcia-Elias 等的分类

Garcia-Elias等对病例分为以下6型：3例累及远端腕弧（大多角骨周围骨折，大多角骨－小多角骨周围骨折，经大多角骨骨折），3例累及尺侧（经

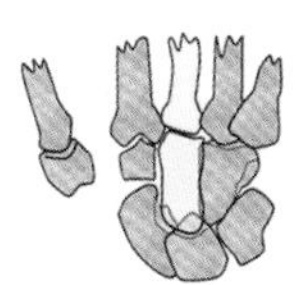

大多角骨周围骨折

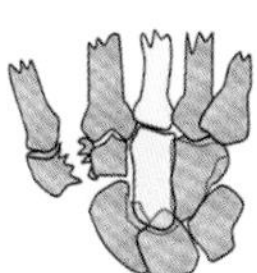

经大多角骨骨折

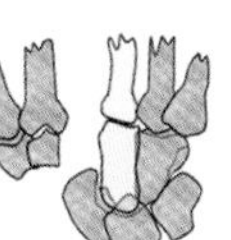

大多角骨-小多角骨周围骨折

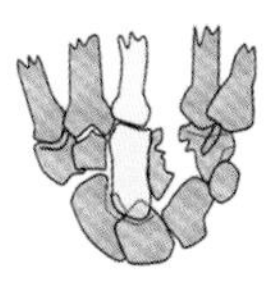

经钩骨-豌豆骨骨折

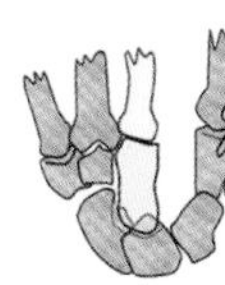

钩骨周围骨折

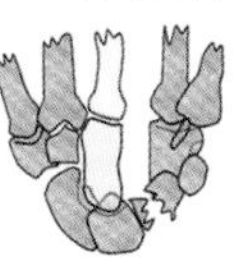

经三角骨-钩骨周围骨折

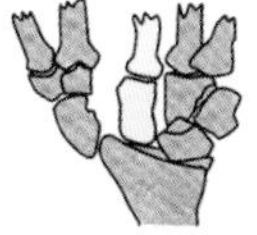

桡侧合并尺侧轴向损伤

图14.1 Garcia-Elias分型[2]（引自Garcia Elias et al. Traumatic axial dislocations of the carpus. J Hand Surg Am. 1989；14:446–457. 经Elsevier版权同意）。

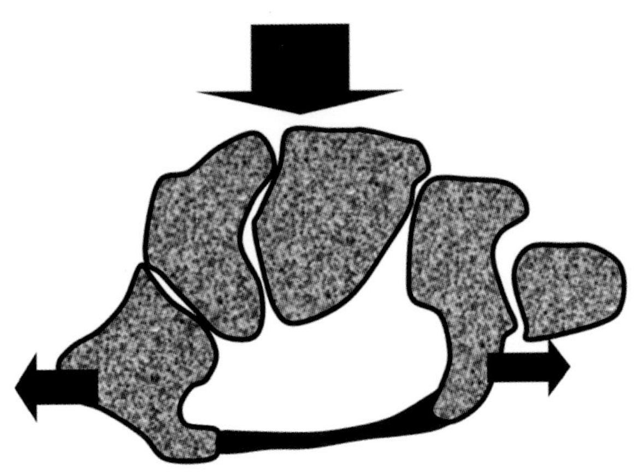

图14.2　掌背侧暴力作用于远腕弧，并导致后者在这种作用力下崩塌。

钩骨－豌豆骨骨折，钩骨周围骨折，经三角骨－钩骨周围骨折）。虽然两侧都被累及，但只有2001年Freeland和Rojas[5]报道发现的1例。这个病例损伤的水平位于钩骨和头状骨之间，并向近端穿透舟骨和月骨，向远端损伤水平介于舟骨和头状骨之间、头状骨和小多角骨之间。因此，舟骨、大多角骨和小多角骨保持它们之间的联系。

文献中报道最多的损伤，是累及尺侧的介于头状骨和钩骨之间的损伤（58%）[6]。在累及桡侧的损伤中——占40%的轴向骨折脱位——大多角骨目前为止是最常见的。尽管如此，一些大多角骨-小多角骨周围骨折亦被报道，尽管这类损伤并不经常符合上述分类[7-10]。其中第一例患者[7]的受伤机制是横向压缩和扭转。Devlies等[9]报道了搅拌机刀片从背侧撞击引起的损伤。两篇报道均包含常见于辊压机和其他工业机械的横向压缩损伤（图14.3）。

在有些病例中，损伤的轴向可能延伸、超过远腕弧，并向近端延伸，如经三角骨－钩骨周围骨折型，或月骨和三角骨间韧带撕裂（图14.4）。有些病例报道中，尺侧轴向脱位（头状骨-钩骨）经舟月韧带向近端发展[11-16]，这类损伤可被视为尺侧轴向骨折脱位的变异。Somford等[15]曾报道了一个特殊病例，表现为月三角联合损伤骨折脱位。许多这类研究都报道了“舟骨孤立骨折合并腕轴向脱位或分离”病例，这类病例不符合损伤的确切

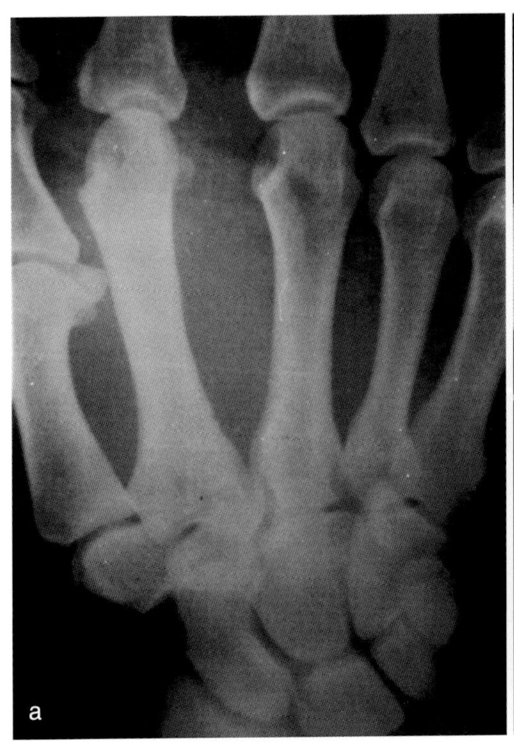

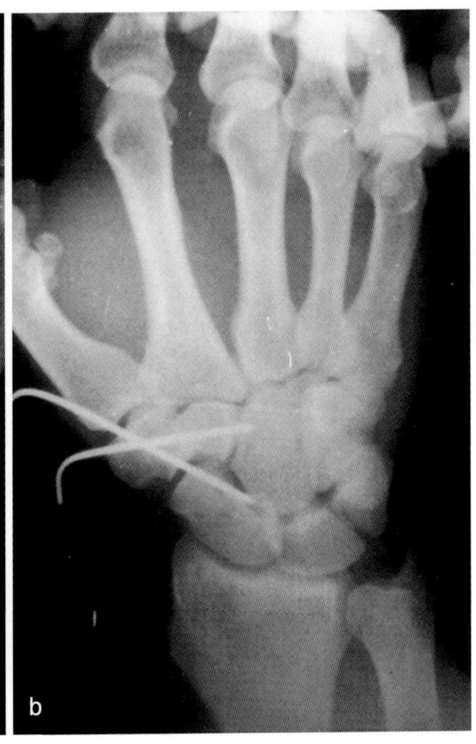

图14.3　前后位X线片投射显示一例大多角骨－小多角骨周围脱位（a；左图）；复位后可见第二和第三掌骨间隙增宽（b；右图）；舟骨－大多角骨－小多角骨关节线性对应恢复。

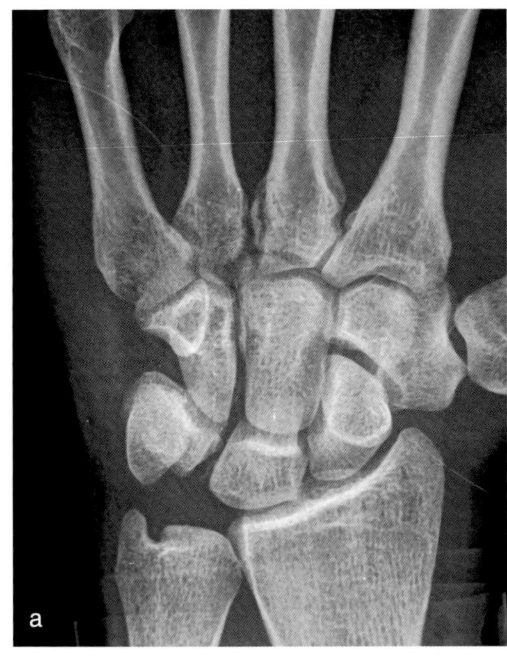
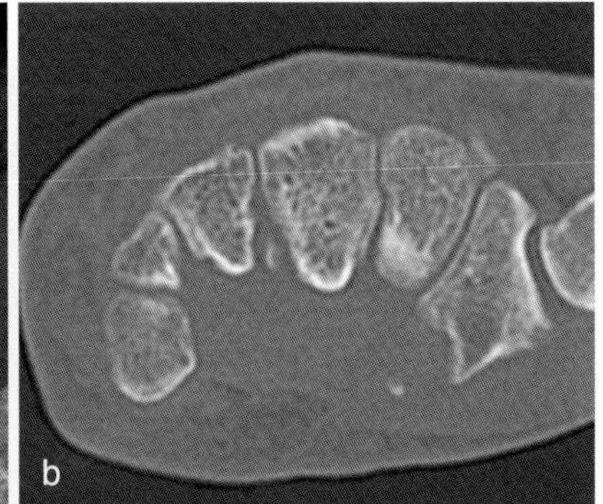
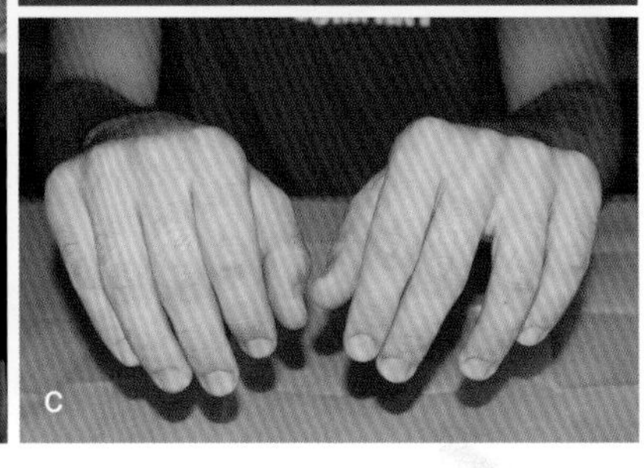

图14.4 X线片前后位显示头状骨撕脱（a）；CT横行扫描显示头状骨和大多角骨撕脱。损伤机制是前面描述的掌背侧压力（b）；临床检查表现为环指和中指三角形分叉，腕掌关节头部横弧变平（c）。

定义。而“轴向－尺侧骨折脱位合并舟骨月骨分离”应该是更准确的描述。2010年，Kanaya等[16]描述了另一种不同的损伤机制（屈曲并尺偏）。

存在累及桡侧合并月三角损伤的可能，但是至今为止，只见于Chin和Garcia-Elias报道的1例[17]。

尽管这种分型已被接受，但仍有些报道的病例不符合这种分型。有1例报道为整个近排腕骨脱位[18]。该文作者推测损伤的机制是单纯背伸和轴向暴力，而不伴有尺侧或桡侧倾斜。

另一组病例可被视为代替轴向骨折－脱位的不同类型，或可命名为腕骨横行骨折－脱位。有3篇文献报道舟骨、头状骨横行骨折，以及钩骨横行轴向脱位[19-21]。其中的两例归入同一种损伤，另外一例归入头状骨周围骨折而不是头状骨横行骨折[19, 20]。这里的“轴向”被定义为损伤的界线是冠状面完全横行。

14.2.2 诊断

这些损伤的诊断并不容易。伴随的损伤和不理想的X线片投射使诊断变得困难，甚至有些病例在第一次手术后仍未被诊断，如图14.5中描述的一样。腕骨的异常可通过有价值的X线片资料发现，比如Gilula线和关节面线性关系丢失等[6]。CT能清晰显示损伤的类型，发现隐匿性损伤。

一些舟骨和钩骨骨折[22, 23]，或舟骨和钩骨钩骨折[24]，或大多角骨茎突和钩骨钩骨折[25]，被报道受同种机制损伤，但仅表现为腕骨轻度轴向骨折脱位。这些病例中，环状韧带——在腕关节压力下的牵拉——引起这些骨碎片撕脱和舟骨远极骨折。

最后一种被称为“动态轴向腕关节不稳”[26]。作者报道了1例钩骨和头状骨间不稳，因为包括MRI和CT在内的影像学资料均未存在异样，所以诊断被延迟。直至行关节镜检查，才发现这些骨头之间的反常活动和空隙。

14.2.3 治疗

桡侧的脱位通常容易复位（如果是单纯脱位），大多数的报道采用克氏针固定大多角骨到舟骨，或小多角骨到头状骨。有时小多角骨复位后仍不稳定，则需要行切开复位[8]。累及尺侧的轴向脱位大部分需要切开复位和头状骨－钩骨内固定，甚至

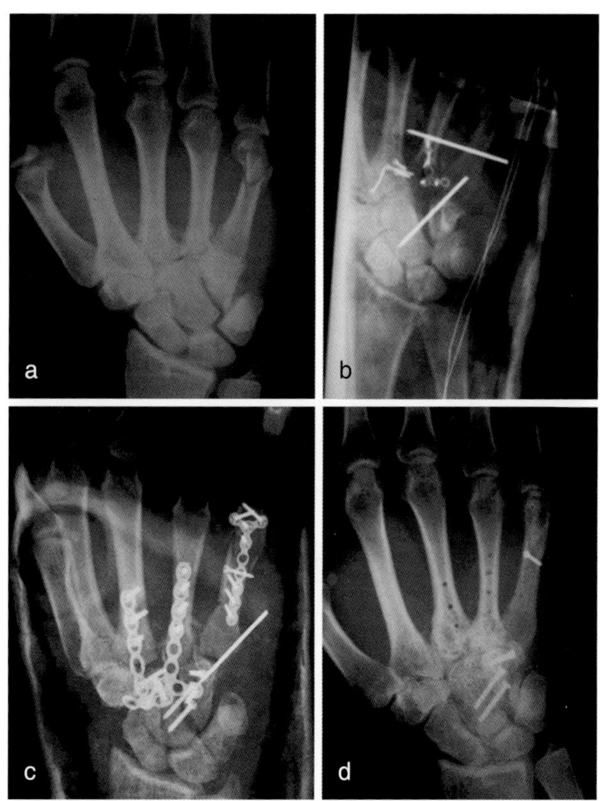

图14.5　钩骨周围轴向脱位伴经钩骨CMC脱位。早期X线片显示第五掌骨颈部骨折合并第三、四掌骨基底骨折，但未怀疑累及头状骨－钩骨关节（a）；经初步治疗，可见钩骨和头状骨间隙增宽。同时出现第三、四和第五CMC关节骨折脱位（b）；第三、四腕掌关节CMC融合、固定后，复位脱位的第五腕掌关节，固定钩骨背侧骨碎片，融合钩骨和头状骨（c）；内固定取出后，行小指伸肌腱松解（d）。

是钩骨切除，特别是损伤晚期才被诊断的患者[2]。越新鲜的此类骨折越可以采用头状骨钩骨融合术[26]。

14.3 经月骨的月骨周围骨折移位

Bain等[27]在2008年介绍了一种新型的月骨骨折和月骨周围脱位。头状骨头部是引起月骨骨折的解剖影响因素。这个新报道的腕骨骨折脱位类型提示存在一种不同的、由屈曲和轴向负荷增加引起的损伤机制。2013年，Bain等[28]搜集了34例此类病例。作者将这些病例分为两组。半脱位组（10例），含6例并发舟骨骨折（其中4例同时有三角骨骨折）；和脱位组（14例），后者同样伴有其他骨折，按照发生频率依次为：15例桡骨茎突骨折，11例舟骨骨折，7例头状骨骨折，6例尺骨茎突骨折，4例三角骨骨折。很显然，这其中有许多病例发生不止一处骨折。半脱位组的损伤由低能量创伤引起，反之，脱位组是由高能量创伤引起的（图14.6）。

诊断和治疗

CT是明确诊断月骨骨折的必要检查。根据Teisen图表，矢状面成像能明确月骨骨折类型[28]。治疗方案取决于月骨骨折类型和它的重建可能性。治疗的关键要素是月骨固定后，需固定、修复其他骨折和韧带。术后常出现关节僵硬，近排腕骨切除术可以预防此类并发症并作为晚期患者的补救治疗措施[28]。

14.4 孤立的骨脱位

孤立的骨脱位非常罕见，见于腕部支撑硬物时发生的穿透伤。受伤机制如同活塞压在单独骨块，引起后者被挤出腕关节。典型的病例由Checcucci等于2011年报道，是患者腕部被金属压迫导致的头状骨掌侧脱位[29]。

这些损伤的治疗常需要切开复位，选用克氏针固定维持6周。

14.5 总结

通过结语讨论本章节覆盖的话题。我们讨论了6型CIC，并试图分析它们与产生机制之间的因果关系（表14.1）。

第1型是较常见的月骨周围骨折脱位，它包含许多在此前章节中提到的变异。受伤机制通常被认为是手部过伸、尺偏和前臂旋前时跌倒，引起手部和远排腕骨旋后。

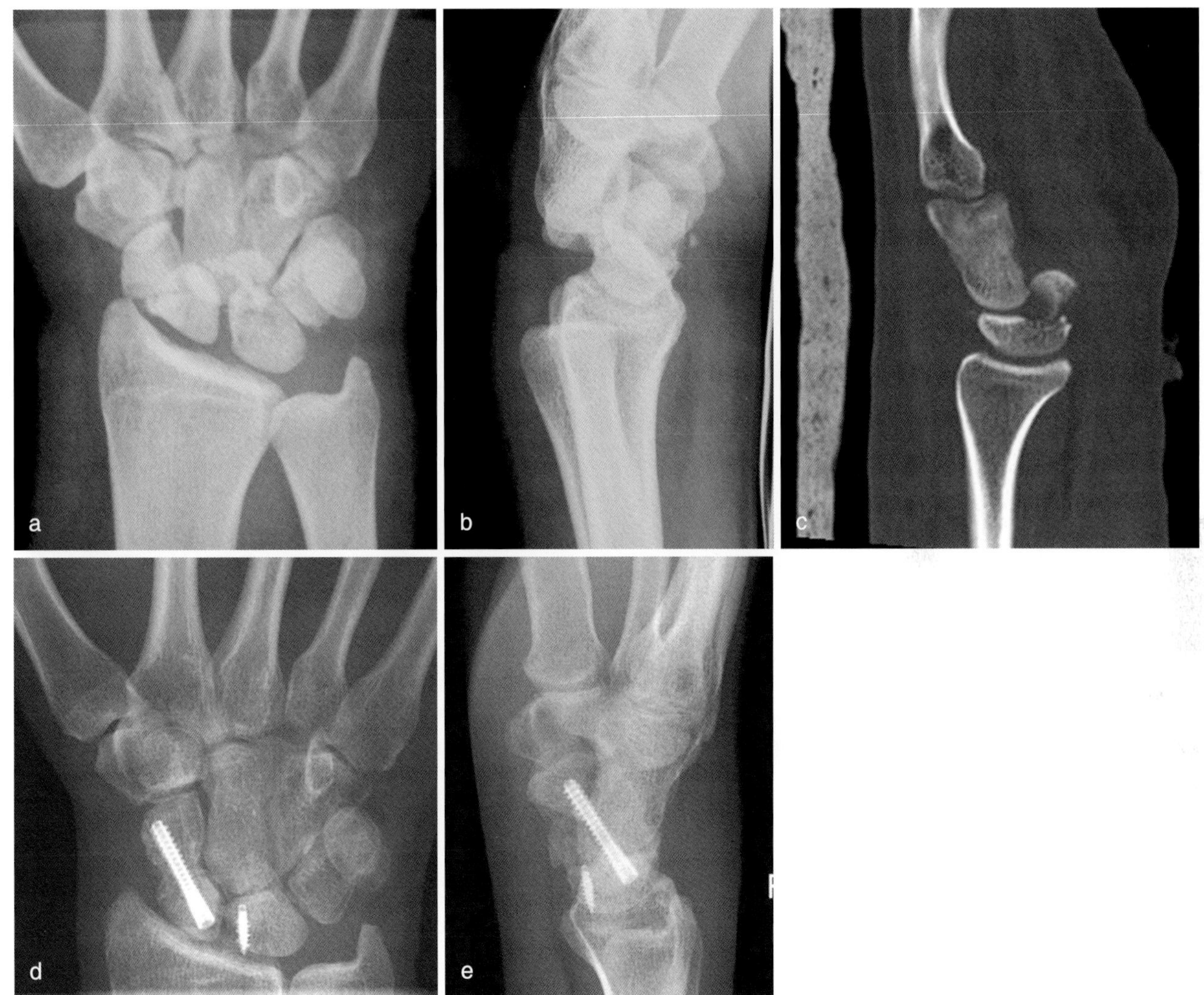

图14.6　经月骨的月骨周围骨折脱位。前后和侧位X线片投射显示典型的经月骨的月骨周围骨折脱位以及舟骨骨折和三角骨撕脱。此外，可见月骨骨碎片与头状骨头部重叠（a和b）；脱位经复位后，CT矢状面成像显示月骨骨碎片旋转（c）；舟骨固定和月骨骨碎片用锚钉固定后的前后和侧位X线片投射（d和e）（由Dra. Anna Carreño提供）。

表14.1　损伤机制和产生损伤类型之间的关系

机　制	损　伤	变　异
过伸+旋后+尺偏	月骨周围骨折	TEPL，Fenton等
掌背侧压伤	轴向F-D	Garcia-Elias分型
轴向+背伸	经腕骨的CMC脱位	CMC环和小指更常见
轴向+屈曲	经月骨掌侧脱位	Arc分型
横向剪切	桡腕脱位	Dumontier型
穿透伤	孤立骨脱位	所有腕骨

注：CMC，腕掌骨；F-D，骨折－脱位；TEPL，经舟骨的月骨周围脱位。

第2型是由挤压导致远侧腕弧变平引起的轴向腕关节不稳，如果暴力来自侧方，则曲率增加。在一些报道的病例中可见损伤向近端腕弧扩展。

经腕骨的腕掌骨骨折脱位常见于自手掌至手背的力量从背侧作用于掌骨基底部。

Bain等[27]报道了一种新型的腕骨损伤，这类损伤是由屈曲和轴向暴力产生的。头状骨头部被怀疑是引起月骨骨折的关键因素。Bain按创伤能量大小将病例分为半脱位组和脱位组。横向剪切力趋于使腕骨从桡骨脱位，常为桡侧脱位，于是

Dumoniter按是否伴有桡骨茎突撕脱将该型损伤分为2组[30]。

最后一型由腕骨孤立脱位组成。损伤机制是单独的腕骨承受压力，常见于含有活塞的压榨机械。这型损伤非常特殊、罕见。

参考文献

[1] Garcia-Elias M. The treatment of wrist instability. J Bone Joint Surg Br 1997; 79: 684–690

[2] Garcia-Elias M, Dobyns JH, Cooney WP, Linscheid RL. Traumatic axial dislocations of the carpus. J Hand Surg Am 1989; 14: 446–457

[3] Compson JP. Trans-carpal injuries associated with distal radial fractures in children: a series of three cases. J Hand Surg [Br] 1992; 17: 311–314

[4] Garcia-Elias M, Bishop AT, Dobyns JH, Cooney WP, Linscheid RL. Transcarpal carpometacarpal dislocations, excluding the thumb. J Hand Surg Am 1990; 15: 531–540

[5] Freeland AE, Rojas SL. Traumatic combined radial and ulnar axial wrist dislocation.Orthopedics 2001; 24: 1161–1163

[6] Reinsmith LE, Garcia-Elias M, Gilula LA. Traumatic axial dislocation injuries of the wrist. Radiology 2013; 267: 680–689

[7] Ferreres A, Casadevall L, Font F, Mendoza M. Luxación escafoideo-trapeciotrapezoidea.Rev Esp Cir Mano 1989; 16: 21–23

[8] Rockwell WB, Wray RC. Simultaneous dorsal trapezium-scaphoid and trapezoid-carpal subluxations. J Hand Surg Am 1992; 17: 376–378

[9] Devlies Y, Haverans J, De Smet L. Traumatic axial dislocation of the scaphotrapezio-trapezoidal joint: an unusual injury and its management. Acta Orthop Belg 1994; 60: 241–244

[10] Shimi M, Mechchat A, Elmrini A. Anterior traumatic axial disruption of the middle carpal joint. Case report with literature review. Chir Main 2012; 31:364–367

[11] Richards RS, Bennett JD, Roth JH. Scaphoid dislocation with radial-axial carpal disruption. AJR Am J Roentgenol 1993; 160: 1075–1076

[12] Yammine K, Lecorre N, Montagliari C. Interscapholunate carpal axial dislocation: a case report. Rev Chir Orthop Repar Appar Mot 2000; 86: 193–196

[13] Horton T, Shin AY, Cooney WP. Isolated scaphoid dislocation associated with axial carpal dissociation: an unusual injury report. J Hand Surg Am 2004; 29:1102–1108

[14] Schweizer A, Kammer E. Transhamate periscaphoid axial radial fracture dislocation of the carpus. J Hand Surg Am 2008; 33: 210–212

[15] Somford MP, Sturm MF, Vroemen JP. Reconstruction of isolated scaphoid dislocation with carpal dissociation, associated with a carpal anomaly. Strateg Trauma Limb Reconstr 2010; 5: 105–110

[16] Kanaya K, Wada T, Yamashita T. Scaphoid dislocation associated with axial carpal dissociation during volar flexion of the wrist: a case report. Hand Surg 2010; 15: 229–232

[17] Chin A, Garcia-Elias M. Combined reverse perilunate and axial-ulnar dislocation of the wrist: a case report . J Hand Surg Eur Vol 2008; 33: 672–676

[18] Capo JT, Armbruster EJ, Hashem J. Proximal carpal row dislocation: a case report. Hand (NY) 2010; 5: 444–448

[19] Kuz JE. Trans-scaphoid, transcapitate, transhamate injury: a case report.J Surg Orthop Adv 2005; 14: 133–135

[20] Sabat D, Dabas V, Suri T, Wangchuk T, Sural S, Dhal A. Trans-scaphoid transcapitate transhamate fracture of the wrist: case report. J Hand Surg Am 2010; 35: 1093–1096

[21] Tanaka Y, Ohshige T, Hanakawa S. Traumatic axial dislocation of the carpus: a case report of transscaphoid pericapitate transhamate axial dislocation.J Orthop Sci 2002; 7: 414–416

[22] Jones BG, Hems TE. Simultaneous fracture of the body of the hamate and the distal pole of the scaphoid. J Trauma 2001; 50: 568–570

[23] Yalcinkaya M, Azar N, Dogan A. A rare wrist injury: simultaneous fractures of the hamate body and scaphoid waist . Orthopedics 2009; 32: 1938–2367

[24] Komura S, Suzuki Y, Ikehata T. Simultaneous fracture of the waist of the scaphoid and the hook of the hamate. Hand Surg 2010; 15: 233–234

[25] Jensen BV, Christensen C. An unusual combination of simultaneous fracture of the tuberosity of the trapezium and the hook of the hamate. J Hand Surg Am 1990; 15: 285–287

[26] Shin AY, Glowacki KA, Bishop AT. Dynamic axial carpal instability: a case report. J Hand Surg Am 1999; 24: 781–785

[27] Bain GI, McLean JM, Turner PC, Sood A, Pourgiezis N. Translunate fracture with associated perilunate injury: 3 case reports with introduction of the translunate arc concept. J Hand Surg Am 2008; 33: 1770–1776

[28] Bain GI, Pallapati S, Eng K. Translunate perilunate injuries—a spectrum of this uncommon injury. J Wrist Surg 2013; 2: 63–68

[29] Checcucci G, Bigazzi P, Zucchini M, Ceruso M. Isolated complete volar dislocation of the capitate: a case report. Hand Surg 2011; 16: 353–356

[30] Dumontier C, Meyer zu Reckendorf G, Sautet A, Lenoble E, Saffar P, Allieu Y. Radiocarpal dislocations: classification and proposal for treatment. A review of twenty-seven cases. J Bone Joint Surg Am 2001; 83-A:212–218

15

舟月韧带部分撕裂

Jean Michel Cognet

15.1 前言

舟月韧带部分损伤导致慢性腕关节疼痛。人们对它的发展（自然病程）认知不足，并且存在争论，它的治疗也是争论的焦点。本章节的目的是阐述其从诊断到目前可用的治疗措施，从而使读者能够治疗这类损伤患者。

15.2 解剖和病理生理学

本章节简要介绍舟月韧带的解剖学和舟月韧带的角色。根据Sokolow和Saffar的结果[1]，舟月韧带分为三部分。前部起于Testut韧带，从该韧带获得充足血流灌注，形成神经血管束。前部基本由胶原纤维组成，是舟月韧带最大的区域，看起来是扮演本体感受的角色。中部没有血液供应，类似纤维软骨。非创伤性的退化病常影响这个区域。这个中间区域损伤可以不影响腕骨稳定性或引起疼痛。舟月韧带的后部较厚，在保持稳定性中扮演更加重要的角色。它的抗压力是前部的2倍。

新的解剖学研究[2]发现舟月韧带和背侧关节囊之间存在独立的解剖关联结构：背侧关节囊韧带舟月隔（dorsal capsuloligamentous scapholunate septum，DCSS）。它是舟月韧带背侧投射区。每个细节都提示DCSS在维持腕关节稳定中扮演关键角色。我们知道舟月韧带的孤立撕裂看起来不足以引起腕关节不稳定和骨关节炎。累及尺侧韧带和DCSS的损伤被视作舟月韧带松弛的开始（图15.1、15.2）。

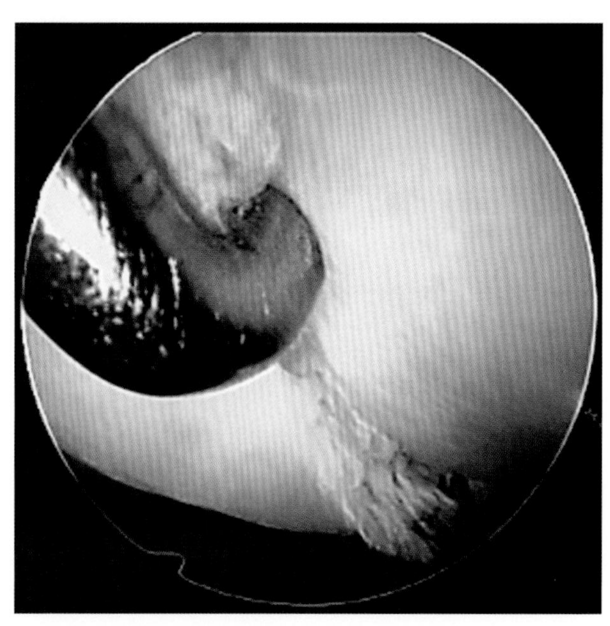

图15.1　舟月韧带新鲜撕裂（桡腕侧视野）。

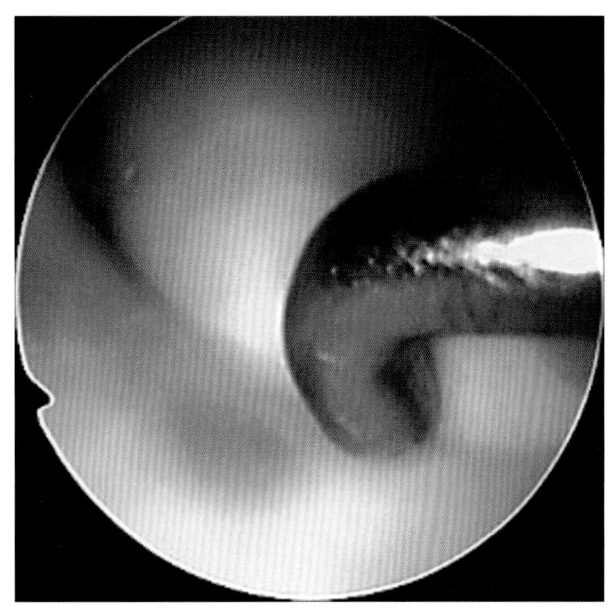

图15.2 与图15.1为同一例患者。腕骨间视野显示无法在舟骨和月骨间插入探头。

15.3 舟月韧带部分撕裂的自然病程和定义

舟月韧带撕裂的影响尚不明确，主要是由于对舟月韧带撕裂的发生和进程缺乏认识。Waston和Ballet[3]揭示静态不稳必然发展为桡腕关节病，然后是腕骨间关节病，但我们不知道动态不稳定发生之前的自然病程。O'Meeghan[4]随访了11例、经关节镜检查（Kozin分型，1级和2级）确认患有舟月韧带损伤的患者（12腕），平均随访时间为4.5年（2.5 ~ 11年）。腕关节动态不稳之前，影像学资料未显示舟月韧带松弛。这些患者的共同点，除了韧带撕裂，就是拒绝额外的手术。最后一次随访中，只有1例患者显示有桡腕关节炎；其他患者则没有影像学改变。所有的11例患者中，除了1例外，均持续表现为关节力量减弱、活动范围较对侧减小。这项研究的优点是强调舟月韧带部分损伤功能影响临床，但影像学并无腕骨失稳（动态性不稳定之前的损伤）征象。它有一个重要的提示：轻微的、一开始不表现为腕关节不稳的韧带损伤，可以或快或慢地发展为骨关节炎，导致慢性腕关节痛，并明显影响日常活动。

我们对舟月韧带撕裂认知不足的第二点，是舟月韧带部分撕裂的确切定义。

通常，舟月韧带部分撕裂的定义是舟月韧带三部分（前部、中部、后部）中的一部分被损害；完全损伤指的是这三部分同时受损。

Van Overstraeten等[2]的解剖研究发现，存在背侧桥连接舟月韧带和背侧关节囊，即DCSS。他们发现DCSS的分离是舟月松弛的必要因素；而孤立舟月韧带撕裂（三部分）不会引起松弛。

Mathoulin等[5]报道了一系列病例，采用关节镜下简单修复关节囊，结果良好。Van Overstraeten等[2]描述了关节镜下缝合DCSS的方法。

根据这些解剖学和临床研究，目前关于舟月韧带部分撕裂的定义是累及舟月韧带的一个或一些间隔的撕裂，但不包括DCSS损伤。

15.4 舟月韧带部分撕裂的诊断

根据腕关节急性损伤后，或在慢性阶段（即受伤后至少3个月）的腕关节持续性疼痛，皆可以做出诊断。典型的临床症状是腕背侧、靠近舟月韧带、桡骨茎突远端10 mm位置疼痛，用力、被动屈伸时症状加重。鉴别诊断包括韧带下方囊肿、伸肌腱腱鞘炎。在早期（动力性不稳定之前），用于发现舟月不稳的Waston试验很少为阳性。

影像学检查包括腕关节、手X线片（后前位、侧位、握拳后前位以及Schneck位）排除舟骨骨折。因为X线片很少发现损伤，因此，有必要行关节造影术，在三个间隔内注入显影剂（图15.3）。在做书写动作时，这个检查比MRI更有效，即使仍存在假阳性[6]（图15.4）。然而，显像质量一直在改善，高磁场（3 T）和低磁场MRI用于检查骨关节紊乱已经能生成高分辨率影像。如果临床上高

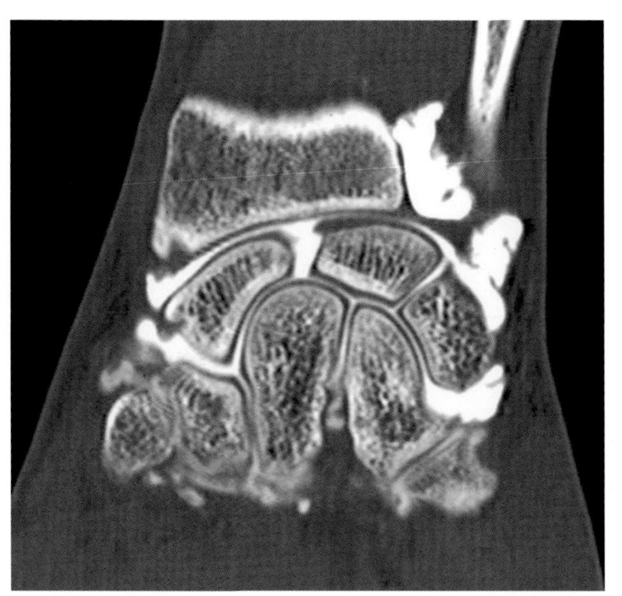

图15.3 增强CT扫描：很容易辨认的舟月韧带完全断裂。

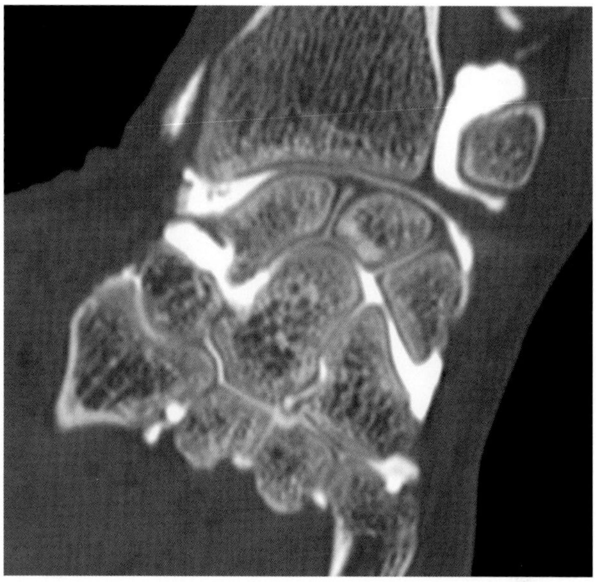

图15.4 舟月膨隆：由于纤维瘢痕，对比剂无法穿过腕骨间隙至桡腕间隙。

度怀疑这类损伤，关节镜检查是最佳选择。这个病例，借助关节镜检查，不但能明确诊断，同时也能进行治疗。

15.5 治疗

Garcia-Elias等[7]为动力性不稳到骨关节炎的不同阶段的治疗制订了流程图。该流程图在诸多著作中被广泛引用，时至今日已成为一个标准。这里我们只介绍关节镜治疗。

Palmer等[8]提示，无法通过矫形手段治疗舟月韧带部分撕裂或完全撕裂。

Whipple[9]是第一个报道关节镜治疗舟月韧带的作者。在关节镜治疗背景下，同时发展的一些技术可能成为治疗手段。患者仰卧位，臂部用6 kg平衡锤悬吊，肘部屈曲90°。3-4隧道和4-5隧道用于探查桡腕关节，腕骨间桡侧（midcarpal radial，MCR）及腕骨间尺侧（midcarpal ulnar，MCU）隧道用于探查腕骨间关节。观察镜插入3-4隧道，探头插入4-5隧道。检查桡腕关节明确是否有舟月韧带撕裂。损伤可能是单独横行，部分或完全撕裂，或韧带突出。DCSS也需要检查。同时探查并发的症状（三角纤维软骨复合体，月三角韧带，软骨损伤，感染等）。另外，检查镜插入1-2隧道，提供更好的桡腕关节背侧和舟月韧带反射区的视野。之后，检查镜插入MCR隧道，探头插入MCU隧道。用探头检查舟月间隙，明确是否有舟月韧带损伤，以及损伤的Geissler分级[10]。手术的初始阶段，完成损伤的检查，从而选择治疗方案。

▶ 皱缩术　皱缩术最初用于描述肩关节囊保留术的关节镜检查[11]。操作技巧包括，用介于65 ~ 75℃的最佳温度加热胶原蛋白，使之收缩。该方法用于治疗舟月韧带部分损伤取得良好效果[12]。适用指征是Geissler分级中1 ~ 3级的舟月韧带部分撕裂。据我们的经验，理想指征是关节内没有撕裂的凸起瘢痕，如Cognet等[6]描述的一样。在这个病例中，皱缩术使舟月韧带的桡腕面表现正常，减少了腕骨间不稳定性（图15.5、15.6）。不需要额外的钢针固定，但术后需要用支具制动6 ~ 8周。

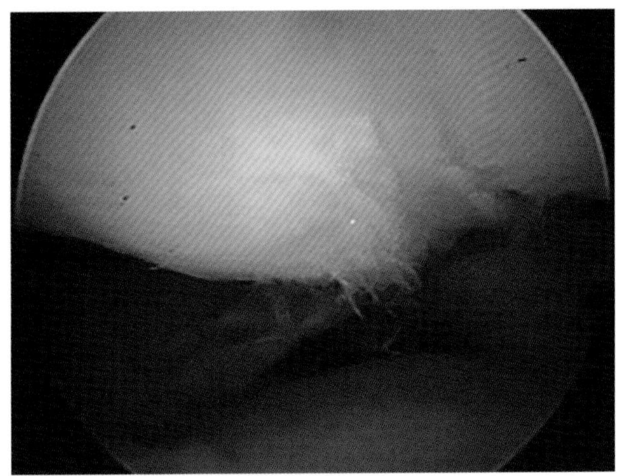

图15.5　桡腕侧视野下一个鼓起的舟月骨间韧带。

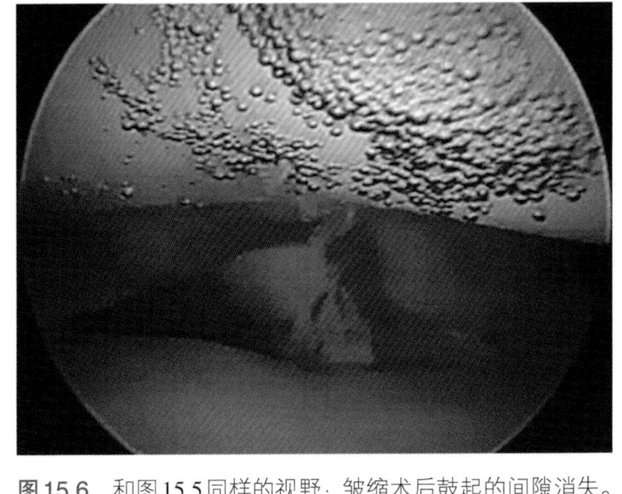

图15.6　和图15.5同样的视野：皱缩术后鼓起的间隙消失。

▶ 关节镜辅助经皮舟月关节固定　如Whipple[9]描述的关节镜辅助经皮舟月关节固定术，必须先清理舟月韧带，尤其是其后侧部分，同时行背侧关节囊清理。避免过度削刮背侧关节囊和关节囊（舟月韧带）反射区，即Van Overstraeten等[2]描述的DCSS。清理的目的是引起从背侧关节囊到舟月韧带的过度愈合。然后在透视下行克氏针固定。鼻咽窝区做切口。Kelly骨针保护伸肌腱和桡神经感觉支后仔细剥离。置入3枚克氏针：2枚固定舟骨和月骨，1枚固定舟骨和头状骨。如果舟月间隙内存在腕骨间台阶，在克氏针固定前必须予以复位。为了达到这个目的，克氏针必须从舟骨穿入舟月间隙（图15.7和图15.8）。然后将关节镜插入MCR隧道，用探头复位腕骨间台阶，然后插入克氏针。针尾切断，埋入皮下，支具制动、维持位置8周。也有作者建议单独采用清理术，但根据Abe等[13]和Darlis等[14]

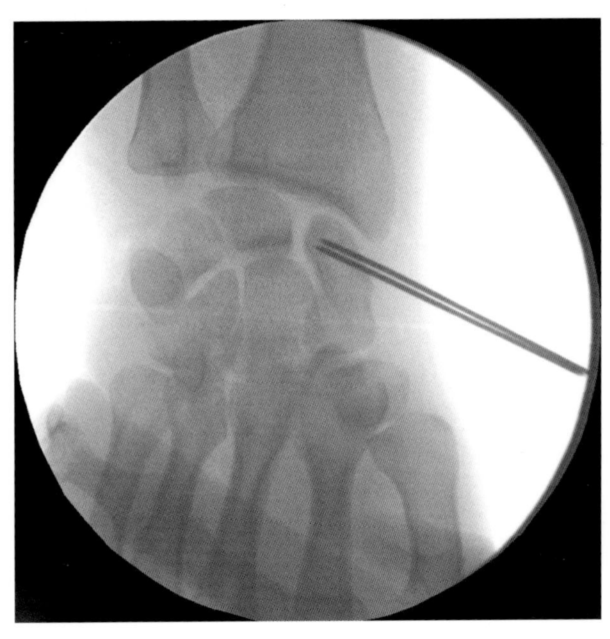

图15.7　2枚克氏针打至舟月关节处。

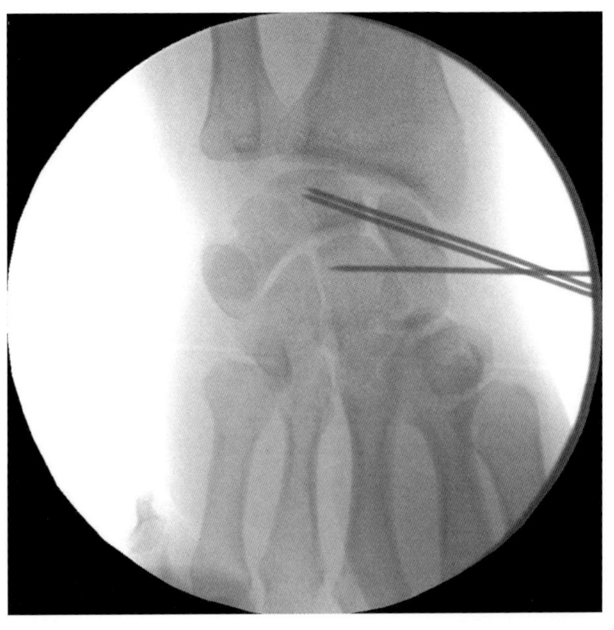

图15.8　一旦舟月关节在关节镜下复位成功，就可用2枚克氏针固定舟月关节，一枚克氏针固定舟头关节来稳定腕关节。

的报道，其效果各异。看起来在实施清理的同时，用克氏针固定舟骨和月骨、舟骨和头状骨是安全的。

15.6 结论

创伤后舟月韧带的部分撕裂可发展成完全撕裂，长期的后果是引起腕关节骨关节炎。腕关节受伤后，若伴有桡背侧持续性疼痛，应该考虑该损伤。诊断必须依据现代成像方法（MRI，关节扫描）。最前沿的治疗方法是借助关节镜，行韧带保留（皱缩）或清理术，以在背侧形成纤维桥。

参考文献

[1] Sokolow C，Saffar P. Anatomy and histology of the scapholunate ligament. Hand Clin 2001; 17: 77–81

[2] Van Overstraeten L，Camus EJ，Wahegaonkar A et al. Anatomical description of the dorsal capsuloscapholunate septum（DCSS）. Arthroscopic staging of scapholunate in stability after DCSS sectioning. J Wrist Surg 2013; 2: 149–154

[3] Watson HK， Ballet FL. The SLAC wrist: scapholunate advanced collapse pattern of degenerative arthritis. J Hand Surg Am 1984; 9: 358–365

[4] O'Meeghan CJ，Stuart W，Mamo V，Stanley JK，Trail IA. The natural history of an untreated isolated scapholunate interosseus ligament injury. J Hand Surg [Br] 2003; 28: 307–310

[5] Mathoulin CL，Dauphin N，Wahegaonkar AL. Arthroscopic dorsal capsuloligamentous repair in chronic scapholunate ligament tears. Hand Clin 2011; 27: 563–572，xi

[6] Cogn et JM，Baur P，Gouzou S，Simon P. Bulge of the scapholunate ligament: an arthro-CT sign of traumatic scapholunate instability. Rev Chir Orthop Repar Appar Mot 2008; 94: 182–187

[7] Garcia-Elias M，Lluch AL，Stanley JK. Three-ligament tenodesis for the treatment of scapholunate dissociation：indications and surgical technique. J Hand Surg Am 2006; 31: 125–134

[8] Palmer AK，Dobyns JH，Linscheid RL. Management of post-traumatic instability of the wrist secondary to ligament rupture. J Hand Surg Am 1978; 3: 507–532

[9] Whipple TL. The role of arthroscopy in the treatment of scapholunate instability. Hand Clin 1995; 11: 37–40

[10] Geissler WB，Freeland AE. Arthroscopically assisted reduction of intraarticular distal radial fractures. Clin Orthop Relat Res 1996; 327: 125–134

[11] Medvecky MJ，Ong BC，Rokito AS，Sherman OH. Thermal capsular shrinkage: Basic science and clinical applications. Arthroscopy 2001; 17: 624–635

[12] Shih JT，Lee HM. Monopolar radiofrequency electrothermal shrinkage of the scapholunate ligament. Arthroscopy 2006; 22: 553–557

[13] Abe Y，Katsube K，Tsue K，Doi K，Hattori Y. Arthroscopic diagnosis of partial scapholunate ligament tears as a cause of radial sided wrist pain in patients with inconclusive X-ray and MRI findings. J Hand Surg [Br] 2006; 31: 419–425

[14] Darlis NA，Weiser RW，Sotereanos DG. Partial scapholunate ligament injuries treated with arthroscopic debridement and thermal shrinkage. J Hand Surg Am 2005; 30: 908–914

16

关节镜下腕背关节囊韧带修复治疗慢性舟月韧带撕裂

Christophe L. Mathoulin, Abhijeet L. Wahegaonkar

16.1 前言

舟月（scapholunate，SL）韧带损伤常由跌倒手撑地引起。未经治疗的舟月骨不稳自然病程存在争议，并且常常在晚期导致关节炎改变—称为舟月骨进行性塌陷（scapholunate advanced collapse，SLAC）腕。腕关节镜在诊断和治疗急性舟月分离中非常有用。慢性损伤比急性损伤在治疗方法选择中更具争议。在我们所选的可复位的舟月骨不稳（Garcia-Elias 2、3、4期）病例中，我们建议一个新的“全关节镜下背侧关节囊韧带修复”手术，它有利于早期功能康复，防止术后关节僵硬。

文献推荐最多的治疗方法是切开修复或重建替代技术，它们能改善疼痛和增加抓握力，但它们经常会导致术后腕关节僵硬[1]。另外，没有足够证据能证明这些干预能预防或者至少能延迟创伤后关节炎的发生。开放性技术似乎导致一定程度的僵硬，这可能是由于术中广泛的软组织（包括关节囊）的切开，使其愈合过程中出现瘢痕和挛缩引起。因此我们采用全关节镜下背侧关节囊韧带修复技术来避免开放手术来切开关节囊[2]。我们用Geissler 和Haley[3]关节镜分级以及Garcia-Elias等[4]分级来给舟月韧带撕裂分级。我们建议该技术应用于舟月韧带（scapholunate ligament，SLL）部分或完全撕裂、舟月排列正常并且舟骨可复位患者。另外还可以使用克氏针来稳定舟月间隙。我们手术的57例患者随访2年，即使在年轻、活动多的患者中也得到了鼓舞人心的结果。

16.2 材料和方法

我们报导57例患者的治疗结果，他们都有慢性腕痛，保守治疗无效。全部患者都进行了临床体检，也拍了标准腕关节X线片和腕关节MRI检查；患者在局部区域麻醉下接受了关节镜下背侧关节囊韧带修补术。术后所有患者在规定时间内进行了随访。随访时对健侧和患侧的腕关节在各方向上的活动度、DASH评分、疼痛缓解的VAS评分进行了记录。

16.3 术前评估

▶ 临床评估　所有患者术前都要做双侧腕关节活动范围的检查。记录触诊时受累关节的压痛点。还要做Watson试验。

▶ 放射学评估 所有患者都拍标准腕关节后前位，侧位，斜位片，测量舟月间隙和舟月角，并做MR关节造影。

16.4 手术技巧

门诊手术，采用局部麻醉，使用上肢止血带。肘关节屈曲90°放在搁手台上，手指用指套牵引于牵引塔上，牵引重量3 ~ 5 kg。

针对桡腕关节，我们采用关节镜标准3-4和6R入路，针对腕中关节，用MCR和MCU入路。先向关节腔内注入生理盐水，用15号刀片在腕背做个小的横切口，再用蚊式钳钝性分离至关节腔。从3-4入路进入2.4 mm镜头，器械从6R入路进入，这两个入路进入的器械可根据需要更换。可以从MCU入路进入暴露腕中关节，检查和触动这两个关节的结构，来明确损伤及其分期。

16.5 手术步骤

我们用两个分级系统来评估舟月分离的程度，它能在关节镜下评估软骨状态和舟月韧带撕裂情况。

Geissler 和Haley[3]描述了舟月韧带损伤的关节镜下的4个分期（表16.1）；Garcia-Elias等[4]又根据5个临床和关节镜的判断标准将舟月分离分成6个不同的分期（表16.2）。

表 16.1 Geissler和 Haley 关节镜下软骨损伤分级

1期	RCJ中SL变薄/血肿，MCJ中没有不协调
2期	RCJ中SL变薄或穿孔，MCJ中有轻微不协调
3期	RCJ中SL穿孔/MCJ中有不协调，有台阶（>1探针）
4期	RCJ和MCJ有不协调和台阶，体检触诊有不稳

注：MCJ 腕中关节；RCJ 桡腕关节；SL 舟月骨。

表 16.2 Garcia-Elias 分期系统

每期的损伤	分期					
	1	2	3	4	5	6
SLL背侧是否完整？	是	否	否	否	否	否
SLL能否修复？	是	是	否	否	否	否
舟骨排列是否正常？	是	是	是	是	否	否
腕骨移位能否复位？	是	是	是	是	否	否
RCJ，MCJ软骨是否正常？	是	是	是	是	是	否

注：SLL 舟月韧带；RCJ 桡腕关节；MCJ 腕中关节。

只有Garcia-Elias分级中的2，3和4期患者，我们用这种方法治疗。无论是维持原状（2期和3期）还是发现排列不齐（4期）需要矫正，都要注意腕骨的排列。如果关节镜下发现出现这3个分期之一，我们就做腕背关节囊修复手术。通常舟月韧带是从舟骨上撕下，连在月骨上，但在背侧靠近舟月韧带的关节囊止点的地方，舟月韧带在舟骨、月骨背侧角上都有残留部分。由于腕关节牵拉时，关节囊与撕裂的韧带是反向的，所以，在6R入路很难看到舟月韧带的背侧（尤其是它舟骨的部分）。可是用30°角的镜头，使用正确的角度，适当松解前拉部分后从6R入路也能看到这个部位撕裂的韧带。从3-4入路直视下穿入1枚针到桡腕关节，小心不要直接进入关节囊打开的部位。针从离关节囊洞1 mm的地方进入，接着针从背侧到掌侧、由近侧到远侧斜着穿入舟月韧带桡侧的残留部分，直到在腕中关节看到针尖。然后镜头转到MCU入路，3.0 PDS缝线穿入针头，在MCU入路直视下，用蚊式钳从MCR入路将线拉出（图16.1 a、b）。第2针与进入月骨（尺侧）残留的舟月韧带的第1针平行，再从同一个入路出来（图16.2 a、b）。在两个缝线间打个结。沿着这个，由远到近牵拉两根线的近端，让第1个线结从舟月间进入腕中关节，在背侧舟月韧带的掌侧（图16.3）。第2个结打在两个近端止点之间，从3-4入路引出直到关节囊。这个结位于腕关

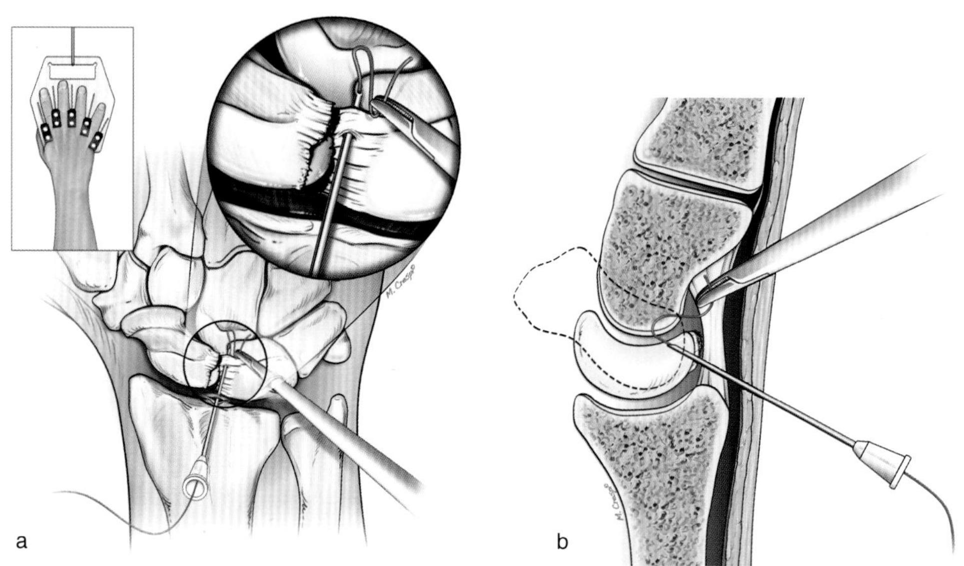

图16.1 图中演示了手术第1步的过程。一根强韧的缝线从桡腕关节穿到腕中关节，穿住残留在月骨上的舟月韧带背侧部分（a和b）。

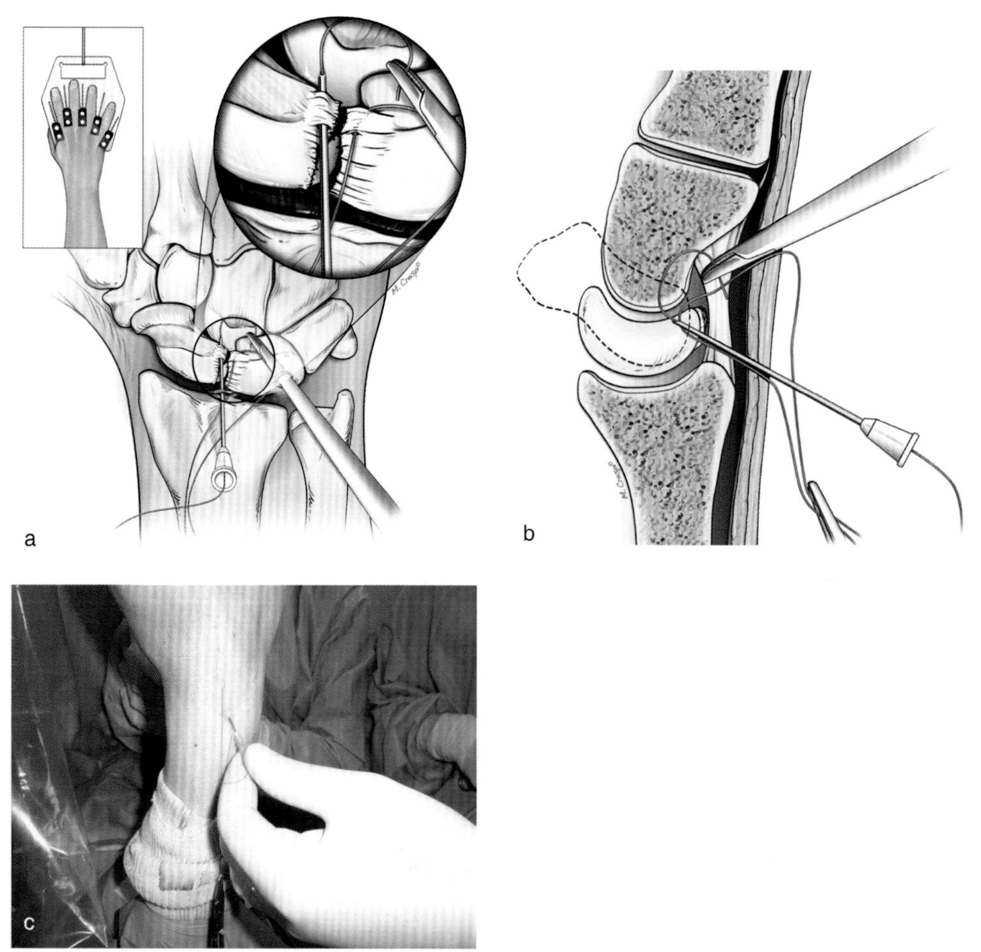

图16.2 手术的第2步包括由桡腕关节向腕中关节穿入第2根线，穿住残留在舟骨上的舟月韧带残端（a~c）。

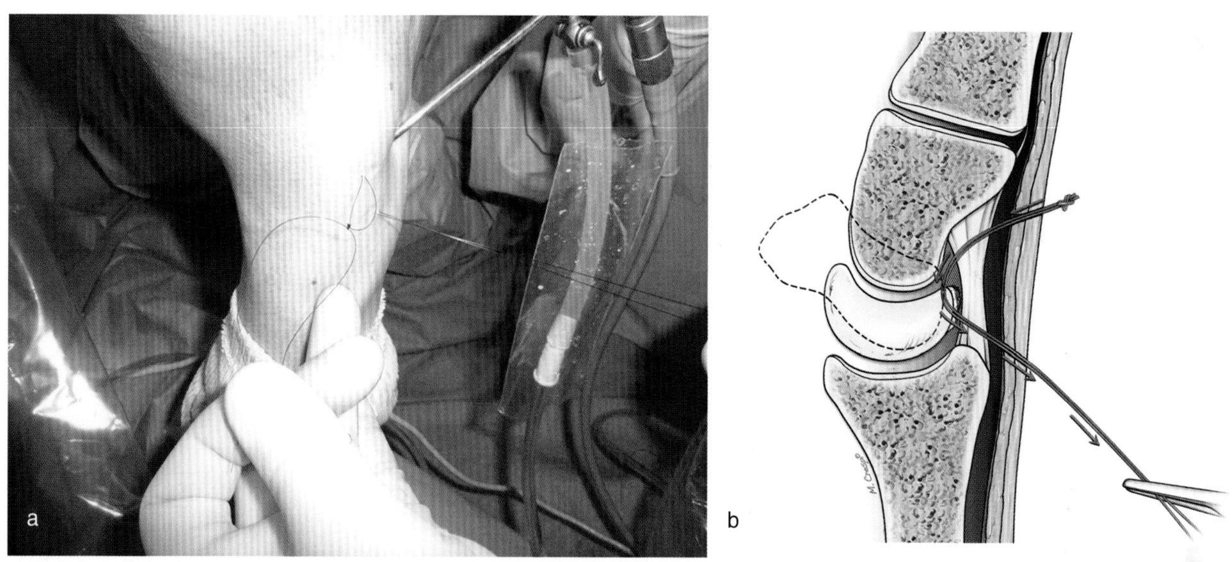

图16.3　手术的第3步：将两根线的远端系紧，将两线近端牵引，让线结位于腕中关节韧带残留部分的掌侧（a和b）。

节外背侧关节囊上。这个的效果是在舟月韧带和关节囊之间做了关节囊韧带修复（图16.4 a、b）。可是一定要牢记，如果舟月韧带从骨上完全撕脱，没有残留的韧带，就不能做这个手术。

4期的病例手术与前面说的稍有不同。在这些病例中舟骨必须复位，分别与月骨和头状骨固定。这需要在X线片监测下用内固定或外固定的方法固定。一旦确认舟骨已复位，就可以做关节囊韧带的修复了。用1.2 mm克氏针从舟骨打到头状骨来稳定舟骨。稳定舟月骨，克氏针固定后打最后一个结（图16.5）。在撤出器械前，彻底冲洗桡腕关节和腕中关节。术后加压包扎伤口，掌侧短臂石膏托固定。

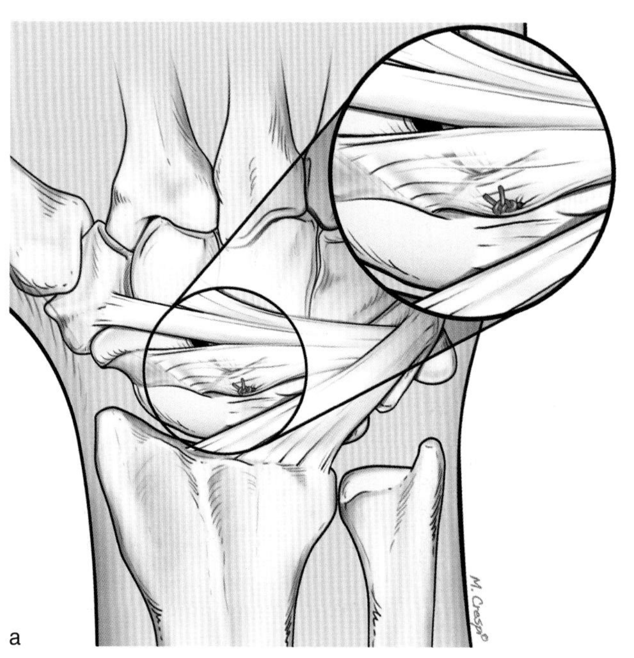

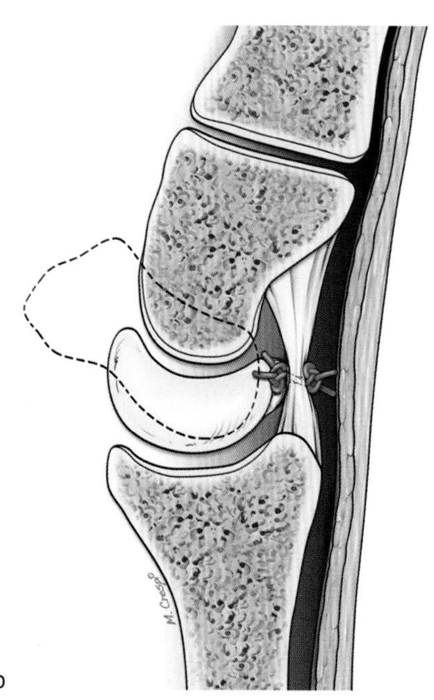

图16.4　本图演示了从前方和侧方看第2个线结系于两个近端之间，且由3-4入路切口引入，位于关节囊背侧。这个线结位于关节外，在关节囊上。这起到的作用像在舟月韧带和它之上的关节囊之间做一个关节囊成形术（a和b）。

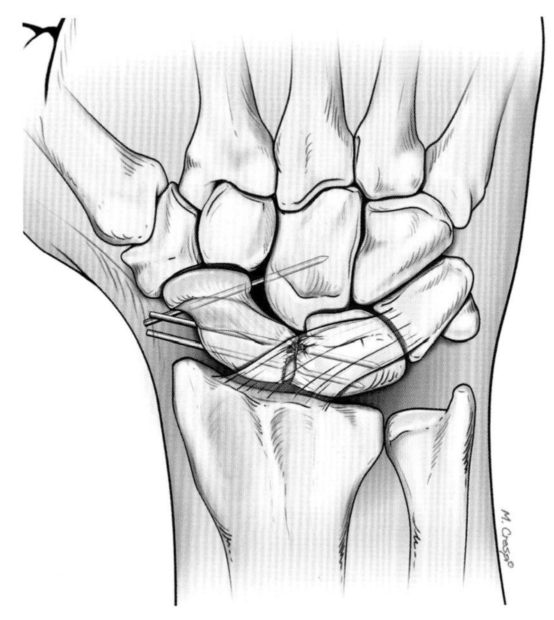

图16.5　本图演示了从前方看用1.2 mm平行克氏针固定于舟骨和头状骨之间来稳定舟骨，这仅用于Garcia-Elias 分级4期患者，最后一个线结在舟月固定后再系紧。

16.6 术后计划

腕关节石膏固定2个月。8周后可以在理疗师指导下进行被动功能锻炼。使用克氏针的患者（例如，4期患者），在术后2个月去除克氏针，然后开始同样的物理治疗计划。

16.7 术后评估

▶ 临床评估　所有的患者都进行术后定期回访。在最后一次的随访中由独立的评估专家用DASH评分表进行评分。记录腕关节屈、伸和桡偏或尺偏的活动范围。

握力用JAMAR测力计（Preston，Cambridge，Massachusetts，United States）测量并与对侧对比。并对患者进行满意度评估，由患者为其术后效果评价，分为非常好、好、一般、差。

▶ 放射评估　在术后8周为所有患者拍摄后前位、侧位、斜位X线片，然后在规定的时间拍片，直到最后一次随访。舟月角由术者和独立测量者测量。常规在术后6个月做MRI检查。

▶ 统计学分析　数据分析是双变量分析和配对t检验。结果是以$P<0.05$为有统计学差异。

16.8 结果

有34例男性和23例女性患者，平均年龄（38.72±11.33）岁（17～63岁）。有52例是优势侧。平均受伤后时间为（9.42±6.33）个月（3～24个月），平均随访时间（30.74±7.05）个月（18～43个月），在所有方向运动范围都有提高（图16.6 a～e）。术后与术前比较腕关节背伸增加14.03°（SEM=1.27°；$P<0.001$）；屈曲增加11.14°（SEM=1.3°；$P<0.0001$）；屈曲和桡偏分别达到对侧的84.3%和95.72%。VAS分数平均差异为－5.46（SEM=0.19；$P<0.0001$）。患侧术后平均握力为（38.42±10.27）kg（20～60 kg），术前（24.07±10.51）kg（8～40 kg）（$P<0.0001$）。术后握力达到健侧的93.4%。从术后的X线片上可以看到DISI畸形得到矫正。术前术后舟月角差异为－8.95°（SEM=1.28°；$P<0.0001$）。术后DASH评分为（8.3±7.82）分，而术前DASH评分为（46.04±16.57）分（$P<0.0001$），DASH评分与术后DISI畸形矫正呈负相关，低DASH评分与SL角增大相关（图16.6 f～g）。

根据Garcia-Elias分级系统，2期3例，3期25例，4期29例。2例患者用克氏针临时固定。16位伴有三角纤维软骨复合体损伤，也在同一次关节镜手术中给予治疗。所有患者都在平均9周（1～12周）恢复工作，所有的职业运动员也和他们受伤前一样恢复了同一级别的运动。56例患者（98.2%）对治疗结果感到非常满意和满意。1例患者结果一般，感到不满意，主要因为术后关节僵硬。

▶ 影像学结果　术前术后舟月角差异为－8.95°（SEM=1.28°；$P<0.0001$）。有11例（19%）术后

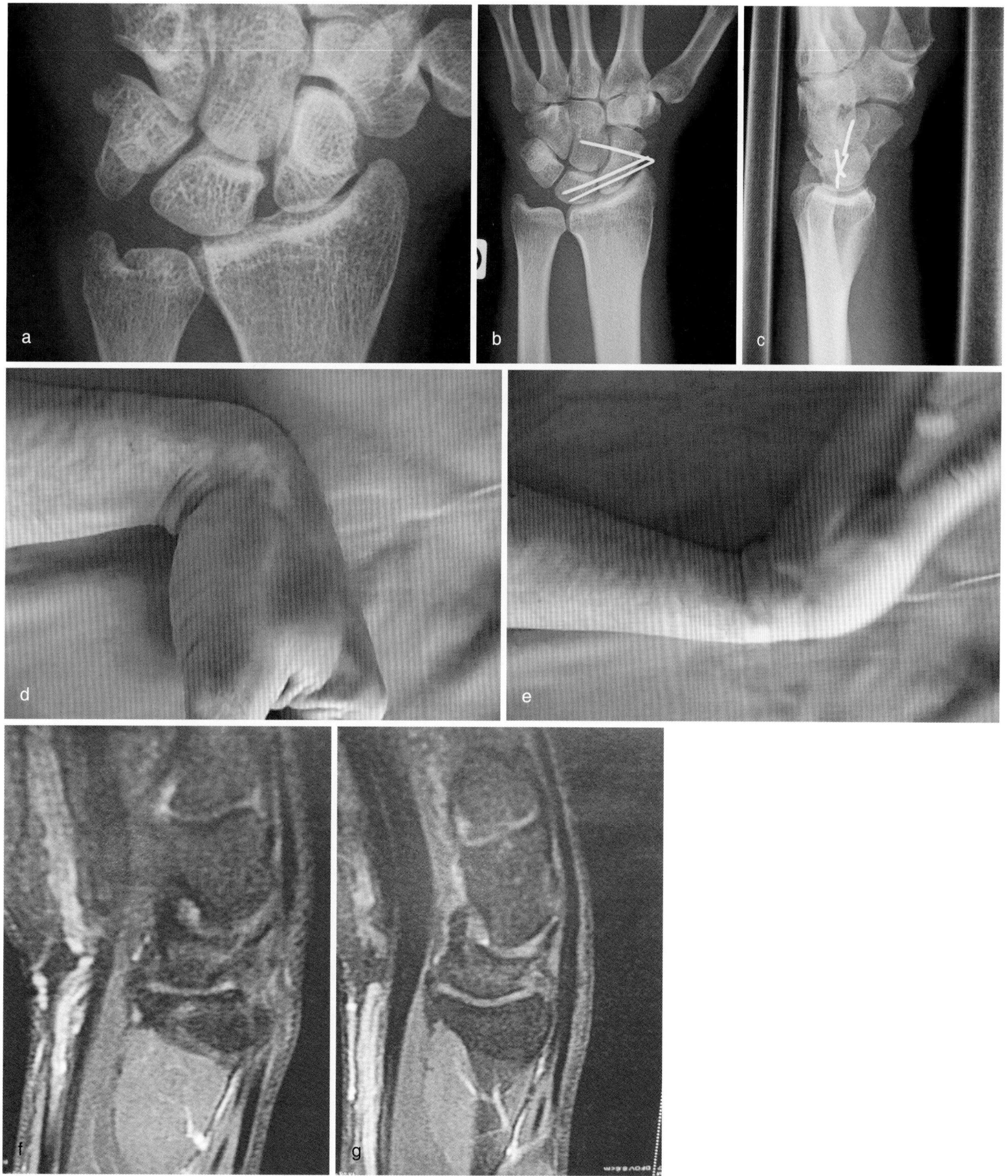

图16.6　舟月分离术后9个月的临床病例（Garcia-Elias 4期）（a）；X线片显示关节镜下背侧关节囊成形术后舟月间隙及稳定性都恢复正常（b和c）；经过12个月的随访，腕关节屈伸都恢复得非常好（d和e）；术后12个月的MRI 显示月骨位置恢复正常，关节囊成形术后关节囊增厚，甚至把关节囊拉向月骨（f和g）。

DISI畸形没有得到矫正。

16.9 讨论

舟月韧带背侧部分是舟月关节稳定的主要部分，这很大程度上是因为它连在背侧关节囊上。舟月分离由多种原因引起，一是舟月韧带损伤，另外至少有一种继发的软组织限制牵拉[3, 5]。未治疗的舟月分离的自然病程最终会变成SLAC腕[6, 7]。文献中描述的大多数手术方法的目的是减少腕关节疼痛，增强功能，同时预防创伤后腕关节炎形成[1]。急性期或伤后2个月内，或者部分撕裂手术后效果最好。Whipple 等描述了采用关节镜下克氏针固定通过纤维粘连来重新恢复舟月韧带的力量[3, 8]。对急性损伤推荐用关节囊加固直接缝合来修复SL背侧韧带的方法。

可是，对慢性SL韧带损伤的治疗一直存在争议。有很多手术方法来治疗SL损伤、但是关节软骨完整的患者，例如腕背关节囊固定术，移植肌腱的韧带重建术，以及腕骨间关节的融合术。大多数手术方法对解除疼痛有效，但是会明显引起关节僵硬。另外，没有一个能够预防引起SLAC腕的创伤性关节炎的发生[1]。我们因此开展了微创的技术来稳定舟月关节，最大程度地保存腕关节的活动能力。我们根据舟月分离的Garcia-Elias 分期来选择我们的患者[4]。根据影像学及关节镜下的发现有5个标准来描述韧带的损伤程度（表16.2）：

- 有无SL部分撕裂但背侧部分完整？
- 韧带可否修复？
- 是否能维持腕骨的正常排列？
- 如果有移位，舟骨是否容易复位？
- 桡腕关节和腕中关节的软骨是否正常？

我们进一步改良了Garcia-Elias分级，在我们的经验中，5期几乎不存在。把舟骨周围纤维化的组织松解后舟骨就容易复位，5期就转化为4期。在某些病例中舟骨是不能复位的。在这些病例中通常都有软骨损伤，因此5期就变成了6期。Garcia-Elias 等也报道5期能减轻到4期。在舟骨不能复位的病例中，他建议就像6期一样做部分关节融合术[4]。因此我们提出改良这个5期为“切开手术可复位的”，而4期必须是关节镜下可复位的（表16.3）。我们提出关节镜下背侧关节囊修复术适用于改良后的Garcia-Elias分期的2期、3期、4期慢性舟月韧带损伤的患者[2]。另外我们不再在2期和3期的患者中使用克氏针固定舟月和舟头关节。克氏针只用于4期舟骨复位后的患者。

1期是舟月韧带部分撕裂，而背侧部分完整。Watson和Ballet[6]将此类描述为动态不稳。急性期的这类患者可以在关节镜监测下行经皮克氏针固定术[9]。我们通常把5期排除在讨论之外，因为经过舟大小多角关节松解之后就会变成4期。6期是真正的SLAC腕，对它行姑息性手术通常是为了保存腕关节的某些范围的活动[1]。2期、3期、4期是舟月韧带完全撕裂，伴或不伴有腕骨排列不齐，并且舟骨能够复位。有大量的方法来治疗这类损伤。在慢性损伤中，有大量医师采用克氏针将舟骨固定于月骨上和（或）固定于头骨上，再辅以背侧关节囊加固术来治疗[10-14]。关节囊加固术通常也适用于Garcia-Elias 2 期损伤，这种损伤韧带完全撕裂但修复后会很好地愈合。这是这类损伤最常用的技术[1]。切开的关节囊加固术不管修复或不修复舟月韧带，都取一条关节囊，穿过桡腕间隙，或者背侧腕骨间韧带近侧[9, 13]。手术技术和适应证都不同，但是经过十多年来的短期、中期随访，其结果是可比的。大多数患者的疼痛都减轻了，但是发现腕关节的活动范围减少了10% ～ 45%。大多数患者还是会出现舟月间隙的增大[1]。另外Gajendran等[15]证实经过回顾性分析背侧腕骨间韧带关节囊加固术，经过长期随访发现腕关节平均屈曲角度从术前的66°到术后的50°（丢失了

24.3%）。背伸从62°减少到55°（11.3%），桡偏从24°减少到17°（29.2%），尺偏从45°减少到36°（20.0%）。握力最多达到健侧的95%。Gajendran报道，经过5年随访有50%的患者发生了SLAC腕。

采用Brunelli技术或其改良技术，利用肌腱移植来稳定舟月关节[4, 16-21]。其中之一的改良方法是Garcia-Elias等提出的三-韧带肌腱固定术[4]。经短期和中期随访，肌腱固定术的效果是可以比较的[1, 16]。它们能够改善腕关节疼痛，腕关节运动减少25%。另外，经过平均3～4年的随访，SLAC腕只有5%到24%[4, 15-21]。另外一些替代方法包括骨-韧带-骨移植技术重建舟月间隙[22]，四-骨编织技术[23]，动力性肌腱转位[17, 24, 25]，或者减少和连接舟骨月骨的方法等[26]，这些很少应用，文献中也没长期随访结果[1]。

Zarkadas等[27]发表了一篇研究文章，分析了美国和加拿大协会的468名手外科医师利用不同的软组织和（或）骨组织重建治疗舟月不稳，99%患者有腕关节术后活动受限。66%的受访者仅仅恢复了腕关节正常功能的40%～60%。仅有1%受访者功能恢复到正常的81%～100%。只有18%的外科医师认为慢性损伤患者握力可恢复到正常的75%。84%的外科医师认为患者应该调整伤手的使用方法，从而终止偶尔发生的疼痛。Deshmukh等[11]发表了一篇前瞻性研究文章，采用Blatt关节囊固定术治疗44例舟月分离患者。与对侧相比，腕关节背伸受限从60°减少到38°（减少36.7%）；屈曲从70°减少到40°（43.7%）；桡偏从17°减少到4°（76.5%）；尺偏从16°减少到13°（18.7%）。这一系列患者中，术后握力仅恢复到健侧的75.1%。通过VAS测量疼痛指数从术前的7.9减少到术后的4.1，但是只有21位患者（47.7%）疼痛缓解得很好，52.3%的患者只得到一般或者很差的疼痛缓解。Moran等[16]比较了改良Brunelli手术和Berger关节囊固定手术。在肌腱固定组，术前术后关节活动范围减少30%，关节囊固定术组减少了27%。在两组中屈-伸活动范围的减少具有明显的统计学意义。两组中的握力没有明显差异。Links等[21]比较了44例接受Brunelli技术和四-骨编织技术的患者，发现Brunelli技术总的结果好于四-骨编织技术。Weiss[28]发现14例接受骨-支持带-骨手术患者，腕关节运动减少，握力增加，患者满意度很好。所有这些技术都引起明显的腕关节僵硬，甚至会导致腕关节炎发生。可是，在我们这一系列患者中，我们观察到运动范围和握力均很好。Elsaidi等[29]对舟月韧带掌侧部、膜部及背侧部以及外源性韧带的作用做了系统的解剖学研究，证明在切掉背侧腕骨间韧带的止点后，月骨背侧倾斜度（DISI型）反映了舟月骨的不稳定程度。

因此我们的结论是，由于没有大范围的切开和组织分离，所以没有引起像大多数研究报告提到的腕关节僵硬，我们稳定2期、3期、4期舟月分离的手术方法是可信的[11-27, 29-31]。另外还需要大样本资料及长期随访来发现它对减少SLAC腕发生的作用。

表16.3　改良Garcia-Elias分期

损伤分期	分期					
	1	2	3	4	5	6
SLL是否背侧完整？	是	否	否	否	否	否
SLL能否修复？	是	是	否	否	否	否
舟骨排列是否正常？	是	是	是	否	否	否
腕骨移位能否复位？	是	是	是	是（关节镜下）	是（切开）	否
RCJ和MCJ软骨是否正常？	是	是	是	是	是	否

注：SLL舟月韧带；RCJ桡腕关节；MCJ腕中关节。

参考文献

[1] Kalainov DM, Cohen MS. Treatment of traumatic scapholunate dissociation. J Hand Surg Am 2009; 34: 1317-1319

[2] Mathoulin C, Dauphin N, Sallen V. Capsulodèse arthroscopique dorsale dans les 1ésions chroniques du ligament scapho-lunaire. Chir Main 2009; 28: 398

[3] Geissler WB, Haley T. Arthroscopic management of scapholunate instability. Atlas Hand Clin 2001; 6: 253—274

[4] Garcia-Elias M, Lluch AL, Stanley JK. Three-ligament tenodesis for the treat-ment of scapholunate dissociation: indications and surgical technique. J Hand Surg Am 2006; 31: 125-134

[5] Berger RA, Imeada T, Berglund L, An KN. Constraint and material properties of the subregions of the scapholunate interosseous ligament. J Hand Surg Am 1999; 24: 953-962

[6] Watson HK, Ballet FL. The SLAC wrist: scapholunate advanced collapse pat-tern of degenerative arthritis. J Hand Surg Am 1984; 9: 358-365

[7] Pilný J, Kubes J, Hoza P,Sprláková A, Hart R. Consequence of nontreatment scapholunate instability of the wrist. Rozhl Chir 2006; 85: 637-640

[8] Whipple TL, Schengel D, Caffrey WD. Arthroscopic reduction and internal fix-ation of scapholunate dissociation. Arthroscopy 1992; 8: 41

[9] Blatt G. Capsulodesis in reconstructive hand surgery. Dorsal capsulodesis for the unstable scaphoid and volar capsulodesis following excision of the distal ulna. Hand Clin 1987;3:81-102

[10] Busse F, Felderhoff J, Krimmer H, Lanz U. Scapholunate dissociation: treat-ment by dorsal capsulodesis. Handchir Mikrochir Plast Chir 2002; 34: 173-181

[11] Deshmukh SC, Givissis P, Belloso D, Stanley JK, Trail IA. Blatt's capsulodesis for chronic scapholunate dissociation. J Hand Surg [Br] 1999; 24:215-220

[12] Slater RR, Szabo RM, Bay BK, Laubach J. Dorsal intercarpal ligament capsulod-esis for scapholunate dissociation: biomechanical analysis in a cadaver model.J Hand Surg Am 1999; 24:232-239

[13] Szabo RM, Slater RR, Palumbo CF, Gerlach T. Dorsal intercarpal ligament capsulodesis for chronic, static scapholunate dissociation: clinical results. J Hand Surg Am 2002; 27:978-984

[14] Wintman BI, Gelberman RH, Katz Jr. Dynamic scapholunate instability: results of operative treatment with dorsal capsulodesis. J Hand Surg Am 1995; 20:971-979

[15] Gajendran VK, Peterson B, Slater RR, Szabo RM. Long-term outcomes of dorsal intercarpal ligament capsulodesis for chronic scapholunate dissociation. J Hand Surg Am 2007; 32:1323-1333

[16] Moran SL, Ford KS, Wulf CA, Cooney WR Outcomes of dorsal capsulodesis and tenodesis for treatment of scapholunate instability. J Hand Surg Am 2006; 31:1438-1446

[17] Brunelli E Spalvieri C, Bremner-Smith A, Papalia I, Pivato G. Dynamic correc-tion of static scapholunate instability using an active tendon transfer of extensor brevi carpi radialis: preliminary report. Chir Main 2004; 23: 249-253

[18] Chabas JF, Gay A, Valenti D, Guinard D, Legre R. Results of the modified Brunelli tenodesis for treatment of scapholunate instability: a retrospective study of 19 patients. J Hand Surg Am 2008; 33:1469-1477

[19] Talwalkar SC, Edwards AT, Hayton MJ, Stilwell JH, Trail IA, Stanley JK. Results of tri-ligament tenodesis: a modified Brunelli procedure in the management of scapholunate instability. J Hand Surg [Br] 2006; 31:110-117

[20] De Smet L, Van Hoonacker P. Treatment of chronic static scapholunate disso- ciation with the modified Brunelli technique: preliminary results. Acta Orthop Belg 2007; 73:188-191

[21] Links AC, Chin SH, Waitayawinyu T, Trumble TE. Scapholunate interosseous ligament reconstruction: results with a modified Brunelli technique versus four-bone weave.J Hand Surg Am 2008; 33:850-856

[22] Harvey EJ, Berger RA, Osterman AL, Fernandez DL, Weiss AP. Bone-tissue-bone repairs for scapholunate dissociation. J Hand Surg Am 2007; 32: 256-264

[23] Almquist EE, Bach AW, Sack.IT, Fuhs SE, Newman DM. Four-bone ligament reconstruction for treatment of chronic complete scapholunate separation. J Hand Surg Am 1991; 16:322-327

[24] Bleuler E Shafighi M, Donati OF, Gurunluogiu R, Constantinescu MA. Dynamic repair of scapholunate dissociation with dorsal extensor carpi radialis longus tenodesis.J Hand Surg Am 2008; 33:281-284

[25] Ogunro O. Dynamic stabilization of chronic scapholunate dissociation with palmaris longus transfer: a new technique. Tech Hand Up Extrem Surg 2007; 11 : 241-245

[26] Rosenwasser MR Miyasajsa KC, Strauch RJ. The RASL procedure: reduction and association of the scaphoid and lunate using the Herbert screw. Tech Hand Up Extrem Surg 1997; 1:263-272

[27] Zarkadas PC, Gropper PT, White NJ, Perey BH. A survey of the surgical man-agement of acute and chronic scapholunate instability. J Hand Surg Am 2004; 29:848-857

[28] Weiss APC. Scapholunate ligament reconstruction using a bone-retinaculum-bone autograft. J Hand Surg Am 1998; 23:205-215

[29] Elsaidi GA, Ruch DS, Kuzma GR, Smith BP. Dorsal wrist ligament insertions stabilize the scapholunate interval: cadaver study. Clin Orthop Relat Res 2004; 152-157

[30] Siegel JM, Ruby LK. A critical look at intercarpal arthrodesis: review of the literature.J Hand Surg Am 1996; 21:717-723

[31] PomeranceJ. Outcome after repair of the scapholunate interosseous ligament and dorsal capsulodesis for dynamic scapholunate instability due to trauma. J Hand Surg Am 2006; 31:1380-1386

17

舟月韧带撕裂的开放手术治疗

Jonny K. Andersson

17.1 前言

舟月韧带有三个结构分明的部分：背侧部分、近端膜性部分和掌侧部分（图17.1）。舟月韧带损伤常见于年轻人，特别是男性，主要发生于优势侧。损伤多发生于高处坠落伤或摩托车事故。受伤撞击的瞬间，腕关节处于背伸、尺偏状态，不受约束的舟骨被推离月骨，直至舟月韧带的不同部分在张力下撕裂。这种撕裂最常始于掌侧部分，逐渐向背侧延伸，直到背侧舟月韧带的所有纤维断裂，即造成完全性舟月分离。背侧舟月韧带最为强大（260 N），是舟月关节的主要稳定结构[1]。舟月韧带的近端膜性部分（63 N）没有明显的限制功能，而掌侧部分（118 N）虽薄，却可帮助旋转稳定。

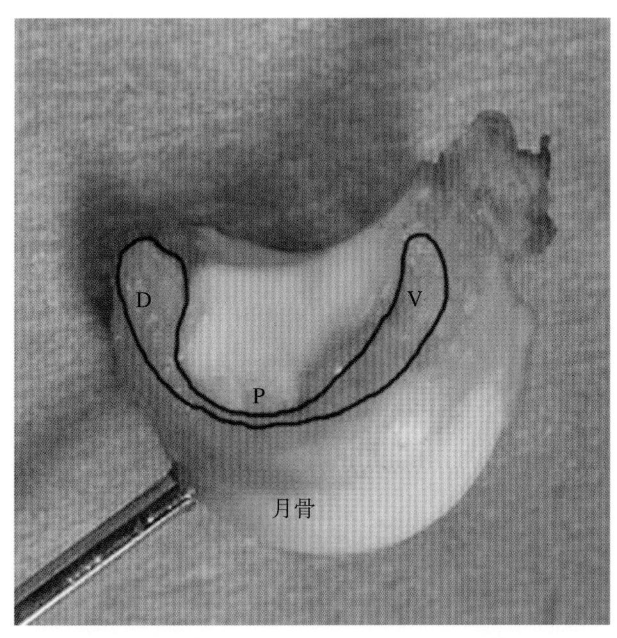

图17.1　舟月韧带有三个结构分明的部分：背侧部分（D），是最重要、最强大的部分；近端膜性部分（P）；掌侧部分（V）。

舟月韧带撕裂是腕关节不稳及继发腕关节功能障碍的最常见原因。但是，舟月韧带损伤的潜在不良影响常常被低估，从而大都未予治疗或者治疗不到位。除了单纯性舟月韧带撕裂和月骨周围损伤外，通过近期的一些研究我们知道，在桡骨远端骨折（报道的发生率在10% ~ 80%）和大约30%的舟骨腰部骨折中会伴有舟月韧带损伤[2]，不过其中仅约1/5是完全损伤。

舟月骨间韧带背侧部分的完全撕裂再加上一处以上次级稳定结构的损伤——桡舟头韧带、长和短桡月韧带、舟大多角小多角韧带复合体或背侧腕骨间韧带损伤——将使舟骨旋转至屈曲位，形成背侧嵌入部分不稳（distal intercalated segment instability，DISI）（图17.2），最终导致舟月骨进行性塌陷（scapholunate advanced collapse，SLAC）

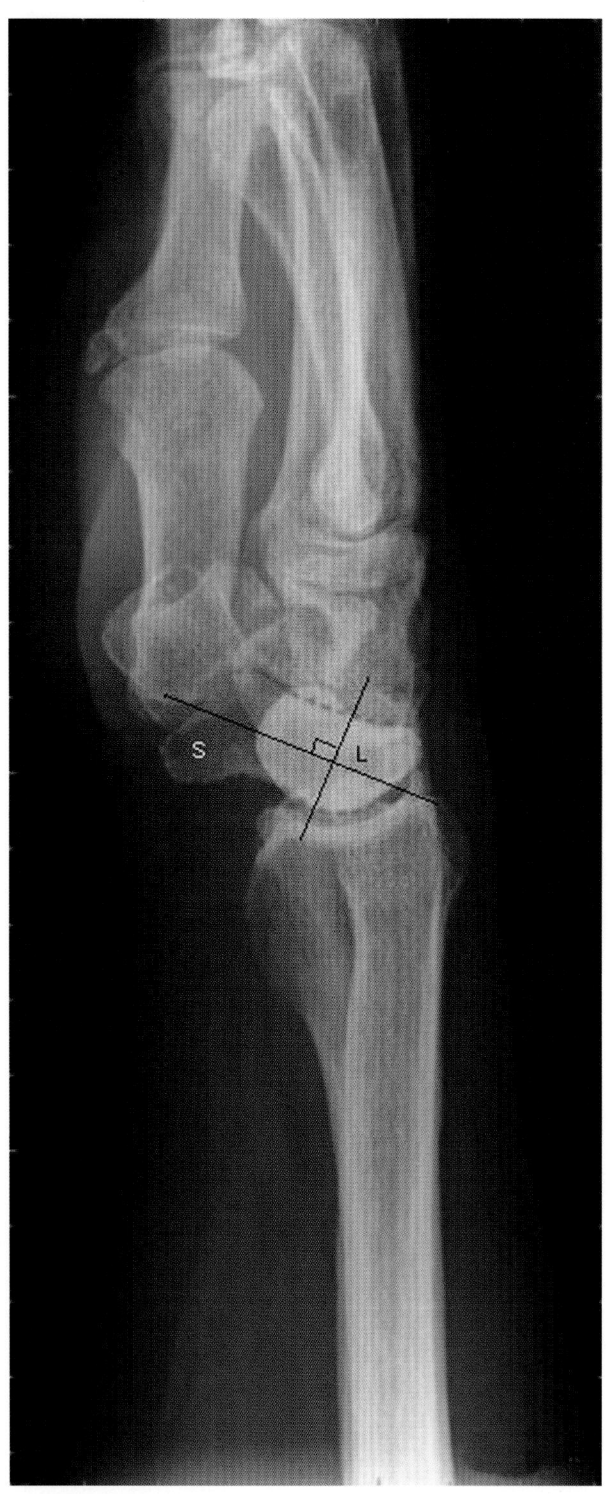

图17.2　背侧嵌入部分不稳，舟月角大约90°。

腕（表17.1、图17.3）。

韧带损伤的多样性和SLAC腕的进程可由很多因素来解释，比如撞击瞬间的腕关节位置，外力的方向、速度和作用点，次级稳定结构的完整性，以及愈合能力、受伤时的肌肉状态等等。舟骨唯一真正的动力性稳定结构是桡侧腕屈肌，会使舟骨旋后的同时使三角骨旋前，这一共同作用产生舟月关节背侧的相互适应。最近进行的一项对超过50例舟月韧带完全断裂和不稳的腕关节回顾性研究显示，Ⅱ型月骨的DISI畸形发生率较低，这一结果提示腕部本身的构造也会发挥一定作用。

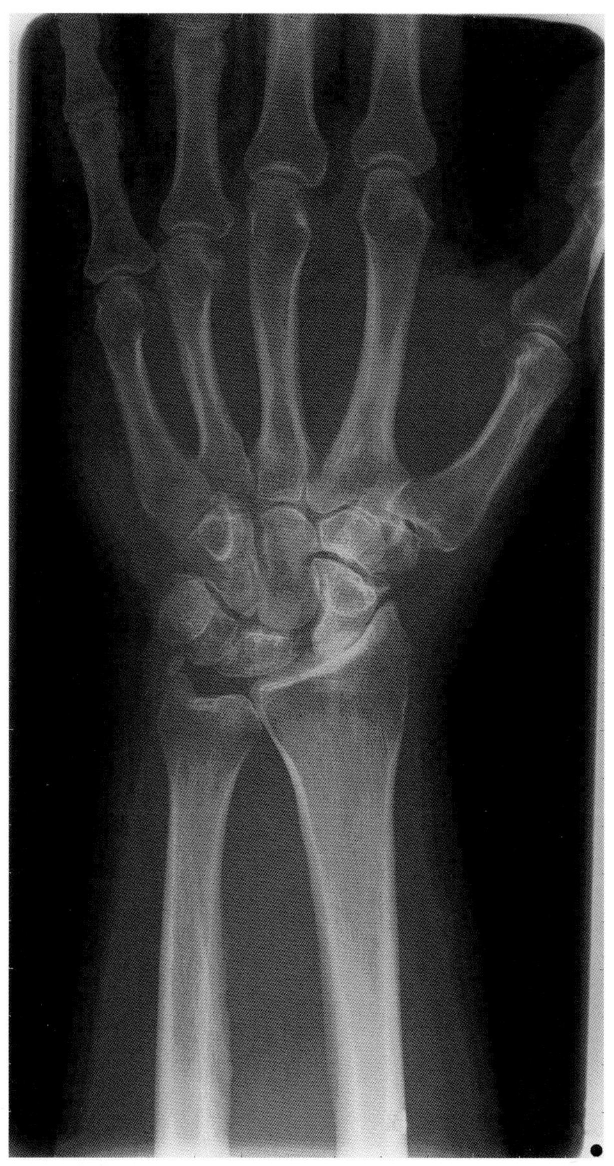

图17.3　舟月骨进行性塌陷Ⅲ期。

表 17.1　长期舟月骨进行性塌陷（SLAC）腕会形成典型的关节炎，Watson 和 Ballet[4] 最早提出病程的 4 个分期

分期	关节炎改变
SLAC Ⅰ	桡骨茎突关节炎改变和骨赘形成
SLAC Ⅱ	桡舟关节关节炎
SLAC Ⅲ	关节炎累及腕中关节（头月关节和舟头关节）
SLAC Ⅳ	关节炎累及全腕关节，除桡月关节外

注：桡月关节一般不会受累。

17.2 分型和预后因素

背侧舟月韧带会以很多不同的方式撕裂，每种损伤类型都需要特殊的固定。最新的研究显示包括关节镜和开放手术中完全性舟月损伤有4种不同类型（表17.2、图17.4）[3]。1型（外侧自舟骨撕脱）是最常见的损伤类型（占42%）。与2型（内侧自月骨撕脱，占16%）同属撕脱型损伤，共占近60%。这两型损伤如在急性期发现，可通过经骨缝合或骨锚重建韧带的附着点的方法修复；如在晚期发现而且腕骨的错乱排列还可复位，进行韧带重建。

3型（中间撕裂，占20%）和4型（部分撕裂伴拉伸，占22%）损伤的部分病例在早期可行腕关节镜下治疗。

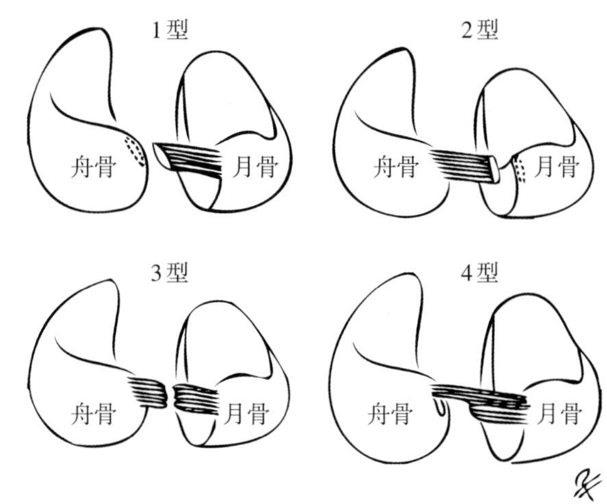

图17.4　根据Andersson-Garcia-Elias分型，舟月损伤有4种不同类型（由Andersson和Garcia-Elias提供[3]）（插图：Per Fredrikson医师）。

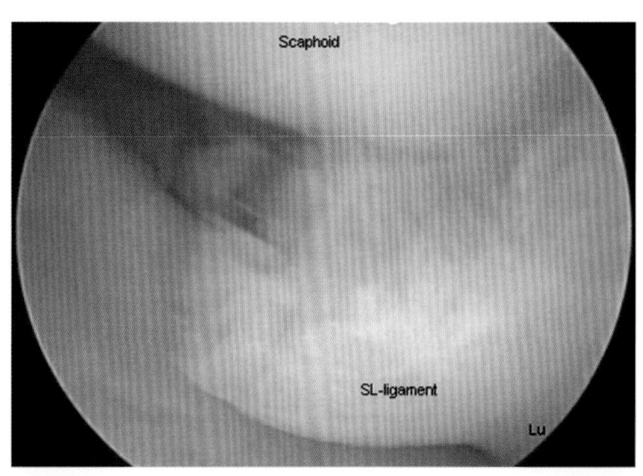

图17.5　3-4入路关节镜下所见，舟月韧带完全损伤1型，自舟骨撕脱，舟月间出现明显的台阶。此种情况下舟月骨进行性塌陷进展迅速。

因此，关于SLAC腕进展时程、预后、愈合能力及治疗方法选择的问题，有很多因素需要考虑。这些因素包括次级稳定结构的状态，舟月间损伤的起始步骤，患者的动力性力量，初始创伤的总量，腕部本身的组成构型以及舟月韧带损伤类型（详见栏框“影响舟月韧带撕裂和分离治疗选择和预后的因素”、图17.5）。而做出诊断的时间可能是影响结果的最重要因素。

初始诊断会比较困难，因为在X线片（紧握拳头摄片）上显示出舟月间隙>3 mm、舟月角>60°的动力性不稳可能需要3 ～ 12个月的时间。约5%的“腕部扭伤”伴有舟月韧带撕裂，所以对于所有有明确腕部外伤而X线片检查阴性的患者，都建议使用石膏固定并随访至2周观察有无持续性症状。要重新进行腕部体检，包括Watson试验（舟骨滑移试验），手指背伸试验和触诊。Watson试验在完全性舟月韧带损伤中应当表现为阳性，但有些研究显示正常人群中也有约20%的Watson试验阳性者，这就使舟月损伤的诊断变得困难了。在做舟骨滑移检查时，检查者必须从桡侧握住腕部，拇指置于舟骨掌侧突起部位，其余手指包绕在桡骨远端。这样检查者的拇指可以推向舟骨，而其

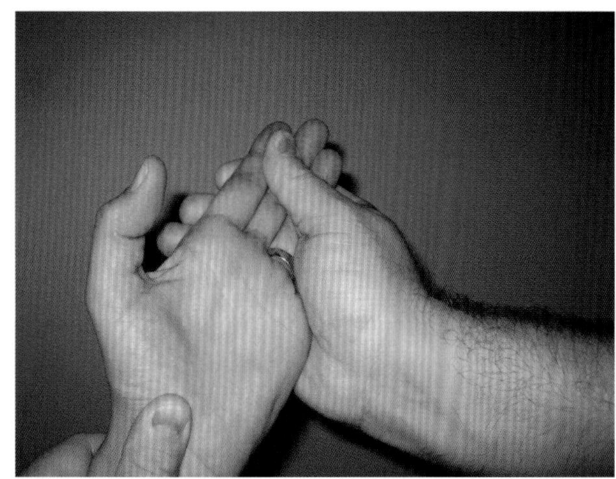

图17.6 Watson试验——舟骨滑移试验。

余手指可做出对抗。检查者的另一只手在掌骨水平抓住患者手部来控制腕关节的位置。腕部从尺偏、轻度背伸的位置，逐渐桡偏并轻度掌屈，拇指持续恒定地向舟骨施压（图17.6）。如果舟骨不稳，会向背侧半脱位，并且患者会感觉腕背疼痛，则为Watson试验阳性。

有明确外伤史、怀疑舟月损伤的患者，还必须检查应力位X线片，要在旋后、最大程度尺偏位握紧拳头（图17.7）。如有需要可以考虑MRI检查，虽然MRI并不总具备足够的敏感性和特异性。而关节镜在诊断腕部韧带损伤中仍是金标准。有意识地关注和怀疑是做出早期诊断的最好保证。

表17.2 背侧舟月韧带损伤：临床类型的Andersson–Garcia-Elias分型

舟月韧带损伤类型	发生率
1型：外侧自舟骨撕脱	42%
2型：内侧自月骨撕脱	16%
3型：中间实质部断裂	20%
4型：整体拉伸	22%

注：大约60%的损伤韧带自骨质撕脱，导致一侧没有韧带残留。因此大多数患者需要使用穿骨缝合或骨锚的韧带重新附着技术，至少在这些患者中无法施行关节镜辅助下的舟月关节囊成形术。

与舟月韧带撕裂和脱位的治疗选择和预后相关的因素

- 伤后时程
- 基于新的Andersson–Garcia-Elias分型的舟月损伤类型
- 损伤程度（部分/完全：Geissler分型）和不稳程度（动力性前期、动力性或静力性）
- 可复性
- 愈合能力
- 软骨状态
- 患者因素和要求
  - 年龄
  - 健康状态
  - 专业、职业和娱乐相关的要求
- 术者的经验、技术和喜好

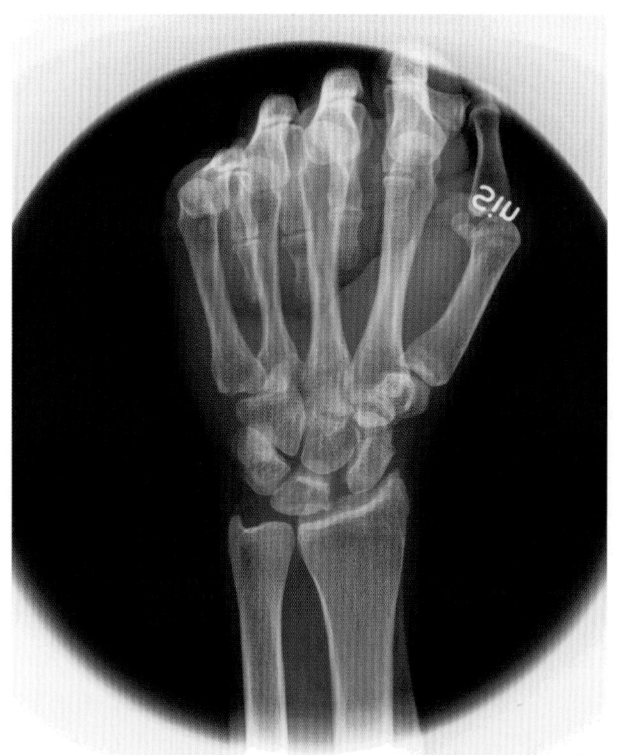

图17.7 应力位X线片，此图为紧握拳头，也可做尺偏动作，显示动态性舟月不稳。

17.3 动力性和静力性舟月不稳

舟月不稳及分离根据临床上的表现可分为不同的程度。

动力性前期、隐性舟月分离表示舟月韧带不完全性损伤，应力位X线片结果正常。最常见的情况就是舟月间的掌侧和近端连接撕裂，而最重要的背侧韧带尚未受累。

动力性舟月分离的形成原因是舟月韧带的所有结构包括背侧部分完全撕裂，但次级稳定结构仍然完整。典型的表现是只在应力位X线片上出现腕骨排列错乱，舟月间隙>3 mm及DISI。

在可复性静力性舟月分离中，次级稳定结构也已损伤，出现永久的静力性腕骨排列紊乱。但腕骨半脱位仍可复位，而且没有软骨退变。长时间的陈旧撕裂会导致舟骨周围纤维化形成，腕骨塌陷，半脱位关节的软骨面变形。这些病理变化导致不可复位的静力性不稳，不过也还不伴实质性的软骨退变。

17.4 舟月骨进行性塌陷：SLAC腕

长期舟月分离的最终结果是形成所谓的SLAC腕（图17.3）。SLAC是腕关节退变性关节炎中最常见的类型（表17.1）[4]，是在舟月分离、舟骨旋转半脱位以后发展出来的。退变性改变最先累及桡骨茎突，然后是桡舟关节，接着是腕中关节（头月关节和舟大多角小多角关节）。头状骨头部陷入舟月间隙后会侵蚀得极为迅速。在SLAC关节炎中，很特别的是桡月关节不会受累，这是因为月骨具有球面关节，并与桡骨的月骨窝相匹配。从原始外伤到出现SLAC关节炎的平均时间尚不知晓，很可能会差异很大，取决于外伤能量、相关韧带和次级稳定结构的损伤状况、舟月间损伤的起始步骤（图17.5），以及腕关节本身的组成构型等。临床实践中，SLAC腕最常在外伤3～15年后发现。

17.5 急性和亚急性舟月韧带损伤和分离的开放手术治疗

部分损伤最好不要采用开放手术治疗。可选的方法包括关节镜下清创和热紧缩、穿针固定或桡侧腕屈肌腱再训练的物理疗法。

急性完全性损伤最好在4～6周内采取治疗。

陈旧性舟月不稳相当复杂，因此治疗非常困难，过去也推荐过很多不同的治疗方法。

临床上很难治疗舟月韧带撕裂，治疗结果也相差很大[5, 6]。这种损伤在就诊时常被漏诊，因其本身的临床诊断困难，而且原始X线片没有异常，即使舟月损伤在急性期被诊断出来，韧带的残端短小且回缩，难以再将两端对接。舟月韧带复合体还承受很大的张力、扭力和压力。由于存在以上因素，舟月修复以后，随时间推移而逐渐变差的情况并不少见。

显然，舟月分离的最佳治疗就是在诊断确立后尽早地实施手术。这是恢复其解剖结构、阻止舟月韧带和腕部次级稳定结构发生不良磨损改变的最佳时机。众所周知，背侧舟月韧带在腕部承重时的稳定性中发挥非常重要的作用，但是这种重要性也不能过分强调。对于要求不高的患者来说，如果次级稳定结构状态尚可，周围的关节囊韧带结构具有代偿作用，再加上相关肌肉的动力强度，有时还可以有效地保证腕部稳定，至少可以维持数年。但是总的来说，如果舟月韧带损伤后未愈合，将不可避免地出现进行性关节退化和SLAC进展的风险。

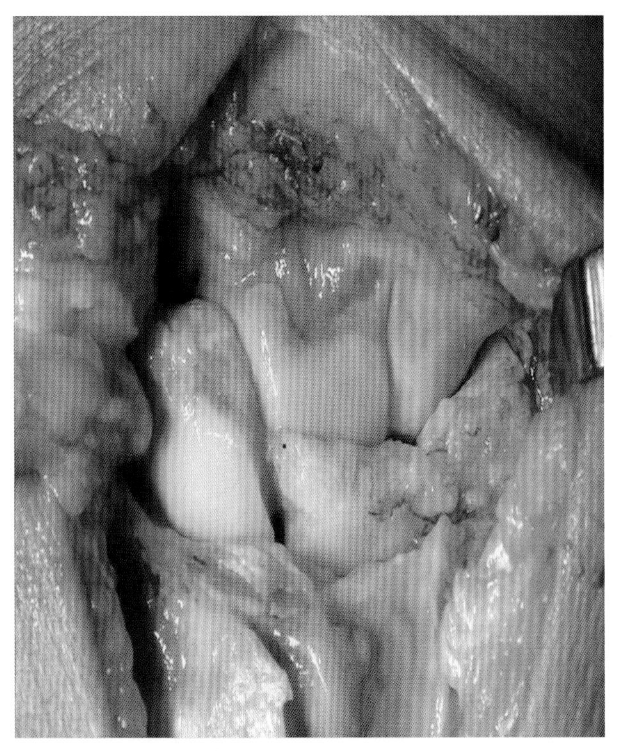

图 17.8 1型舟月损伤，骨折块（蓝点所示）附着于韧带上。

在1型和2型带有骨片的撕脱损伤（图17.8）或新鲜但残端没有拉伸变细的中央部损伤中，舟月韧带撕裂后的愈合能力还是比较理想的。对于这些病例，最合理的方法是切开韧带附着点重接或缝合加上克氏针加强固定[3, 7-9]。一旦舟月韧带功能恢复，腕关节就最好开始负重。

治疗方式的选择要以就诊时的临床分期和外伤后的病程为依据。急性损伤定义为初始创伤后4周内就诊者，亚急性损伤为4周到6个月，陈旧损伤为外伤6个月以上者。

虽然急性期修复的最佳时机尚未明确，但所有内在韧带在短短2～6周都会迅速退变，之后就难以一期修复，甚至无法或者没有意义修复[1]。早期诊断和切开修复仍是金标准，要大力提倡。关节囊修复术可进一步用于加强。使用韧带缝合、穿骨缝合或骨锚固定骨片加上克氏针固定和（或）关节囊固定的直接切开修复术[7, 9, 10]有很好的中短期疗效。对于舟月韧带完全撕裂而尚无关节炎表现且腕部次级稳定结构正常者推荐直接修复治疗。切开手术中，术者能够直接观察软骨，检查有无其他伴发的韧带和软骨缺损。舟月韧带最重要的背侧部分可以修复。而掌侧部分还没有理想的治疗方法，因为掌侧切口入路需要切开重要的次级稳定结构。根据新的Andersson-Garcia-Elias分型[3]，舟月损伤最常见的类型是自舟骨的撕脱损伤，撕脱韧带中常常带有一块小的骨软骨碎片。对于此类患者，需要采用穿骨金属缝线或骨锚缝合（图17.9）[3, 7, 9]。

采用以舟月间隙为中心的纵行背侧切口。沿第三伸肌间隔切开伸肌支持带，经骨膜下向尺侧牵开第四伸肌间隔，骨间后神经做节段切除。显露腕关节时可采用纵行关节囊切开或根据Berger和Bishop的韧带保留法切开。评估舟月韧带的背侧和近端膜性部分。

大多数损伤属于撕脱类型（60%），需要使用骨锚再固定。解剖复位以后，从舟骨向月骨和头状骨穿针固定。然后，根据损伤类型选用空针、缝线、穿骨缝线和（或）骨锚缝线修复韧带。有些病例中，在最终复位之前预先将缝线穿入韧带，固定舟月后再直接打结可能使操作更加方便。推

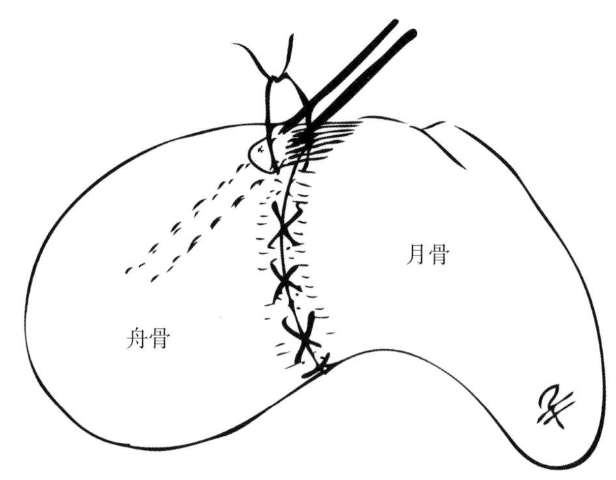

图 17.9 使用克氏针、骨锚和（或）缝线进行直接修复的方法（插图：Per Fredrikson医师）。

荐同时做背侧关节囊加强术。对于急性损伤使用缝线或缝线锚钉直接修复确实可靠，但切开手术仅限于舟月韧带背侧部分的修复。在尸体标本中的生物力学研究显示，只需修复背侧舟月韧带即可获得相对正常的腕部力学状态。

切开修复的长期效果显示超过70%的患者疼痛明显减轻，握力可达健侧的85%，活动度可达健侧的80%。长期随访发现X线片退变性改变者不到30%。舟月韧带撕裂后采用骨锚直接经骨固定可以成功实现舟月稳定性恢复，中期功能结果满意。

对于急性的部分或完全撕裂，还推荐精确复位、经皮穿针加或不加背侧关节囊固定的方法。精确复位、经皮穿针，而不切开缝合的方法在急性或亚急性舟月韧带撕裂时也显示了优良的结果。采取这种仅穿针固定的方法时，必须做到精确复位，要在急性早期，而且最好在关节镜下进行。钢针留置8周。推荐的最稳定的克氏针固定方法是舟月间1枚、舟头间1枚。但是，穿针固定也存在一些内在的问题，包括固定稳定性有限及钢针移位、断裂和感染的风险。有些研究显示，与钢针固定相比，不论是即刻随访还是短期随访，使用螺钉临时加强固定4 ~ 6个月都可以更好地矫正舟月间隙和成角。但是关于这些方法，尚无长期随访数据可供参考。把一枚粗大的螺钉穿过血供如此差的舟骨，好像很难会被接受，这种方法的使用仍然备受争议。

当残留韧带质量差、直接修复力量弱或者操作困难时，有些医师推荐背侧关节囊固定术。

急性期（4 ~ 6周）过后，韧带愈合变差，所以最理想的治疗还是要在伤后尽早介入。如果复位和愈合的条件还比较合适，即便损伤时间已长，有些患者还是可以采用直接韧带修复和关节囊加强治疗[7, 10]。根据Cohen和Taleisnik的研究，对于存在动力性舟月不稳的陈旧损伤，直接修复加上背侧关节囊固定加强的短期随访结果令人满意，但在对腕部日常要求高的患者中，随着时间推移，临床和影像学结果都会逐渐变差。

17.6 陈旧舟月分离和SLAC腕的治疗

过去已经报道了多种舟月韧带的肌腱重建方法，并且这些方法也都有了很大的改进。在20世纪90年代初，有人报道了使用桡侧腕长伸肌腱腱束的动力性肌腱固定术[5]，可使握力较术前改善。桡侧腕长伸肌腱腱束保留远端附着部，通过钻孔从舟骨远端背侧穿至掌侧结节部，建立背侧的栓系固定，防止舟骨掌屈塌陷。在掌侧，肌腱绕过舟骨腰部，经关节间隙至背侧切口内。腱束经月三角韧带背侧纤维下方穿过，折返与自身缠绕，然后收紧维持月骨复位，从而闭合舟月间隙。1995年，Brunelli等建议使用桡侧腕屈肌腱对旋转半脱位舟骨的远端和近端都进行调整。桡侧腕屈肌腱腱束穿过舟骨远端的横行骨洞至颈部背侧，然后固定于桡骨远端的尺侧部分。Van Den Abbeele对这种方法做了改进，建议将桡侧腕屈肌固定到月骨背侧或桡三角韧带的背侧，而不跨越桡腕关节。

在陈旧性损伤（超过3 ~ 6个月）患者中，采用部分桡侧腕屈肌腱进行肌腱固定或舟月韧带重建，短期之内可能有效，但随时间延长，效果常常变差。

3-韧带肌腱固定法（“3LT”法）（图17.10）融合了以往所述三种方法的特点，似乎是一种改良。该法以桡侧腕屈肌腱加强舟骨掌侧远端的连接（加强并模拟舟大多角小多角韧带），重建背侧舟月韧带，并将尺偏的月骨复位（加强了背侧桡三角韧带）[8]。

以Lister结节和头状骨为中心做纵行切口。沿第三伸肌间室切开伸肌支持带，按Berger和Bishop推荐的纤维保留法切开背侧关节囊。

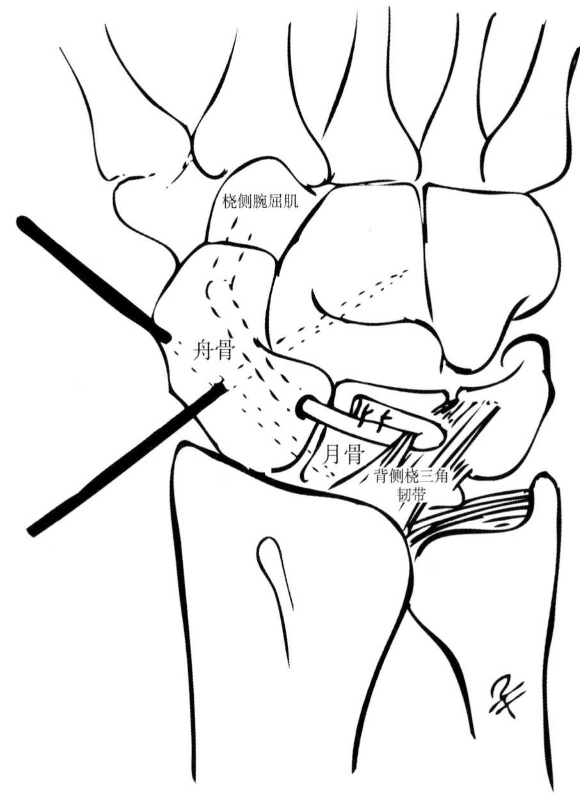

图17.10　治疗陈旧性易复位的舟月分离的3-韧带肌腱固定（3LT）方法（插图：Per Fredrikson医师）。

保留桡三角韧带。切除部分骨间背侧神经。切取以远端作蒂、大约长8 cm宽3 mm的桡侧腕屈肌腱腱束，穿过由舟骨掌侧结节至背侧舟月韧带止点的骨隧道。月骨须容易复位，否则不推荐使用该法。用咬骨钳在已复位的月骨背侧开出一条通道，将骨锚置入此处的松质骨内。桡侧腕屈肌腱穿过桡三角韧带并滑动收紧，然后再与自身缝合。舟月及舟头之间以克氏针固定，并留置8周。

3-韧带肌腱固定法显示出了满意的效果，疼痛和位线显著改善，但活动与握力减小。总之，对于术前无明显骨关节炎的可复位的陈旧舟月不稳，采用肌腱移植的改良Brunelli韧带重建和肌腱固定法予以矫正，可获得满意的结果。这种修复方法可以缓解腕关节的疼痛，握力尚可接受，舟月间隙正常，但是关节活动度减小，而且不能长期维持舟月角的复位。Garcia-Elias报道了一组38例应用3-韧带肌腱固定法修复的病例[8]，随访大约4年，发现75%的患者重返正常职业活动，并且静息时疼痛明显减轻。屈曲的平均活动度是健侧的74%，背伸为77%，平均握力为健侧的65%。只有5%的病例出现腕骨塌陷复发和DISI。

背侧关节囊固定的方法可单独应用于舟月韧带不适合进行一期修复的患者，也可与一期舟月韧带修复联合使用。此法最早是由Blatt介绍，他使用近端为蒂的腕背关节囊瓣形成对舟骨远端的栓系固定，以稳定并阻止舟骨屈向掌侧。因此桡舟关节背侧关节囊固定法可能是个较好的选择。这种方法治疗舟骨的旋转半脱位，最早也是最流行的方式是Blatt在1987年介绍的。与Linscheid和Dobyns[5]所述方法的不同之处是后者采用远端蒂的关节囊瓣。但是，单独使用背侧关节囊固定术治疗看来不够牢固。在2012年的一项最新研究中，Megerle等随访了50例使用背侧骨间韧带的条束做背侧关节囊固定的长期结果（平均8年）[11]。除了术后立即获得显著改善，在随访的终点，舟月角和桡月角的平均角度都退变到术前值，研究显示单独应用关节囊固定术无法长期维持腕骨的复位，并且还发现一些早期退变的证据。

尸体研究显示，骨－韧带－骨的强度与正常韧带相似。更常用的移植物是骨－支持带－骨、第二或第三掌骨－腕骨或钩骨－头状骨移植物，用或不用螺钉加强。但这类手术仍然缺乏长期随访结果，所以手外科医师很难确定如何合理应用。已有的结果显示这种方法在将来可能会发挥重要作用[12]，但是移植物供区很难再做加强，所以这种方法仍有争议。

有一种新方法，是重建舟月韧带的舟月轴线法，在尸体研究中也显示出了满意的结果。根据Yao等研究，舟月轴线法与传统的舟月韧带重建法相比，可以使舟月间隙改善、缩小，舟月角改善更好[13]。但这种方法也缺乏长期的临床结果。

对于有症状的静力性不可复位舟月分离，最常推荐的治疗方法是局限性融合。舟月融合可能是最不可靠的关节融合，骨接触面积小，头状骨分离，舟月间隙的力量大。报道称这种融合的不愈合率达50%。舟、大多角、小多角骨融合较为复杂但比较可靠，在所用报道病例中的平均不愈合率为14%[1]。融合的目的是让舟骨近极恢复与桡骨舟骨窝的对位。关键是维持腕骨外在部分使舟骨的对位纠正，桡舟角在40°～60°。要避免过度复位而产生活动受限和撞击，复位不足留下的舟月间隙可能会持续至终。

舟头关节融合也会造成相同的腕部动力学改变，其影响与舟、大多角、小多角骨融合一样，导致应力传递改变，以及腕中关节活动度减小。即屈曲会丢失1/3，桡偏功能只能保留一半。尽管如此，其短期疗效至今为止还是相当满意，可恢复75%的握力，功能障碍较小。大多数日常活动会牵涉投掷动作（从背伸桡偏到屈曲尺偏），这一动作发生于腕中关节。因此，桡舟月融合和舟骨远端切除可能是一个很好的选择，特别是桡腕关节软骨退变而腕中关节正常时。对于SLAC腕形成的关节退变，有多种不同的术式，而具体术式的选择仍然极具挑战。全腕关节融合确实缓解了疼痛，但其代价是完全牺牲了运动和减震功能。全腕关节融合的并发症发生率也相对较高。一旦形成了SLAC腕（表17.1、图17.3），只能推荐一些补救手术。腕部去神经化只可选择性地采用。在SLAC Ⅰ期，桡骨茎突切除术可以缓解疼痛并可推迟进一步的手术需要。在SLAC Ⅱ期，最常用的方法是近排腕骨切除或四－角融合。两者的短期效果相似，疼痛缓解，屈曲活动度为30°～40°，背伸30°～40°，握力保留75%[14]。在SLAC Ⅲ期（腕中关节炎），只能采取四－角融合术或者使用头状骨高温石墨表面假体做头状骨近端表面置换加上近排腕骨切除。对于老年患者，术前活动度差，头状骨形状圆钝，可推荐近排腕骨切除术。对于35岁以内的年轻患者，头状骨窄而尖锐，则推荐四－角融合术。头状骨与桡骨的月骨窝关节面完全不匹配，所以新关节的长期预后还有一些疑问。

近排腕骨切除术后10年，一般只有10%～20%的患者出现晚期桡头关节退变，而且常常没有症状。但其他几项研究显示近排腕骨切除术后的继发性关节炎发生率高得多，虽然大多也无症状。目前还缺乏公正的研究，但2009年的一篇系统性回顾报道[15]确认对于伴有症状的SLAC腕患者，四－角融合术和近排腕骨切除术均可明显减轻疼痛，改善主观评分。近排腕骨切除术的术后活动度可能更好，而且没有四－角融合术那些特殊的潜在并发症（并发症发生率超过10%；比如骨不愈合、内植物并发症、背侧撞击等）。该综述指出近排腕骨切除术后继发骨关节炎的风险——虽然大都没有症状——明显较高。两者在主观评分、生活质量、疼痛缓解、活动度、握力等方面的结果相似。

SLAC Ⅳ期可行全腕关节融合术，但是，随着近年新型关节假体存活率的显著提高，特别是在美国，全腕关节置换的数量在不断攀升。

17.7 总结

舟月韧带损伤的治疗选择有很多影响因素（详见栏框“影响舟月韧带撕裂和分离治疗选择和预后的因素”）。Garcia-Elias等[18]发明了一组包括5个问题、为根据分期选择治疗方法的框架：

(1) 背侧舟月韧带是否完整？

(2) 背侧舟月韧带还有无足够的组织可供缝合？

(3) 舟骨的位置是否正常？

(4) 腕骨错位还能否复位？

(5) 桡腕关节和腕中关节的关节面软骨是否

正常？

Wolfe及其同事[16]又增加了一个问题：舟月关系异常是否造成两个不同平面上的畸形（增宽和旋转）？

相应地，对舟月韧带撕裂不同分期的治疗方法可以总结为表17.3所示内容。

动力性前期不稳，舟月韧带部分撕裂（背侧部分完整）最好不要行开放手术，而是可以通过关节镜下清创和热紧缩，并对桡侧腕屈肌（舟月关节的唯一动力性稳定结构）进行再训练治疗，部分患者经皮穿针固定。关于关节镜技术的详细内容参见第16章。

到了更严重的阶段，例如舟月韧带所有部分完全撕裂但次级稳定结构完整的动力性舟月分离，可使用经皮穿针固定。如果韧带可以修复，损伤处于急性或亚急性期，愈合能力尚可，那么最常采用的是切开关节复位、韧带修复（图17.9），并可行背侧关节囊固定术予以加强。但重要是要谨记，根据Andersson和Garcia-Elias的报道，几乎60%的舟月韧带损伤时撕脱性损伤，需要采取穿骨缝合或骨锚对韧带进行切开止点重建。

即使韧带仍可修复，如果腕骨错位，出现了DISI，那就是全腕关节病变，推荐的治疗方法不再是舟月关节的修复。如果静力性舟月分离仍容易复位，可以采用改良的韧带重建法，例如3-韧带肌腱固定法（图17.10）。这种韧带重建的新方法评价较高，因其处理了舟月不稳，控制了舟骨远端的掌侧部分，而且钻开的隧道处于舟骨强度较大、血运较好的部分。

如果腕骨错位完全无法复位，建议采用局限性融合术。对于晚期SLAC腕，可选择四－角融合（年轻患者）、近排腕骨切除（超过35岁且无腕中关节软骨磨损）、全腕关节置换或对某些患者还可行全腕关节融合术。

舟月韧带撕裂是一种很难治疗的损伤，需要考虑诸多因素。随着时间推移，经验还在不断积累，新的分型方法和治疗手段的出现将会使治疗选择更加多样。

表17.3　舟月韧带损伤分期和治疗选择分期

	1期 动力性前期隐性不稳，部分撕裂	2期 动力性不稳	3期 静力性不稳，无DISI且容易复位	4期 DISI	5期 SLAC
损伤的韧带	舟月韧带部分损伤（掌侧），背侧舟月韧带完整	背侧舟月韧带功能不全或完全性舟月韧带损伤+掌侧次级稳定结构部分损伤	完全性舟月损伤或掌/背侧次级稳定结构变弱	完全性舟月损伤，所有次级稳定结构继发性改变	同4期
静态X线片	正常	一般正常	舟月间隙≥3 mm	舟月间隙>3 mm，舟月角>60°～80°	Ⅰ关节炎：桡骨茎突 Ⅱ关节炎：桡舟关节 Ⅲ关节炎：腕中关节 Ⅳ全腕关节炎
应力位X线片	正常，但荧光透视异常	异常	显著异常	无需拍摄	无需拍摄
治疗选择	关节镜清创或热紧缩，穿针固定或关节囊固定，或桡侧腕屈肌腱的再训练	切开舟月修复或止点重建（根据Andersson-Garcia-Elias分型），同时背侧关节囊加固	切开舟月修复及3－韧带肌腱固定重建	可复：3-韧带肌腱固定 已固定：多种腕骨间融合	Ⅰ桡骨茎突切除 Ⅱ～Ⅲ四－角融合或近排腕骨切除 Ⅳ 全腕融合或置换

注：DISI，背侧嵌入部分不稳；FCR，桡侧腕屈肌腱；PRC，近排腕骨切除；SL，舟月关节；SLAC，舟月骨进行性塌陷；3LT，3－韧带肌腱固定。

参考文献

[1] Garcia-Elias M. Carpal instability. In: Wolfe SW, Hotchkiss RN, Pedersen WC, Kozin SH, eds. Green's Operative Hand Surgery. Vol 1. 6th ed. New York: Elsevier Churchill Livingstone; 2011: 465–522

[2] Jørgsholm P, Thomsen NO, Björkman A, Besjakov J, Abrahamsson SO. The incidence of intrinsic and extrinsic ligament injuries in scaphoid waist fractures. J Hand Surg Am 2010; 35: 368–374

[3] Andersson JK, Garcia-Elias M. Dorsal scapholunate ligament injury: a classification of clinical forms. J Hand Surg Eur Vol 2013; 38: 165–169

[4] Watson HK, Ballet FL. The SLAC wrist: scapholunate advanced collapse pattern of degenerative arthritis. J Hand Surg Am 1984; 9: 358–365

[5] Linscheid RL, Dobyns JH. Treatment of scapholunate dissociation. Rotatory subluxation of the scaphoid. Hand Clin 1992; 8: 645–652

[6] Moran SL, Garcia-Elias M. Acute scapholunate injuries. In: Cooney III WP, ed. The Wrist: Diagnosis and Operative Treatment. 2nd ed. Philadelphia: Wolters Kluwer, Lippincott, Williams & Wilkins; 2010:617–641

[7] Cohen MS, Taleisnik J. Direct ligamentous repair of scapholunate dissociation with capsulodesis augmentation. Tech Hand Up Extrem Surg 1998; 2: 18–24

[8] Garcia-Elias M, Lluch AL, Stanley JK. Three-ligament tenodesis for the treatment of scapholunate dissociation: indications and surgical technique. J Hand Surg Am 2006; 31: 125–134

[9] Lavernia CJ, Cohen MS, Taleisnik J. Treatment of scapholunate dissociation by ligamentous repair and capsulodesis. J Hand Surg Am 1992; 17: 354–359

[10] Cohen MS, Taleisnik J. Ligamentous repair for scapholunate instability and dissociation. In: Watson HK, Weinzweig J. eds. The Wrist. Philadelphia: Lippincott, Williams & Wilkins; 2001:491–499

[11] Megerle K, Bertel D, Germann G, Lehnhardt M, Hellmich S. Long-term results of dorsal intercarpal ligament capsulodesis for the treatment of chronic scapholunate instability. J Bone Joint Surg Br 2012; 94: 1660–1665

[12] Harvey EJ, Berger RA, Osterman AL, Fernandez DL, Weiss AP. Bone-tissuebone repairs for scapholunate dissociation. J Hand Surg Am 2007; 32: 256– 264

[13] Lee SK, Zlotolow DA, Sapienza A, Karia R, Yao J. Biomechanical comparison of 3 methods of scapholunate ligament reconstruction. J Hand Surg Am 2014Published online ahead of print

[14] Vanhove W, De Vil J, Van Seymortier P, Boone B, Verdonk R. Proximal row carpectomy versus four-corner arthrodesis as a treatment for SLAC (scapholunate advanced collapse) wrist. J Hand Surg Eur Vol 2008; 33: 118–125

[15] Mulford JS, Ceulemans LJ, Nam D, Axelrod TS. Proximal row carpectomy vs four corner fusion for scapholunate (SLAC) or scaphoid nonunion advanced collapse (SNAC) wrists: a systematic review of outcomes. J Hand Surg Eur Vol 2009; 34: 256–263

[16] Kitay A, Wolfe SW. Scapholunate instability: current concepts in diagnosis and management. J Hand Surg Am 2012; 37: 2175–2196

18

月骨三角骨脱位

Marco J.P.F. Ritt, J.P.W. Don Griot

18.1 前言

很长一段时间以来，桡侧腕关节不稳的病因与治疗的研究一直都备受关注。虽然Linschied等在1970年于他们的经典著作中描述了尺侧腕关节不稳的问题，但月骨三角骨脱位却是在1984年才由Reagan作为一种特殊的腕关节损伤提出[1]。月骨三角骨脱位是尺侧腕关节不稳的一种常见损伤形式，但是关于这方面的认识却比较缺乏，这也是为什么至今对于月三角关节损伤的诊断经常被延误甚至漏诊。它可以是一种急性脱位，也可以更复杂的形式出现。一方面，作为一种慢性损伤，它可能与三角纤维软骨复合体（triangular fibrocartilage complex，TFCC）的退行性撕脱伤有关，也可继发于尺腕桥接综合征。其临床症状可表现为动力性或静力性的腕关节不稳。该病经常与其他引起尺侧腕关节不稳的疾病相混淆：腕骨间不稳、不完全月三角融合、TFCC损伤、分离性三角钩不稳、豆三角病变、尺侧腕伸肌不稳或肌腱炎、下尺桡关节半脱位。

18.2 解剖要点

由于三块近排腕骨没有肌腱附着，因此也没有动力性限制，其正常活动和关节稳定依赖于关节面和内、外侧韧带。

三角骨被认为是协调4个关节运动的关键。

- 月三角关节形成了月骨尺侧和三角骨桡侧间的关节面。这些关节面在月骨和三角骨之间呈平坦的半月形。
- 月骨和三角骨近端凸起的表面和桡腕（尺腕）关节复合体形成关节，即桡骨远端的月骨窝和TFCC的三角纤维软骨盘。通常，不超过50%的月骨与三角纤维软骨盘形成关节。
- 中腕关节的关节面位于月骨、三角骨远侧缘和头状骨、钩骨近侧缘之间。一条矢状嵴将月骨关节面分为桡侧窝和尺侧窝。在这种情况下，钩骨的近侧面与月骨形成关节。月骨的这种2型变异发生率非常高，在成人中占27% ~ 63%。在月骨的1型变异中，月骨与钩骨不形成关节，并且其远侧面在矢状面和冠状面上都是凹陷的。三角钩关节呈螺旋形。其关节面与钩骨远端同四、五掌骨间的关节面并不平行，而是处于一定角度，据报道高达90°。

- 最后，三角骨与豌豆骨之间也存在关节面。

同时三角骨也是对抗手部产生巨大扭力的重要稳定结构。由于围绕三角骨的四个关节都需要韧带来维持其稳定性，因此几乎这些腕骨的所有非关节表面都被排列复杂的韧带附着(图18.1)。

内侧月三角韧带呈C形并由三个独立的部分组成：由成簇胶原纤维组成背侧和掌侧韧带以及由纤维软骨形成近侧端。正常情况下中腕关节和桡腕关节之间应该没有联系，但月三角关节的近侧部分可随着年龄增长出现穿孔。由于这部分对于月三角关节整体的稳定性作用非常小，这种缺陷并不能视为关节不稳的一种征象，但可以视作一种由于反复磨损导致的生理性的、年龄增长相关性的表现。

也有一些外侧韧带限制着月三角关节[2]。从功能上，这些韧带可以被分成两组，桡腕韧带和中腕韧带。大部分穿过桡腕关节的外侧韧带间接地对向纵向前臂轴，正因为如此它们被再次分为控制旋前和内翻的两种韧带。三角骨与钩骨之间没有背侧或尺侧的韧带。由于中腕关节不是一个真正的铰链式关节，因此中间没有垂直相的韧带。这些韧带的缺如在功能上被尺侧腕伸肌腱所替代，它像一层厚厚的保护套在关节活动中保持稳定。

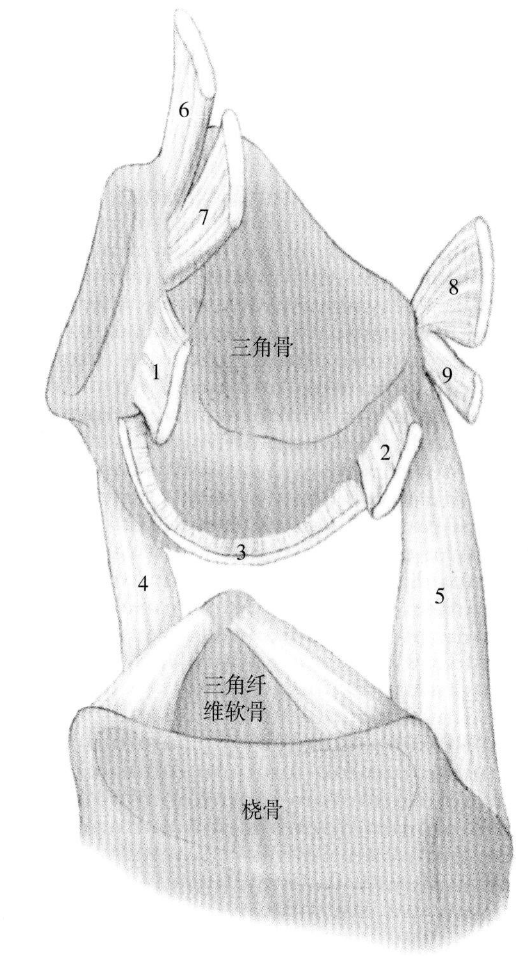

图18.1 三角骨韧带附着的桡侧视图，月骨已摘除。月三角关节由以下三个结构直接联系：月三角掌侧韧带（1）、月三角背侧韧带（2）和近侧月三角膜的结构（3）。尺骨与三角骨之间由掌侧尺三角韧带（4）联系起来。桡三角韧带（5）呈宽大扇形，有效防止腕骨塌陷。中腕关节的掌侧由以下结构制约：钩三角韧带（6）和头三角韧带（7），两者同为中腕关节稳定性的重要结构。三角骨背侧通过背侧腕骨间韧带（8）与大小多角骨相连，通过背侧舟三角韧带与舟骨相连。TFC，三角纤维软骨（9）(引自Fractures and Injuries of the Distal and Carpus: The Cutting Edge，Slutsky，D，ed.，Chapter 40: Kinematics of the Lunotriquetral Joint，Ritt，MJPF，pp 401–406，2009，经Elsevier版权同意)。

18.3 材质和限制特性

月三角韧带的材质检测结果显示月三角韧带的掌侧部分比背侧更厚且更结实（平均强度分别为301 N和121 N）。掌侧部分主要用于限制滑动，背侧部分主要限制旋转活动。纤维软骨的近侧部在64 N的力量下被破坏，在所有方向的限制物中它的重要性最小[3]。月三角韧带在形态学和材质检测的结果上与舟月韧带完全相反。在背侧，舟三角韧带和桡侧三角韧带对关节稳定十分重要并且可以很大程度上影响腕关节活动。最近，关于腕关节韧带神经支配的免疫组化分析显示，对于感觉功能重要的韧带主要集中于三角骨，而运动中较重要的韧带主要位于腕关节桡侧受力线上。三角骨及其附着的韧带被认为是腕关节获得充分神经肌肉稳定性所必需的本体感受信息的关键因素[4]。

18.4 病理力学

月三角韧带断裂的结果已被广泛实验研究。有关月三角韧带在腕关节活动中的重要性研究最早由Reagan等[1]报道，同时他也最早出版了关于这些韧带损伤的一系列临床指南。他们发现严重的月三角关节扭伤常常表现为静态下的掌侧嵌入部分不稳（volar intercalated segmental instability，VISI）畸形和腕关节的异常活动。他们关于月三角韧带撕裂的临床指南也提示月三角关节的角度至少有30°以上的改变，而且三角骨在尺侧倾斜的后前位X线片上向近端明显移位。Viegas等在1990年发现即使在月三角韧带部分撕裂的情况下也会导致月三角关节各部分的活动增加，该发现后来也被其他研究者证实[5]。所有的腕骨间关节在月三角韧带完全切断后都会出现动力学改变，但这种改变在月三角关节上最为显著[6]。在诸多生物力学研究中我们总结出掌侧月三角韧带对腕关节背伸运动中的稳定性比较重要，而其余部分则对腕关节尺偏较重要。但这些实验没有把循环应力负荷（尚存约束力韧带的进行性蜕变会加重腕骨序列的错乱）或生命体自愈及重塑能力考虑进去。不过，在大部分联系临床实践的尸体解剖中我们也可以总结出近端背侧的月三角韧带损伤不会引起腕关节动力的明显改变；掌侧或背侧部分的月三角韧带损伤则可以引起腕关节运动功能的实质性损伤。随后，一种动态的VISI畸形会在上述循环应力负荷后出现，直到后继的稳定物损伤（背侧的桡三角韧带和舟三角韧带）引发静态VISI畸形这一严重功能缺陷改变。

普遍认为，月三角韧带损伤是一系列进行性韧带断裂中的一部分。这与顺向或者更为常见的反向月骨周围脱位有关。有关“反向Mayfield月骨周围脱位”的概念由Viegas等在一篇生物力学研究中提出讨论[5]。其致伤方式可以是从尺侧到桡侧。Shahane等在2005年发现一些临床证据，证实这种反向的月骨周围脱位可能是孤立性月骨三角骨脱位损伤的原因，在46例创伤后月三角关节不稳的患者中，他们只从7例患者身上发现桡侧腕关节不稳的证据[7]。

在这种情况下，孤立性月三角韧带的损伤出现在向后跌倒时手部伸展，同时伴有前臂被动外旋及腕关节桡偏、背伸。此时，受影响最大的是豌豆骨。已处于过伸位的三角骨继续向背侧移位，而月骨由于被桡骨和桡月韧带牢牢束缚，不会跟着移动。此外，与上述机制类似，伴随着中腕关节内翻，尺腕韧带复合体可能被拉紧至引起单独的月三角纤维损伤，而桡腕韧带是松弛的。实质性的剪切力作用于月三角韧带，不断拉伸最终导致韧带撕裂（部分性），同时也对稳定月三角关节的其他韧带造成损伤。月三角韧带厚实的掌侧部分完全撕裂的情况比较少见，除非有一股来自远排腕骨的附加内翻暴力，使掌侧三角钩头骨间韧带向该部施加额外暴力使其断裂。最常遇到的区域性损伤是TFCC外围撕裂（Viegas等实验的第一阶段）和尺腕韧带远端撕裂。据报道，这种复合损伤并不少见，并且其每一项都容易被漏诊。三角骨掌侧缘撕脱骨折应该被解释为更广义的月三角关节损伤的一种，并应当与此概念更好地联系起来。

在其他情况下，如同Mayfield在那篇广为引用的著作中描述的一样，这种损伤的进程往往伴随于更直接的月骨周围不稳的过程。月骨周围不稳的经典进程最先起于掌侧至背侧的舟月骨间韧带断裂。在这些实例中，月三角韧带损伤出现于3期，紧跟于舟月骨间韧带断裂（1期）和月骨头骨间脱位（2期）。月三角关节脱位在月骨周围脱位的病程中是必然的一部分，但也很难把这一部分独立开来。可能孤立的月三角关节不稳只是月骨周围损伤后舟月骨间韧带损伤自然愈合或经干涉后出现的后遗症。

急性月三角韧带损伤在桡骨远端骨折中的发生率比起在TFCC或舟月韧带的损伤中要少见。然而，部分或完全的月三角韧带断裂在关节内骨折中被大量报道，大约占7% ~ 24%。因为产生VISI畸形必须有掌侧弓韧带和（或）桡腕背侧韧带的断裂，因此这种损伤方式在桡骨远端骨折中少见。

最后，尺骨阳性变异会导致TFCC撕裂，并最终通过不断磨损主要对月三角韧带近侧部分产生损伤或引起其变性。如同Schroer在一组截瘫患者中展示的一样，长期慢性反复压力作用于腕部也可以促使发生关节不稳[8]。同样的，那些没有外伤史、关节炎或尺腕桥接综合征的患者也会有月三角关节的病变，因为这属于一种年龄相关性的变性。在所有这些情况中，月三角关节不会有完全脱位或发生旋转改变。但根据生物力学研究中陈述的，这会引起关节活动增加，可能会诱发动态关节不稳和局部滑膜炎。再次重申，只有当背侧桡三角骨间韧带和月三角韧带被撕裂时才会出现VISI畸形和月骨掌屈。

18.5 临床分型

如本书18.4中提到的，作为一个从病理力学角度得出的合乎逻辑的结果，月骨三角骨脱位的临床表现形式十分丰富。可以是急性或者慢性损伤，并且几乎没有明显的异常或明显的腕骨塌陷。问题可以仅仅出现在腕部尺侧也可以作为广泛月骨周围不稳的一部分。Garcia-Elias以十分简洁的方式将月三角关节损伤分为5个亚型。这种分型方法在决定具体病例应当采用何种合适的治疗手段中较为实用[9]。

18.5.1 无月骨塌陷的急性月三角关节损伤

这类动态性关节不稳常在关节镜检查中被诊断出来。月三角关节的损伤程度不是一定的，但其中包括月三角韧带的完全撕裂。此处没有腕骨序列的异常，因为后续的月三角关节稳定结构（外侧副韧带）依然完整。病患的疼痛源于月骨与三角骨之间活动增加产生的剪切力和滑膜炎。

18.5.2 无月骨塌陷的慢性月三角关节损伤

这种类型与18.5.1中的情况相似，但是断裂韧带的两端发生了变性，因此失去了韧带修复的可能。同理，如果外侧韧带完整，也不会产生腕骨序列错乱。

18.5.3 月骨三角骨脱位伴腕骨塌陷

在此分型中不仅有月三角韧带的完全断裂，还有后续稳定结构，即外背侧、掌侧桡腕韧带的蜕变或断裂。这会导致腕骨塌陷、离散形成VISI畸形。

18.5.4 急性月骨周围不稳

3期的月骨周围不稳涵盖了月骨周围结构的损伤，包括舟骨月骨脱位和完全性月三角骨间韧带断裂，这比孤立的月三角关节损伤更易引起关节不稳。

18.5.5 慢性月骨周围不稳

急性月骨周围损伤如果未经充分治疗可能进展成永久性的关节半脱位并伴有腕骨塌陷，最后形成VISI或DISI畸形。患者会饱受腕部活动度减小、握力减弱、痛性滑膜炎、进行性关节蜕变等痛苦。

最后我们还要加入一类在治疗方案选择中极为重要的独立分型，这类患者由于慢性尺腕桥接综合征继发了月三角韧带的蜕变。

18.6 诊断

18.6.1 月三角关节不稳临床征象

月三角韧带急性创伤常表现为腕部尺侧疼痛、肿胀，并伴有力量和活动度的限制。在非急性和非创伤性的病例中尺腕关节疼痛、易损和关节不稳更为显著。腕部尺侧的肿胀可能是由于滑膜炎。患者经常自述在腕部尺偏、局部不适并伴有捻发音或敲击感。但这些症状都不具特异性，月三角关节不稳只是其中一种可能。

临床检查时可以在月三角间隙（小指伸肌腱上方）和尺侧腕伸肌腱及尺侧腕屈肌腱间的尺侧鼻烟窝发现压痛。月三角关节不稳还可以通过冲击试验发现，这和Reagan和Kleinman描述的shear试验相似。在Reagan的测试中用一只手的拇指和食指固定住月骨，另一只手将三角骨和豌豆骨向掌侧、背侧移动。阳性结果为疼痛、捻发音和关节的过度移位。在这个测试中，月骨的背侧是固定的，而豌豆骨指向背侧，从而在月三角关节产生一股剪切应力诱发疼痛。其他检查还有Christodoulou和Bainbridge报道的Derby测试以及Linscheid的尺侧鼻烟窝试验和加压试验。这些触发手段大多比较敏感，但仍缺乏特异性。

在关节极度不稳的病例中会出现尺骨头突出的刺刀样畸形：腕关节尺偏、被动旋后伴疼痛，提示月三角韧带断裂。较少见的还有尺神经支配区域的感觉异常。敲击感可通过腕关节被动过伸，同时在内翻旋后位尺偏或桡偏来触发。

18.6.2 影像学诊断

标准X线片

月三角关节不稳在标准的腕关节后前位和侧位片上通常表现为正常。月骨与三角骨之间的距离增加和舟月骨脱位一样不常见。在慢性动态不稳时甚至可以看到月三角关节及软骨下囊肿与对侧关节有一轻微狭窄。

在内外侧月三角支持韧带完全断裂的情况下，由于静态VISI畸形的出现，近侧Gilula线在月骨和三角骨之间中断（图18.2）。从后前位看会在月骨和三角骨之间形成台阶，并在关节背侧形成鸥翼状轮廓。侧位片上月骨的位置是关节不稳的另一条重要特征。VISI畸形可以提示晚期的月骨三角骨脱位。在较轻的病变中可以发现月三角挂接角度减小（正常值为14°）。这个角度的估算十分困难，要求高质量的图像。标准X线片可以排除尺腕关节疼痛的其他原因，包括尺骨阳性变异和尺骨茎突病变。

关节造影

由于假阳性率过高，这种检查方式的价值很小。关节造影可在桡腕关节和中腕关节之间显影。这种成像方式为非特异性，但可以提示创伤性损

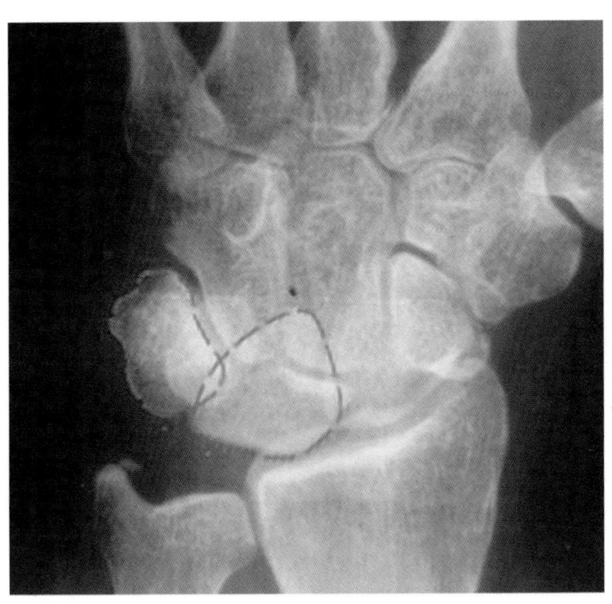

图18.2　近侧Gilula线在月骨和三角骨之间中断并重叠，舟骨和月骨（三角形）屈曲，三角骨背伸。

伤、慢性老年性穿孔或尺骨撞击引起的韧带变性。合并类风湿关节炎可增强成像对比度。

射线活动电影摄影

射线活动电影摄影是受推荐的实用检查手段。在相对急性时期，腕关节会表现出尺偏过程中月骨异常屈曲时突然复位，发出弹响声。这种自发复位稍纵即逝，但VISI腕骨序列异常则静态固定。在该条件下，当腕关节从桡侧向尺侧倾斜时会带动三角钩关节，而舟月复合体则维持在固定的尺偏位。

MRI

MRI上很难发现月三角韧带的病变，需要使用增强造影来发现急性损伤的韧带新鲜肉芽组织。不过月三角关节的其他病变如缺血性坏死可通过MRI平扫区分。

诊断性关节镜检查

关节镜检查是腕关节不稳的诊断及分期最为可靠的金标准。为得到完整的关节镜诊断，必须使用3-4、6R、桡侧、尺侧中腕入路。在尺侧中腕入路可以用牵开器检查月骨和三角骨之间的缝隙。6R入路对月三角韧带本身更好的成像是最合适的。此入路下还可以发现尺腕关节的其他重要信息，如软骨损伤和TFCC损伤。在茎突间隙的滑膜炎可形成滑囊炎，是尺腕关节疼痛的又一种病因。

18.7 治疗

选择合适治疗措施要求准确评估韧带撕裂和关节不稳的程度、是否为慢性损伤以及所有和关节损伤或退变相关的改变。

很多学者仍然通过石膏或支具制动来对无关节不稳的月三角关节损伤采取保守治疗，但失败案例并不少见。我们认为这方式无法治愈月三角韧带的损伤，即便采用过肘关节的石膏将月三角关节微动限制在最小范围。如果早期不能够通过关节镜明确诊断，其后继的稳定结构会变弱或者损害，这是保守治疗失败的显著原因。或者当通过保守治疗不能重建有力的月三角韧带时，那些后继的稳定结构（掌背侧外侧韧带）也随之失效。这些情况最终会发展向动态甚至静态的腕骨塌陷（VISI型）。尽管如此，如果有人强烈要求保守治疗，那么必须配戴肘关节支具（腕关节处于中立位）。同样由于内在病理力学特性，一旦确认患者的痛苦源于月三角关节撕脱或脱位，那么任何其他保守治疗措施都没有价值，包括限制活动和（或）增强锻炼。

关节镜是一种重要的诊断方式，也可用于辅助经皮穿针固定治疗。但滑膜切除术、韧带清创术、尺腕韧带折叠术、电热皱缩等本身作为单一疗法的时间较短（即使有很多乐观的报道），所以并不是广为接受的治疗方式。皮质类固醇注射也是相同的境遇。

因此，在我们看来，一旦急慢性月三角关节撕脱或脱位的诊断成立，则必须手术。但是这个诊断必须严格，还要要求患者相对年轻，并且外伤史明确。对于只有轻微外伤史或没有外伤史的年长患者，我们会发现一些与此不相干的月三角韧带（部分的）退行性病变。此类患者我们应当首先采取保守治疗。

手术方法选择包括经皮克氏针内固定和（或）韧带修复。但不幸的是在最初的症状和表现出来前常有很长的时间延误。直接修复月三角韧带在急性创伤中十分有效但缺乏可行性，因为长期慢性病变使得组织质量变差。所以通常只在诊断很早的情况下月三角韧带才需要修复，比如作为月骨周围不稳的一部分。对于慢性病例有很多治疗方式可供选择，如：关节囊固定术、韧带重建、月三角关节固定术。但月骨三角骨脱位合并静态腕骨塌陷无法用上述任何一种方式治疗。即使是月三角关节融合术也不能成功治疗腕骨序列异常。我们需要更广泛的腕骨间固定，如文献提倡的采用桡月关节融合加上月三角关节固定或四-角融合术。当月三角关节损伤属于急性月骨周围脱位的一部分时有必要采用掌背侧联合入路下近排腕骨摘除。采用这种方法可在经皮克氏针内固定后使直接修复最重要的掌侧月三角韧带（也包括最重要的背侧舟月韧带）成为可能。如果这些损伤经过了不完全或不正确的愈合，可能出现游离性的VISI（在仅有月三角关节持续性不稳的情况下）或DISI（在舟月关节和月三角关节持续不稳的情况下）。在这类慢性损伤中只有一些挽救性措施如近排腕骨切除或摘除舟骨、三角骨同时行头月关节融合才能使问题得到最终解决。但尚无疗效明确的可靠报道。

最后，如果月三角关节撕脱是由于尺骨过长（尺腕桥接综合征）引起，那么尺骨必须采用开放或镜下的“wafer”手术或尺骨短缩术。

18.7.1 急性撕脱伤的关节镜治疗

对于外侧韧带完整、没有腕骨塌陷的急性月三角韧带损伤我们推荐使用2 ~ 3枚针进行经皮月三角关节固定术。该法可完全限制关节活动，给韧带愈合提供最好的环境。部分学者提出异议认为可在4周后进行早期活动，而其他人则认为应该在8 ~ 12周后开始活动。我们倾向于克氏针固定6周结合肘下支具。由于此类患者大部分需要关节镜诊断，所以我们可以同时进行荧光透视下的内固定术。4-5入路是我们通常的工作入路，但6R和6U入路可提供更好的视野。月三角韧带的掌侧部分在VU和6U入路下视野最好。仔细清创，注意不要损伤韧带纤维，将2 ~ 3根克氏针从尺侧经皮攻入三角骨，而后到达月骨。由于腕关节是被牵拉着，微小的腕骨序列异常可被直接纠正而无需其他特殊操作。如果需要撬拨来恢复月骨与三角骨之间的旋转异常则说明诊断有误，肯定有其他损伤（如后继关节稳定结构的损伤），也需要再进行其他手术。此外，中腕关节无需另行固定。

18.7.2 关节囊固定术

对没有腕骨塌陷的慢性月三角关节损伤可采用一些关节囊固定术。Sennwald提出了一种背侧关节囊固定术。该方法采用伸肌支持带的桡侧部分加强尺侧腕关节背侧部分，尝试组织三角骨掌侧移位[10]。Antti-Poika等通过将伸肌支持带同时与月骨和三角骨相连对此法进行改良[11]。最近Omokawa等也使用了类似的技术，不过他们使用的是背侧桡腕韧带，对伸肌支持带的使用存有争议[12]。

18.7.3 肌腱重建

几种肌腱重建术被报道用于不合并腕骨塌陷的慢性月三角关节损伤。从理论上来说，这种技术比起关节融合在维持腕骨正常动力上更具优势。使用这些技术时应当注意尽量避免医源性骨折。不过，我们在这方面并没有自身经验，因为我们依旧更主张进行月三角关节融合。下面介绍两种主要的肌腱重建方法。

Shin等使用尺侧腕伸肌腱的远侧部分重建月三角韧带（图18.3）[13]。该法需穿过月骨（从远端桡背侧向近端掌尺侧）和三角骨（从远端尺背侧向近端掌桡侧）上的小孔。游离端在尺背侧与其自身包裹。牢固缝合以收紧并维持韧带修复。这种环形的肌腱移位稳定了最重要的掌侧月三角韧带，并且可以立即提供可观的稳定力。克氏针交叉固定月三角关节，将韧带重建保护8周，然后再用夹板保护4周。也有报道通过采用尺侧腕屈肌腱对上述方法进行改良。

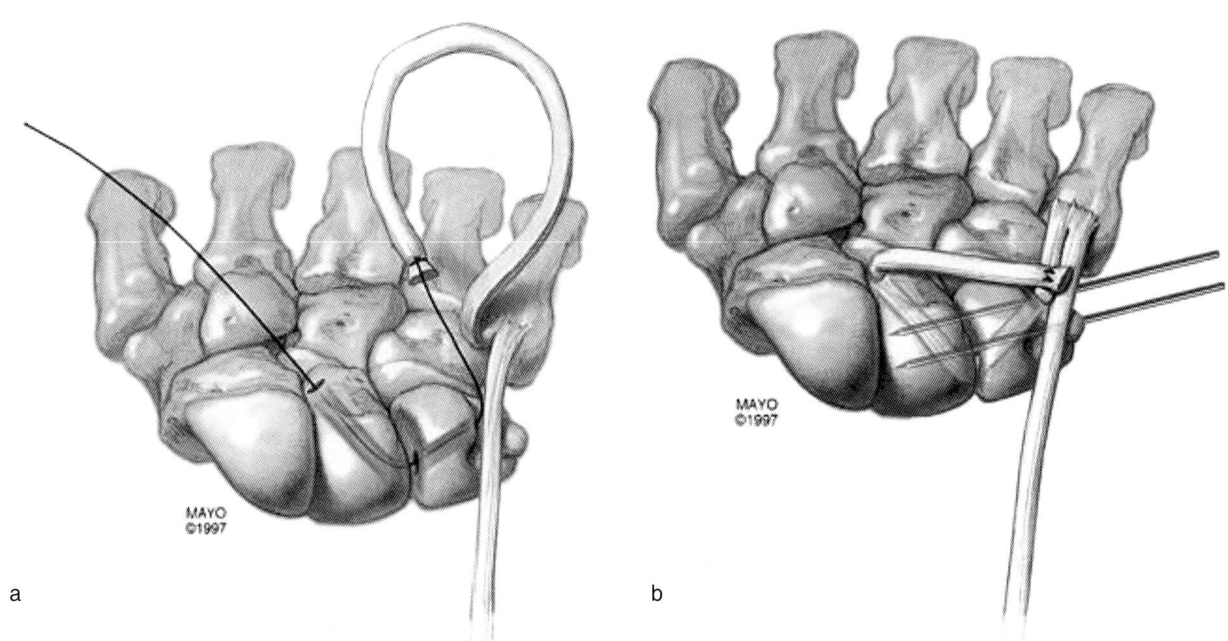

图18.3 用尺侧腕伸肌腱远侧部分重建月三角韧带技术。将移植物穿过三角骨和月骨之间的骨性隧道（a）；移植部分在月骨和三角骨背侧与其自身缝合（b）（经Mayo Foundation for Medical Education and Research版权同意）。

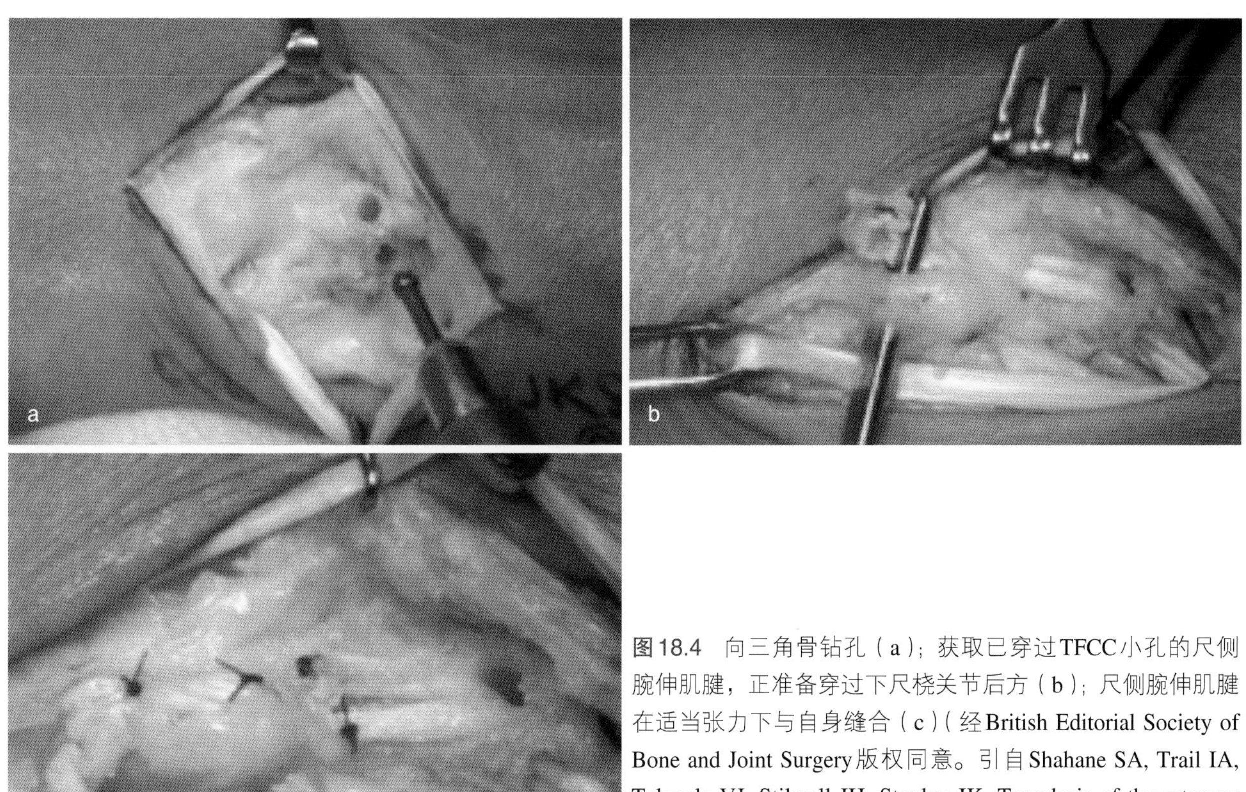

图18.4 向三角骨钻孔（a）；获取已穿过TFCC小孔的尺侧腕伸肌腱，正准备穿过下尺桡关节后方（b）；尺侧腕伸肌腱在适当张力下与自身缝合（c）（经British Editorial Society of Bone and Joint Surgery版权同意。引自Shahane SA, Trail IA, Takwale VJ, Stilwell JH, Stanley JK. Tenodesis of the ertensor carpiulnaris for chronic, post-traumatic lunotriquetral instability. J Bone Joint Surg, 2005; 87-B: 1512-1515）。

Shahane等还报道了另一种使用尺侧腕伸肌腱的重建术（图18.4）[7]。将尺侧腕伸肌腱远端穿过三角骨的两个小孔，然后再穿过TFCC的背侧面以及下尺桡关节，最后在合适的张力下绕回与自身缝合。闭合伸肌支持带，把小指伸肌腱留在外面。用肘上夹板将前臂固定于中立位制动6周，而后采用肘下夹板再固定6周。

18.7.4 月三角关节融合术

月三角关节融合术是我们在治疗月三角关节损伤或脱位时的常用方法。此处需重申，在先天性月三角关节融合的患者中其腕关节的力量和活动度都与常人无异。但是这种方法的疗效在各项报道中却差异显著，据报道其并发症发生率为4% ~ 82%，骨不连发生率为0 ~ 60%。这种疗效的巨大差异是多因素共同影响的结果：采用不同指南与技术，对并发症和骨不连的不同定义，被相关损伤的临床表现所混淆等等。再次着重指出，这种局部范围的融合术本身并不能用于治疗VISI塌陷。其本质上会带来一些额外治疗效果。

以三角骨尺背侧为中心做一S形切口，暴露月三角关节。注意保护尺神经背侧支。然后纵向打开第五掌骨间隙暴露腕关节间隙。这时我们可以在近端找到一块三角形的筋膜瓣，和背侧桡三角韧带一起用于形成尺腕韧带复合体。这种方法可以和月三角关节一起暴露三角骨尺侧缘。用小咬骨钳去除软骨及软骨下骨。这里尽量避免使用动力性的工具，将潜在热损伤最小化。

关于是否需要如部分作者提倡的进行常规骨移植来促进骨融合这一点仍颇具争议。最近我们分别采用不植骨或者仅仅取桡骨松质骨移植，具体方式以术中诊断和关节软骨咬除后的情况为准。对于防止近排腕骨腕中关节狭窄，骨移植是必须的，但应该在周围留下一圈皮质骨以最大限度维持骨骼正常生长。由于好多案例中融合关节只有很小一块面积接触，因此植骨的另一个原因是如果骨质清理后没有足够松质骨接触面，植骨可以用来填补空缺。但我们没有关于皮髓质框架的相应指南。只要有可能，就用一枚空心加压螺钉在透视下准确地从三角骨尺背侧向桡侧攻入月骨进行稳定固定（图18.5）。如果螺钉安置得当则无需另外使用克氏针。有些学者主张放入两枚螺钉，但这对于这么小一个关节似乎太多，而且这对于骨质融合只会产生消极影响。筋膜瓣用不可吸收缝线仔细缝合。肘下支具固定6周。

以上方法都不适用于合并腕骨塌陷的月骨三角骨脱位（分离型VISI）。即使做月三角关节融合也未必能获得成功，因此文献中建议采取更大范围的腕骨间融合，比如在月三角关节融合的基础上再加上桡月关节融合或采用四-角融合术。我们面对这种情况更倾向于实施近排腕骨切除或摘除舟骨、三角骨并同时融合头月关节。但这方面目

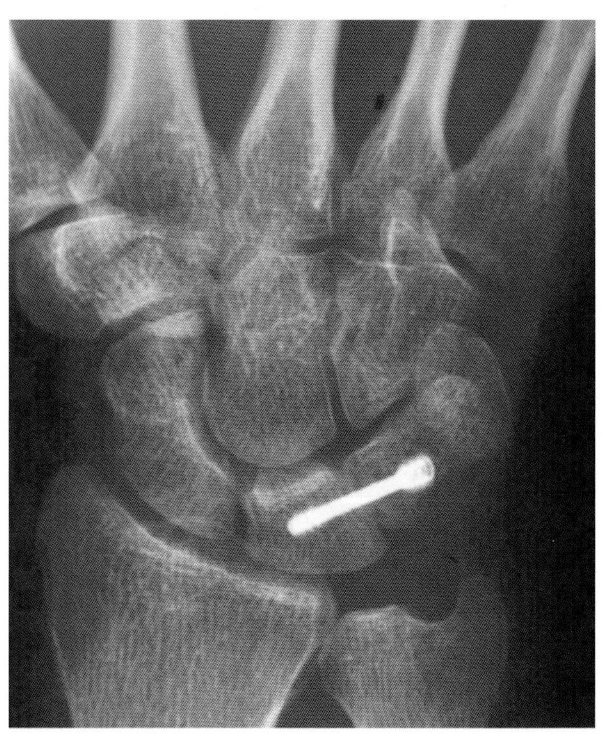

图18.5 用一枚空心加压螺钉融合月三角关节，此类情况无需进行骨移植。

前尚无可靠报道。

最后，如果月三角关节撕脱是由于尺骨过长（尺腕桥接综合征）引起，那么必须采用开放或关节镜下的Feldon“wafer”手术或尺骨短缩术。

18.8 疗效

这方面的手外科疗效观察比较少，只有单纯回顾性分析和系列病例报道，他们的证据等级未能达到Ⅳ级。

对于没有腕骨塌陷的月三角关节损伤中，Osterman和Seidman[14]采用清除术和经皮多枚针固定获得了80%的成功率，平均随访时间为32个月，屈腕功能丧失17%，伸腕功能丧失25%，握力下降30%。

Weiss在另一篇研究中单纯使用关节镜清理，对于完全性月三角韧带断裂的病患症状缓解率达到78%，而部分断裂患者的缓解率达到100%[15]。

Moskal等采用辅助复位、穿针固定月三角关节、外部韧带皱缩术、TFCC修补或清创等系列方法治疗21名月三角骨间韧带撕裂的患者，并进行随访，平均时间3.1年[16]。作者以改良Mayo腕关节评分评价，从术前的55分提高到88分。其中优13例，良5例，差2例。在无腕骨塌陷的慢性损伤中许多外科治疗方案可以使用。用肌腱重建月三角关节间的联系、融合不稳定的月三角关节或新近出现的尺骨短缩都是可供选择的方案。

根据Guidera等的想法，大部分月三角关节融合后的后遗症都是技术问题所致[17]。采用骨移植和多枚克氏针固定的疗法所获得的成功率达100%。在26例病例中，术后关节屈伸平均达到健侧的78%，优良率83%，88%的患者回归原有的工作岗位。但在一个143例月三角关节融合的荟萃分析中显示关节融合并不能很好地解决问题。不愈合率达26%，并发症发生率高达43%，其中以持续性疼痛为主。而且VISI畸形的存在也是疗效满意的消极因素。

唯一一个关于关节融合与韧带重建间对比的报道由Shin等提出。57例月三角关节单纯创伤性撕裂的患者接受了治疗，平均随访时间9.5年[13]。采用肌腱重建的患者比起关节融合在主观、客观疗效上均更好，并发症发生率也低得多。采用肌腱重建的患者5年再手术率有43%，1年内并发症发生率比同时采用两种治疗要高20%。

最近Mirza等发表了一篇用尺骨短缩术治疗月三角骨间韧带损伤的文章[18]。平均随访时间36个月，采用改良Gartland Werley评分，大部分患者表现为优（51%，n=27）或良（34%，n=17），部分患者评价为可（17%，n=9），没有差。平均握力从术前的23 kg升到33 kg。所有患者在10个月内达到临床和影像学上的愈合。89%的患者在平均术后17个月常规拆除内固定物。

参考文献

[1] Reagan DS, Linscheid RL Dobyns JH. Lunotriquetral sprains. J Hand Surg Am 1984; 9:502-514

[2] Mikić ZD. Arthrography of the wrist joint. An experimental study.J Bone Joint Surg Am 1984; 66:371-378

[3] Ritt MJPF, Bishop AT, Berger RA, Linscheid RL Berglund LJ, An KN. Lunotrique-tral ligament properties: a comparison of three anatomic subregons. J Hand Surg Am 1998; 23:425-431

[4] Hagert E, Garcia-Elias M, Forsgren S, Ljung BO. Immunohistochemical analysis of wrist ligament innervation in relation to their structural composition. J Hand Surg Am 2007; 32:30-36

[5] Viegas SF, Patterson RM, Peterson PD et ai. Ulnar-sided perilunate instabiliy: an anatomic and biomechanic study. J Hand Surg Am 1990; 15:268-278

[6] Horii E, Garcia-Elias M, An KN et al. A kinematic study of luno-triquetral dis-sociations.J Hand Surg Am 1991; 16:355-362

[7] Shahane SA, Trail 1A, Takwale VJ, Stilwell JH, Stanley JK. Tenodesis

of the extensor carpi uinaris for chronic, post-traumatic lunotriquetral instabiliy. J Bone Joint Surg Br 2005; 87:1512-1515

[8] Schroer W, Lacey S, Frost FS, Keith MW. Carpal instability in the weight-bear-ing upper extremity.J Bone Joint Surg Am 1996; 78:1838-1843

[9] Garcia-Elias M. Lunar-triquetral complex lesions: therapeutic principles. Chit Main 2003; 22:57-64

[10] Sennwald GR, Fischer M, Zdravkovic V. The value of arthroscopy in the evalu-ation of carpal instability. Bull Hospjt Dis 1996; 54:186-189

[11] Antti-Poika I, Hyrkäs J, Virkki LM, Ogino D, Konttinen YT. Correction of chronic lunotriquetral instability using extensor refinacular split: a retro-spective study of 26 patients. Acta Orthop Belg 2007; 73:451-457

[12] Omokawa S, Fujitani R, Inada Y. Dorsal radiocarpal ligament capsulodesis for chronic dynamic lunotriquetral instability. J Hand Surg Am 2009; 34:237-243

[13] Shin AY, Weinstein LP, Berger RA, Bishop AT. Treatment of isolated injuries of the lunotriquetral ligament. A comparison of arthrodesis, ligament reconstruction and ligament repair. J Bone Joint Surg Br 2001; 83:1023-1028

[14] Osterman AL, Seidman GD. The role of arthroscopy in the treatment of luna-totriquetral ligament injuries. Hand Clin 1995; 11:41-50

[15] Weiss LE, Taras JS, Sweet S, Osterman AL Lunotriquetral injuries in the ath-lete. Hand Clin 2000; 16:433-438

[16] Moskal MJ, Savoie FH, Field LD. Arthroscopic capsulodesis of the lunotrique-tral joint. Clin Sports Med 2001; 20:141-153, ix-x

[17] Guidera PM, Watson HK, Dwyer TA, Orlando G, Zeppiefi J, Yasuda M. Lunotfi-quetral arthrodesis using cancellous bone graft. J Hand Surg Am 2001; 26: 422-427

[18] Mirza A, Mirza JB, Shin AY, Lorenzana DJ, Lee BK, Izzo B. Isolated lunotrique-tral ligament tears treated with ulnar shortening osteotomy. J Hand Surg Am 2013; 38:1492-1497

19

桡腕脱位

Christian Dumontier, Nicola Dreant

19.1 前言

桡腕脱位不但是一种罕见并且复杂的损伤，而且其描述和治疗都存在一定的混淆。Hippocrates认为桡腕脱位是唯一的腕关节损伤（包括尺侧和桡侧脱位，其中以尺侧为主）。因此，Pouteau和Colles在相当晚的时候才做出了桡骨远端骨折的描述。在此几年后，Dupuytren报道了桡腕脱位是一种极度罕见的损伤甚至是不存在的。即使使用了放射手段，其发生率依旧存在着混淆。Dunn认为桡腕脱位占所有脱位中的0.2%，但Moneim认为桡腕脱位占所有腕关节损伤中的20%[1，2]。Abadie收集了70多个19世纪的桡腕脱位案例，但其中大部分事实上都不是桡腕脱位，而是腕骨脱位、骺板损伤和严重移位的桡骨骨折[3]。由于混淆的存在，1901年后很少再有学者报道桡腕脱位。Dunn在1972年报道了6个案例[1]。然而其中一个案例是桡骨粉碎骨折，另外两个案例是继发于桡骨骨折Letenneur和Barton骨折后。其他报道同样存在混淆的问题。Ilyas等在回顾了438例腕关节X线片后，报道了桡腕关节脱位占所有腕关节损伤中的2.7%（12例，其中10例有相关骨折）[4]。

我们1995年的综述中描述了从1921年Arcelin报道以来的81个案例[3]。尽管Pubmed搜索还有30多篇关于桡腕脱位的报道，但这些文章无法被读者阅读到。1995年以后，超过8例的系列报道只有3组[5-7]。

这种损伤常常是一种高速创伤，伴随多发韧带损伤和多种类型骨折。背侧脱位较掌侧脱位更常见（Ilyas认为10：2，我们的报道认为23：4）[4,6]。软组织损伤可以导致腕关节不稳，继而导致尺骨移位和多向桡腕不稳定。与损伤的严重程度不同，无论什么方向的桡腕损伤的临床预后往往都是较好的，尤其是接受骨科手术后。2001年，我们报道了我们基于27个案例处理的经验，疗效并不尽如人意[6]。随后，相继有一些报道陈述了不太成功的治疗[7，8]。

19.2 损伤机制

桡腕关节脱位的确切机理仍未知。从文献和我们基于27例病例的经验，我们假设错位导致腕关节过伸、冠状面移位和旋转移位运动[6]。1901年，

Abadie通过在桡骨下旋转腕骨180°成功复制了桡腕脱位，这也是目前唯一成功复制的例子。Weiss等[9]通过施加压缩和扭转力来使得尺桡骨分离，并成功制造桡腕背侧分离。此时，手腕处于过伸和旋前位。

文献表明，后脱位可能是由于腕关节过伸、旋前和桡偏造成的[10-12]。过伸往往无法单独导致桡腕关节脱位。当一个额外转动运动被施加，远端桡尺关节损伤的概率将大大增加[13]（图19.1）。此外，Dodd是唯一一位报道过度屈曲机制可能导致桡腕脱位的学者[3]。冠状面上的偏移被认为是重要的发生机制，但桡腕关节脱位的机制可能是不同于月骨周围脱位，因为桡腕脱位中很少报道有腕骨间损伤[3]。

在一个未公布的案例中，我们能够识别和记录桡腕脱位的损伤机制。一个34岁右利手的男性车库主人，发生了背侧桡腕脱位。他从摩托车摔下后，他的右手被卡在了墙和他的摩托车轮之间。为了拉出他的手，患者猛烈地拉他的手臂，形成轴向牵拉。手术和关节镜的过程中看到的病变与轴向牵拉损伤一致。在这种情况下，甚至远端桡尺关节病变都明显是由于牵拉损伤而不是旋转损伤造成的。

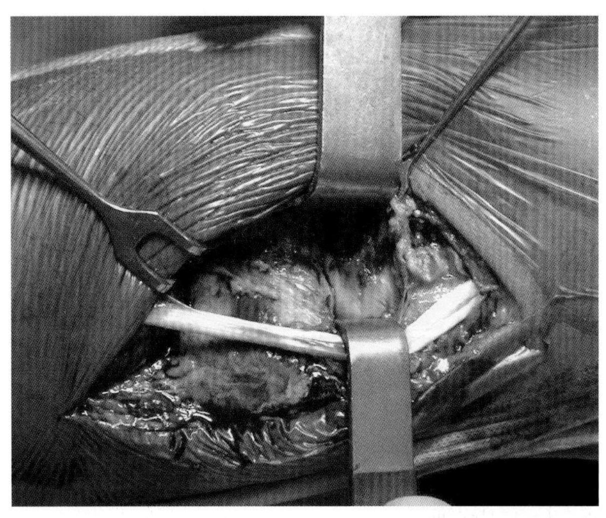

图19.1　单纯桡腕脱位中下尺桡关节（distal radioulnar joint，DRUJ）撕裂伤的术中影响。大部分患者在受伤时多处于旋转运动中。

19.3 分型

Moneim等[2]提出了一种用于桡腕关节骨折和脱位的分类。他们将之分为两种类型，桡腕关节脱位有无伴随腕骨间韧带损伤（舟月韧带或月三角韧带损伤）。

我们提出了一种可根据损伤类型指导治疗决策的分型方法[3, 6]，所描述的两种类型桡腕脱位是基于解剖学基础的分型。

- Ⅰ型脱位包括单纯韧带损伤伴或不伴小块皮质及桡骨茎突撕脱骨折所导致的桡腕脱位（图19.2）。对于这种类型，解剖学研究、实验研究、文献报道与我们自己的外科经验显示桡舟头韧带和桡月短韧带均是撕裂的。韧带断裂也可常常由韧带止点撕脱或桡骨茎突尖端撕脱骨折引起。背侧脱位的韧带损伤常常是关节囊骨皮质处撕脱（“Barkart”型损伤）而不是桡腕背侧韧带的撕裂。

- Ⅱ型脱位是指伴随大块桡骨茎突骨折至少累及桡骨远端舟状窝的1/3（图19.3）。在我们的系列报道中，桡骨茎突骨折块不大于舟状窝并且骨折线是水平的而不是垂直的（垂直骨折线见于腕骨间大弓损伤）。

Ⅰ型损伤是单纯的韧带损伤，有可能发展为多方向高度不稳定的情况。Ⅱ型损伤大部分的桡腕韧带仍然附着于桡骨茎突骨块。通过具有安全性的大骨块解剖复位固定，关节稳定性可以更可靠地得以恢复，而不像Ⅰ型那样难以实现[8]。

Wang等[13]提议增添第三种类型，用于类似伴有桡尺远侧关节损伤的更加复杂的损伤。但我们更倾向于在前述两型损伤中包含这种特殊类型。

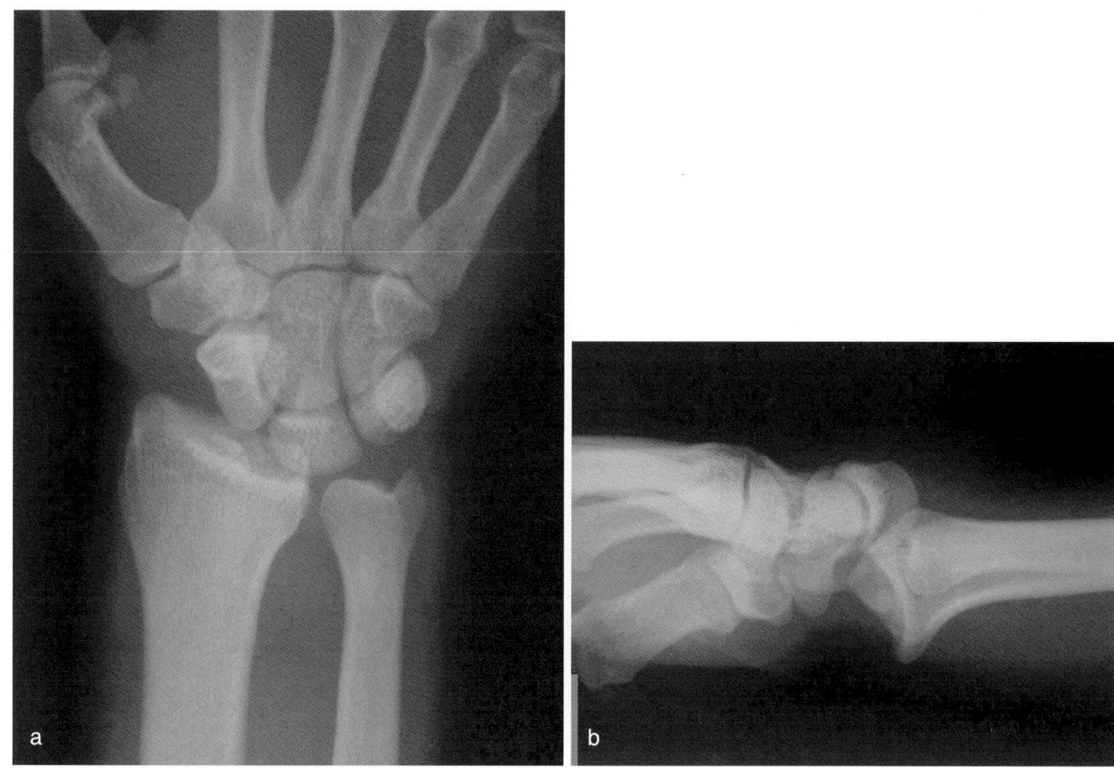

图19.2 单纯桡腕脱位在桡骨韧带撕裂中较少见，最常见的是后脱位。前后位（a）和侧位（b）。

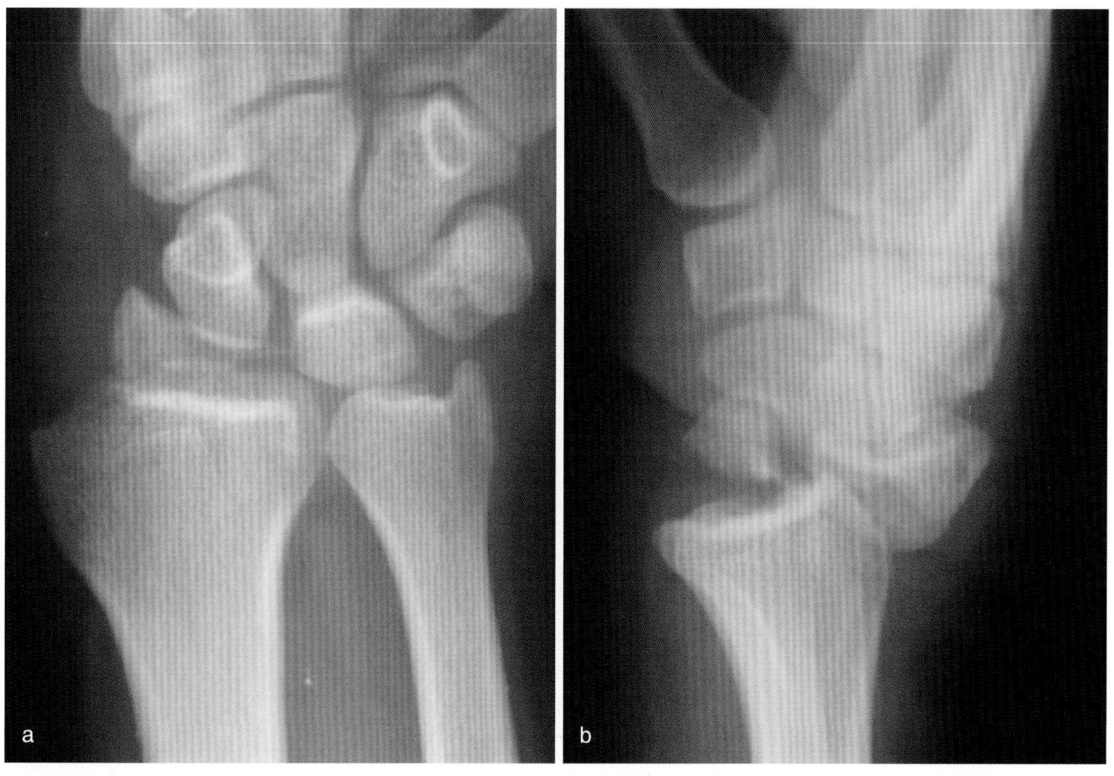

图19.3 在第2组桡腕脱位中常伴有桡骨茎突骨折。在大多数病例中，骨折线近乎水平，致伤原因多与旋转暴力有关。前后位（a）和侧位（b）。

19.4 临床表现

几个系列和病例报告表明，这些损伤是严重的高能量创伤的结果，常见于年轻人中（男性占87%；平均32岁，范围17～85岁）。患者通常会有疼痛、肿胀、腕部畸形。最常见的病因包括跌倒、机动车伤害和工业损伤[2, 3, 5, 14]。因此，这种脱位常常伴有开放性伤口和神经血管损伤。在一个系列病例中，开放性桡腕关节脱位都有伴发的骨折及其他器官损伤[15]。最近，有人报道了3例肘关节和桡腕关节共同脱位[13]。

桡腕关节脱位常常伴随神经功能障碍，且常与手部血供障碍同时发生。继发于畸形的动脉闭塞可导致缺血，应通过轴向牵引复位来予以纠正。神经损伤也很常见，尤其在开放损伤的情况下[8]。正中神经较之尺神经更常被累及。桡腕脱位伴不可复性桡尺远侧关节脱位并不常见。常常因为软组织如尺神经和动脉、屈肌腱或骨软骨块被卡压在关节中[6, 10]。

19.5 推荐治疗

因为大多数情况下都是个案报道和短期随访，所以没有真正的共识存在。

如Ilyas和Mudgel推荐的那样[8]，我们建议应当遵循三个治疗原则，包括同心圆复位桡腕关节，腕骨间损伤的正确识别和处理，稳定修复韧带撕脱骨折。

虽然有报道提示闭合复位后石膏固定可以取得满意的临床疗效，但我们认为这种损伤高度复杂且不稳定，应当常规予以复位及固定手术治疗来获得一个稳定、同轴、完全匹配的腕关节。所有开放、无法复位及伴神经血管损伤的脱位都应予以手术治疗。

我们提出了以下治疗步骤来治疗桡腕关节骨折脱位：

（1）通过纵向牵引将桡腕关节临时复位，最好定在腕关节镜下。关节镜检查可以外在和内在地对韧带进行完整的评价，包括三角纤维软骨复合体（triangular fibrocartilage complex，TFCC），骨折和软骨缺损。然而，韧带撕裂有时过于严重导致大量的出血以及解剖标志丢失可能对检查造成困难。

（2）神经血管结构的减压。屈肌腱尺侧以及正中神经尺侧的掌侧入路常被使用，因为这种情况下，腕管和Guyon管都可以被方便解压。

（3）暴露并对关节予以清创。通过掌侧关节囊的损伤部位打开桡腕关节。清除任何散在的软骨或骨碎片。在该部位的关节囊和韧带破坏处放置缝线或缝线锚钉，但不立刻打结。

（4）在关节镜下处理腕骨间损伤或腕骨骨折。骨折固定和（或）软组织断裂修复。如果需要的话，骨折桡骨茎突应予解剖复位后加压螺钉内固定（图19.4）。掌侧缝线此时予以打结。短桡月韧带和桡舟头韧带的起点视具体情况予以修补，以免后期发生掌侧半脱位或尺侧移位。复位效果和关节是否稳定通过关节镜和影像学予以证实。

当出现下尺桡关节损伤、尺骨支持韧带损伤

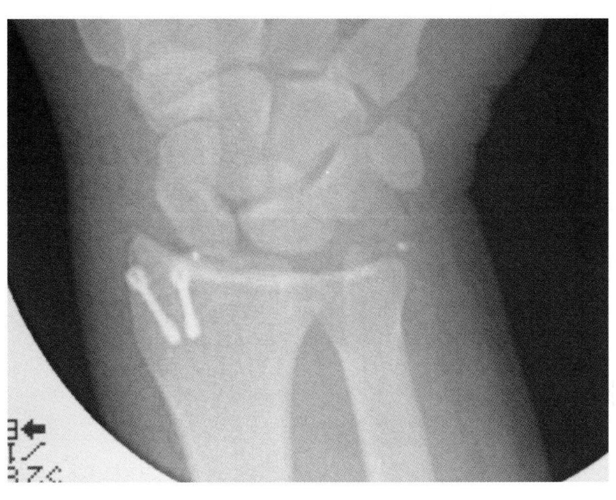

图19.4 在第2组脱位中桡骨茎突骨折内固定。

（尺月、尺三角）或当固定后出现持续性不稳时尺骨会靠近。大的尺骨茎突骨折需要空心钉或张力带内固定，这些方法可以恢复下尺桡关节的同心圆结构。若存在持续性关节不稳，可在尺腕韧带修复后对下尺桡关节进行检查，确定是否有其他嵌入组织。持续性关节不稳可在下尺桡关节固定在旋后位时被定位。

更多的稳定性可通过外固定或桡月骨加固获得。

19.6 疗效

Mudgal等[5]报道了12例桡腕关节骨折伴脱位的一组病例。其中开放伤4例，7例合并神经症状，2例有腕骨间韧带损伤，5例有合并伤。除外腕骨间损伤的患者，腕关节活动度的平均随访结果为背伸53°，屈曲59°，旋前82°，旋后74°。这个结果与大量文献报道一致：通过成功的开放手术大概可使腕关节屈伸活动度的下降在30% ~ 40%[6, 7, 15, 16]。

在Mudgal[5]1966年的研究中12例患者有3例被证实有桡腕关节炎。Girard[7]的一系列研究中也发现12例患者发展为桡腕关节炎[3]。Schoenecker[12]报道在他们的研究中发现6例患者中有4例发生关节炎。Le Nen在6例患者中发现有5例有桡腕关节狭窄[17]。Oberladstätter等[16]报道8例患者中有5例存在不同程度关节炎。而我们则在27例中发现了3例（图19.5）。

影响预后的先兆因素包括开放损伤、完全性桡腕韧带损伤、合并的神经损伤、腕骨间韧带损伤和其他合并伤。神经损伤多为功能性麻痹，通常能通过神经松解治疗。而更严重的神经卡压或牵拉伤会出现不协调的神经学恢复。Nyquist和Stern[15]报道了10例桡腕关节骨折脱位的患者。10例患者都有复杂的合并损伤，其中7例合并神经损伤。随访结果呈现不同程度不协调的感觉恢复。

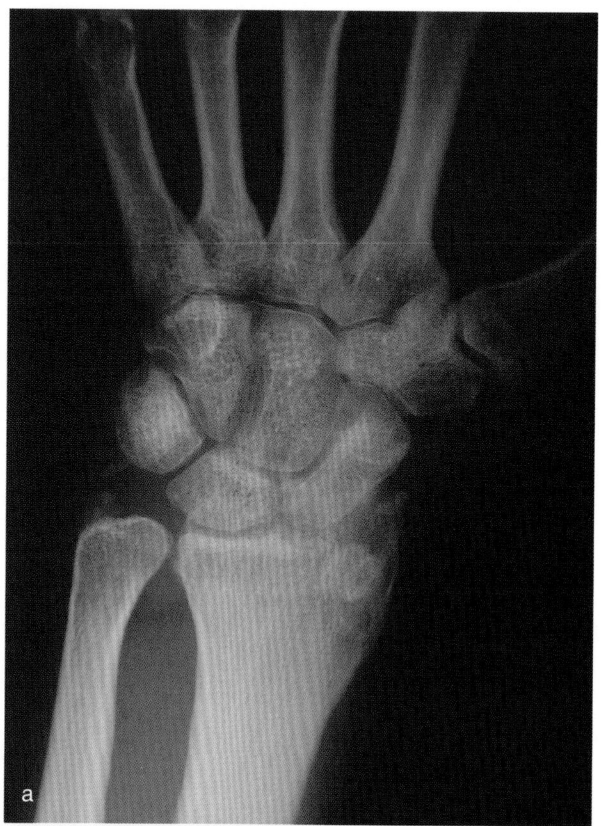

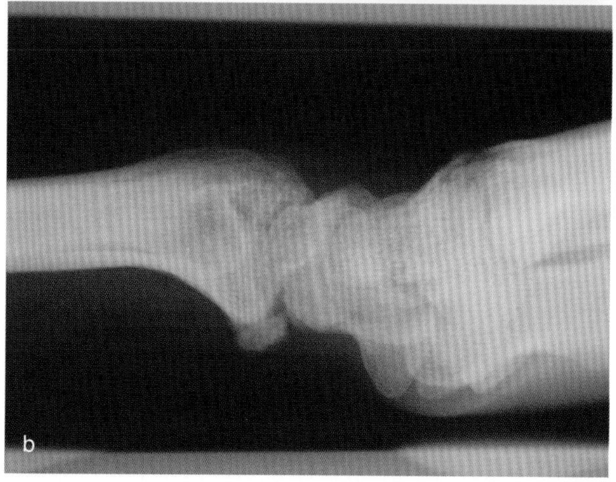

图19.5 第1组桡腕关节脱位时早期退行性改变。关节间隙狭窄（a）；侧位片上前方韧带损伤后异位骨化（b）。

19.7 并发症

桡腕关节骨折-脱位最常见的并发症是活动度的丢失和关节不稳。一般的损害程度大约是正常主动活动度的30% ~ 40%。另一种主要的并发症是关节面不平引起的创伤性关节炎。慢性桡腕关节或下尺桡关节不稳和腕骨尺侧移位在1型损伤中更常见。如果最初损伤的严重性未受重视，有些患者会表现出慢性的前侧或尺侧移位。较少见的还有化脓性关节炎、肌腱断裂以及内植物刺激[6, 8]。

19.8 作者的研究

2001年我们报道了27例近期桡腕脱位的一组病例[6]。4例为掌侧错位，23例向背侧。男性20例，女性7例。平均年龄为32.3岁（18 ~ 58岁）。左右侧各13例，另有1例不详。均为闭合损伤。可视为严重损伤，因为至少17例合并其他损伤。只有3例不伴任何其他损伤，其余7例临床资料不详。

14例患者在伤初出现下尺桡关节病变：其中1例患者由于小指深屈肌腱的内在位置出现了难治性的下尺桡关节脱位；4例患者下尺桡关节严重不稳需要克氏针对其进行固定；另外9例有尺骨茎突骨折。

第1组有2例单纯脱位，1例前侧脱位，另1例在创伤4天后出现后侧脱位。麻醉下发现2例患者关节严重不稳，经过闭合复位仍然有持续性半脱位和尺侧移位，需要经皮克氏针固定。还有两例患者为桡腕关节后脱位合并尺骨茎突骨折。其中1例采取保守治疗后出现尺侧移位，但他仍继续使用支具并拒绝任何后续治疗。随访6年发现他依旧可以胜任汽车修理厂的工作。

有3例背侧脱位的病例仅在桡骨茎突顶点有骨折。其中2例出现腕骨整体尺侧移位，另1例在后期舟月关节不稳后出现腕骨尺侧移位。

第2组患者表现为桡腕关节脱位合并桡骨舟状窝骨折。这种病变中的桡骨骨折十分独特，其骨折线非常水平，不会尺偏向舟状窝。后方韧带损伤常表现为类似“Barkart”型损伤的关节囊撕裂。

3例桡腕关节前脱位患者中2名合并舟状窝骨折，另1例仅仅是桡骨前缘小片撕脱骨折。17名后脱位患者都有舟状窝骨折。

第1组患者（n=7）平均随访时间为26.8个月。4例轻微疼痛，1例中度疼痛。旋前76°，旋后66°，腕屈54°，背伸54°，桡偏15°，尺偏18°。平均握力35 kg。1例患者伤初关节不稳很严重。通过克氏针固定腕骨，随访16个月后荧光透视下诊断发现腕关节稳定性良好。另外4例出现了腕骨尺侧移位，其中1例有舟月不稳，而另3例则没有。

第2组患者（n=20）平均随访时间为53个月。12例随访成功病例中无疼痛6例，轻微疼痛4例，中度疼痛2例。旋前62°，旋后75°，腕屈50°，背伸55°，桡偏21°，尺偏38°。平均握力37 kg。6例患者出现并发症，其中1例为克氏针引发的化脓性关节炎，后来通过夹板和静脉注射抗生素治疗。她后期由于下尺桡关节僵硬又接受了尺骨远端切除。1例由于旋转障碍接受了Sauvé–Kapandji手术。3例由于持续性关节面不平出现了创伤性关节炎。1例后期出现屈肌腱断裂。1例X线片证实持续存在腕关节后侧半脱位。

19.9 总结

桡腕关节脱位是一种少见但严重的疾病。背侧脱位比掌侧更常见。两型分法有助于选择更好的治疗方案。在Ⅰ型损伤中识别韧带损伤很重要，必须修复以防止关节不稳。Ⅱ型损伤中骨的充分固定有助于提高稳定性。两种损伤类型中毗邻部位的合并损伤会影响功能恢复，所以应在早期一同修复。

参考文献

[1] Dunn AW. Fractures and dislocations of the carpus. Surg Clin North Am 1972; 52:1513-1538

[2] Moneim MS, Bolger.JT, Omer GEJ. Radiocarpal dislocation-classification and rationale for management. Clin Orthop Relat Res 1985; 192:199-209

[3] Dumontier C, Lenoble E, Saffar P. Radio-carpal dislocations and fracture-dislocations. In Saffar P, Cooney WP III (eds): Fractures of the Distal Radius. London, UK: Martin Dunitz; 1995:267-279

[4] Ilyas AM, Williamson C, Mudgal CS. Radiocarpal dislocation: is it a rare injury? J Hand Surg Eur Vol 2011 ; 36:164-165

[5] Mudgal CS, Psenica J, Jupiter JB. Radiocarpal fracture-dislocation. J Hand Surg [Br] 1999; 24:92-98

[6] Dumontier C, Meyer zu Reckendorf G, Sautet A, Lenoble E, Saffar P, Allieu Y. Radiocarpal dislocations: classification and proposal for treatment. A review of twenty-seven cases. J Bone Joint Surg Am 2001; 83-A: 212-218

[7] Girard J, Cassagnaud X, Maynou C, Bachour F, Prodhomme G, Mestdagh H. Radiocarpal dislocation: twelve cases and a review of the literature. Rev Chit Orthop Reparatfice Appar Mot 2004: 90:426-433

[8] Ilyas AM, Mudgal CS, Radiocarpal fracture-dislocations. J Am Acad Orthop Surg 2008; 16:647-655

[9] Weiss C, Laskin RS, Spinner M. Irreducible trans-scaphoid perilunate disloca-tion. A case report. J Bone Joint Surg Am 1970; 52:565-568

[10] Fernandez DL. Irreducible radiocarpal fracture-dislocation and raclioulnar dissociation with entrapment of the ulnar nerve, artery and flexor profundus II-V-case report. J Hand Surg Am 1981; 6:456-461

[11] Gerard Y, Schernberg F, Elzein F. Posterior radio-carpal fracture-dislocations. Rev Chit Orthop Reparatrice Appar Mot 1981; 67:71-77

[12] Schoenecker PL Gilula LA, Shively RA, Manske PP. Radiocarpal fracture-dislocation. Clin Orthop Relat Res 1985; 197:237-244

[13] Wang GX, Zhu XJ, wang ZG, Zhou HD. [Operative treatment for adult patients with simultaneous fracture and dislocation of ipsilateral elbow and radiocar-pal joint: 3 cases report] [Article in Chinese]. Zhongguo Gu Shang 2012; 25:345-347

[14] Bilos ZJ, Pankovich AM, Yelda S. Fracture-dislocation of the radiocarpal joint. J Bone Joint Surg Am 1977; 59:198-203

[15] Nyquist SR, Stern PJ. Open radiocarpal fracture-dislocations.J Hand Surg Am 1984; 9:707-710

[16] Oberladstäitter J, Arora R, Dallapozza C, Smekal V, Rdeger M, Lutz M. Sagittal wrist motion following dorsal radiocarpal fracture dislocations. Handchir Mikrochir Plast Chir 2007; 39:49-53

[17] Le Nen D, Riot O, Caro P, Le Fevre C, Courtois B. Luxation-fractures of the radiocarpal joint. Clinical study of 6 cases and general review. Ann Chir Main Memb Super 1991; 10:5-12

20

桡骨远端关节内骨折（AO分型C3型，尤其针对C3.3型）的开放手术

Karl-Josef Prommersberger

20.1 前言

桡骨远端严重关节内骨折（粉碎、移位和旋转）合并干骺端粉碎延伸至桡骨干是最具挑战性的骨折类型。其重建存在下列主要问题：对带有软骨面但又小得无法使用普通钢板螺钉的骨折块的固定、关节面大量软骨缺失的修复、延伸至干骺端或软骨下的骨缺损的修复，也需要安全的干骺端固定方法。为解决上述问题，有报道采用软骨下钉入细克氏针校正关节面，临时置入硅片预防软骨损伤，并于髂嵴截骨移植填补缺损。而后采用掌、背侧复合锁板或桡骨桥接板加强固定。

在桡骨远端关节内骨折的治疗中，如何在重建关节软骨时避免阶梯和缝隙的产生十分重要。数组研究表明创伤后骨关节炎和残余关节不协调之间存在明显相关性，揭示了桡骨远端关节内骨折的预后。在此结果的基础上达成的共识是：应避免产生大于1～2 mm的阶梯或缝隙[1, 2]。然而在诊疗常规中，此类临床和生物力学的要求遇到诸多技术问题。复杂的桡骨远端关节面的骨折，包括关节面骨折产生极度下陷合并干骺端严重粉碎骨折，是尤其具有挑战性的骨折类型。部分此类软骨面骨折可能过小或过薄以致无法以普通钢板或螺钉固定。且常存在关节软骨缺损和骨缺损。桡骨远端关节面的严重骨折常并发桡骨干骺端粉碎并延伸至桡骨干。参照AO/ASIF（Association for Osteosynthesis/Association for the Study of Internal Fixation）对骨折的分类，此类骨折被分为C3.3类骨折。参照Fernandez分类法，此类骨折被分为V型骨折。

在角稳定装置发明前，对于此类复杂的桡骨远端关节内骨折更注重于避免干骺端的二期塌陷及并非细致的关节面重建。因此，通常选择最大程度的外固定与有限的切开复位相结合的治疗方法，允许存在一定的缝隙和关节面阶梯[3-5]。有些学者甚至推荐早期行桡腕关节和全腕关节融合[6, 7]。这种状况直到角稳定装置发明后才被改变。如今，为桡骨远端定制的锁定板可以在干骺端严重粉碎骨折时牢固固定，将二期复位丢失降到最低。这使我们得以有机会更加关注桡骨远端关节面多重骨折的重建。

由此而来的问题在于，关节面应当被精确重建到何种程度。没有人能够回答这个问题。有的

患者在桡骨远端关节面严重损伤后获得极佳的预后和极少疼痛。而有的患者仅由于轻度桡腕关节退变，就诉有持续疼痛甚至静息痛，严重干扰日常生活。从一份来自Knirk和Jupiter[2]的研究中可以得出，对于关节存在超过2 mm永久性阶梯的年轻患者，100%会存在桡腕关节骨关节炎。Jupiter的实验结果并不够令人满意，因为部分患者存在舟月韧带撕裂，其在手术时未被发现，最终导致退行性变。即使这样，大体研究表明对于永久性阶梯，随着手部至桡骨远端负载的增加，其会逐渐聚集至阶梯的边缘，并可能逐渐导致桡腕关节骨关节炎。在诸多有争议的信息之下，我们坚信解剖学重建可改善预后，尽一切可能努力重建桡骨远端的解剖结构，并尤其关注关节面的重建。

虽然有些学者推荐关节镜下重建多发骨折的桡骨远端关节面，我们也有推荐开放手术的理由。几乎所有复杂的桡骨远端关节内骨折需要钢板内固定。即使通过关节镜修复关节面，仍需要进行开放手术。在外伤的最初几日桡腕关节常存在水肿，使得无论采用“注水”或“无水”关节镜均无法看清内部细节。因此，关节镜下的骨折手术不应于外伤最初几日进行。即使在外伤当天手腕不会严重肿胀，几日后的明显渗出会使手术难度提升。与之相比，桡腕关节血肿可于任何时候经由腕关节开放手术轻松清除，以清晰显露关节面。

举例而言，对于桡骨远端关节内骨折，通过Rikli和Regazzoni提出的3-柱概念进行分析大有帮助[8]。但对于复杂的桡骨远端关节内骨折，我们更推荐来自夏威夷的Medolf和来自奥地利的Pechlaner提出的5-柱概念，因其不仅包含了桡骨茎突和中间列，也包括了关节面的中间部分，以及桡骨的掌侧和背侧边缘。

对于此类骨折类型的复杂划分，需要桡骨远端CT辅助。对于简单的桡骨远端关节内骨折而言，我们推荐使用关节CT造影以诊断关节内病损，如舟月韧带撕裂。对于复杂的桡骨远端关节内骨折，我们推荐CT平扫及三维重建以指导手术。CT检查可以准确显示出复杂的关节内骨折中的各个骨折块，术者可以从中了解骨折严重程度及其修复方法。

对于关节面，CT扫描可解决下列问题：① 骨折是否位于分水岭以远？② 关节面是否存在凹陷？③ 碎骨块的大小是否适合钢板螺钉内固定？④ 是否存在软骨缺损。与此同时，CT扫描可在存在干骺端粉碎骨折的情况下，判断是否可能安全完成干骺端固定，避免二次破坏，或是否需要以连接钢板长期承受干骺端的负荷。

复杂的关节内骨折合并桡骨干骺端碎裂和骨干骨折时，治疗须强调以下4点：

(1) 修复常规骨移植无法修复的微小关节面骨折。

(2) 替换无法修复的关节软骨损伤。

(3) 填充延伸至软骨下或干骺端的骨缺损。

(4) 干骺端牢固复位，若不能达成，则须长期避免负重。

可采取下列相应方式解决：

(1) 可以细克氏针于软骨下穿透骨质固定小骨折。

(2) 存在关节软骨缺损时，可暂时置入硅片诱导类软骨组织再生。

(3) 移植髂嵴骨块填补软骨下或干骺端骨缺损。

(4) 可以掌、背侧符合锁板固定干骺端粉碎骨折。当存在严重干骺端缺损延伸至骨干时，可以将钢板固定于桡骨干和第三掌骨以桥接缺损区，从而使桡骨干骺端免于沉重。

此处克氏针的用法与常规的桡骨远端骨折内固定显著不同。此处采用更细的克氏针且仅用于固定软骨下的细小骨折。将克氏针埋入骨中以避

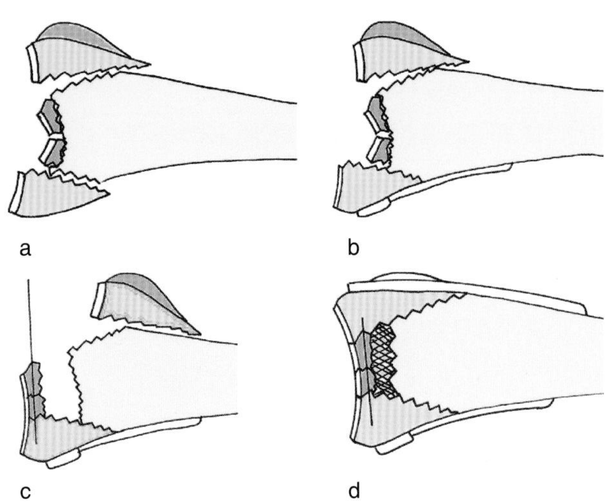

图20.1 图示介绍以短螺钉安装掌侧加固板的术式，可经手背侧入路处理关节内骨折；以软骨下克氏针固定细小的关节面骨折；髂骨移植治疗干骺端软骨下缺损；和手背侧桡骨加固板（a ~ d）。

免刺激相邻结构（见图20.1）。仅靠此技巧并不能确保稳定复位。为避免复位失败，需以一块或几块加固板提供额外固定，并行骨移植。运用硅片诱导类软骨组织再生治疗急性桡骨远端骨折中关节面软骨缺损的方法已由Stankovic等[9]提出。对采用掌、背侧钢板固定绕骨远端骨折的手术技巧也有过详细描述[10, 11]。桡骨远端桥接钢板已被广为接受用于治疗桡骨掌、背侧无骨间接触且骨折延伸至骨干的干骺端严重碎裂的桡骨远端骨折。

20.2 指征和禁忌

该术式的主要指征为严重的桡骨远端关节内骨折合并严重粉碎、移位和旋转，并累及掌、背侧关节面和干骺端。此类骨折在AO/ASIF骨折分型中被分类为C3.3型。该术式的禁忌包括能仅通过外固定支架得到满意复位和仅累及掌侧或背侧易通过切开复位内固定矫正的骨折。切开复位内固定适用于AO-C2型骨折以及掌侧骨块、受损极小或无移位的C3型骨折。若腕关节存在相关骨折、移位或韧带损伤并非该术式的禁忌，因其可经相同的的手背侧入路方便进行处理。影像学评估包括手腕在两个层面的X线片[12]和腕关节CT摄片，以恰当的评估损伤类型，仅凭X线片常会低估关节错位程度。推荐行3D-CT重建。依照Cole等[13]的方法能更准确地评估关节内阶梯和缝隙的形成。

20.3 手术技术

推荐手术患者取仰卧位并行上肢局部麻醉[14, 15]。取髂嵴骨移植时可行短时间全身麻醉。对患肢和对侧髂嵴消毒铺巾。对患肢驱血并安置止血带。

图20.1和图20.2总结了所运用术式的原则。依据Henry[16]的报道，若未计划放置连接板，手术开始于掌侧，并暴露桡骨掌面。可选用2.4 mm L形或2.4 mm T形钢板（Synthes，Paoli，Pennsylvania，United States）置于桡骨远端掌侧。以螺钉经钉孔逐渐将掌侧钢板固定于固定角度。为从手背入路调整正破损的关节，远端使用短螺钉固定。此外，若存在粉碎骨折需要加固桡骨茎突，需使用桡骨茎突专用钢板（图20.2e、f）。下列方法有时会对复位桡骨茎突有效，松解第一伸肌间隔及其下的小间隔或者部分或完全离断肱桡肌腱，并在封闭掌侧入路时缝回。

依据Berger[17]的报道，可于背侧绕Lister结节做一弧形切口暴露骨折。将拇长伸肌腱从第三背侧间隔处游离并向桡侧调转，并在手术结尾与皮下组织一并缝合。桡侧腕伸肌由桡侧回缩，指伸肌由尺侧回缩。暴露关节面，并行背侧关节囊切开术。暂时回缩背侧的主要皮质骨折部分以对关节中部进行复位。保留全部关节软骨，并拼接修复关节面。撬动压缩中央骨块并复位。将其楔入，并以置于关节面下与关节软骨相平行的光滑的克氏针（直径0.6 ~ 0.8 mm）固定（图20.1 ~ 20.3）。手术最后，将克氏针截短并削去

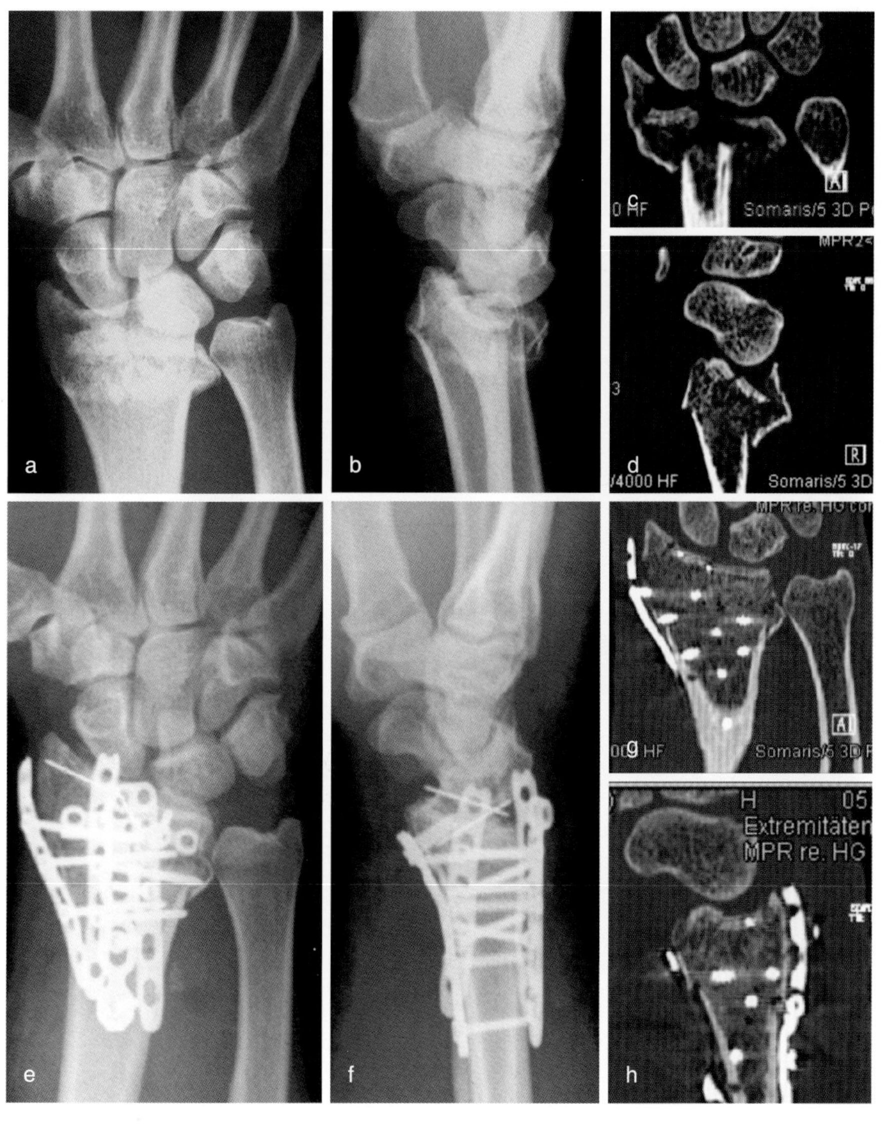

图20.2　采用桡骨远端粉碎骨折手术技巧的病例。术前右腕后前位片。患者36岁餐饮业者，于3 m高处跌落。此前接受过直接外固定手术（a）；术前侧位片显示关节面因干骺端碎裂向背侧严重倾斜（b）；术前冠状面CT扫描。中央下陷并存在宽大缝隙（c）；术前矢状面CT扫描。桡骨关节面中央向背侧严重倾斜合并下陷超过桡骨背侧缘（d）；术后后前位片。桡骨由4块钢板（掌侧1块，桡侧1块，背侧2块）和2根游离的克氏针辅助重建。以桡骨茎突为参照，腕骨向尺侧移位（e）；术后侧位片。因内植物使关节面难以分辨。月骨存在掌段不稳定（f）；术后冠状位CT扫描。显示关节面平整，软骨下存在2根克氏针（g）；术后矢状位CT扫描。仍显示中央关节面轻微下陷。在术后18个月随访检查时，患者屈伸活动度达到50°-0°-40°，尺、桡侧活动度30°-0°-30°，前臂旋前旋后达到90°-0°-90°（h）。

尖头以避免刺激邻近组织。存在严重干骺端缺损时需进行松质骨移植。选取髂嵴处骨是因为相邻位置没有足够的可移植骨。此类复杂关节内骨折中极少发生腕骨间韧带撕裂。若存在该问题，此时应予修复并固定腕骨[18]。此后，将背侧牵拉的骨皮质碎块重新与干骺端皮质对齐。通过支撑钢板固定碎骨块并支持重建的关节面。可以成角固定螺钉（穿过钢板的螺钉）为关节的碎骨块提供额外支撑。可置于桡骨背侧面的内植物包括Synthes公司的T形2.4 mm钢板，L形2.4 mm钢板，波浪形2.4 mm钢板（图20.1c）。闭合伤口并以大量敷料无压力包扎，掌侧夹板固定。图20.2展示上述术式在临床的应用。

为预防发生关节软骨中央严重软骨缺损，于桡腕关节放置硅片以诱导软骨组织再生（图20.3c、d）（Perthese，Laboratoire Perouse Implant，Ivry le Temple，France）。于掌侧内植物植入术后4～6个月取出硅片。

对于干骺端严重粉碎骨折、掌背侧皮质均无骨性连接且骨折延伸至骨干的病例，采用Synthes公司的有限接触动力加压钢板固定于桡骨干和第三掌骨进行桥接将会比较有效（图20.3）。行此术

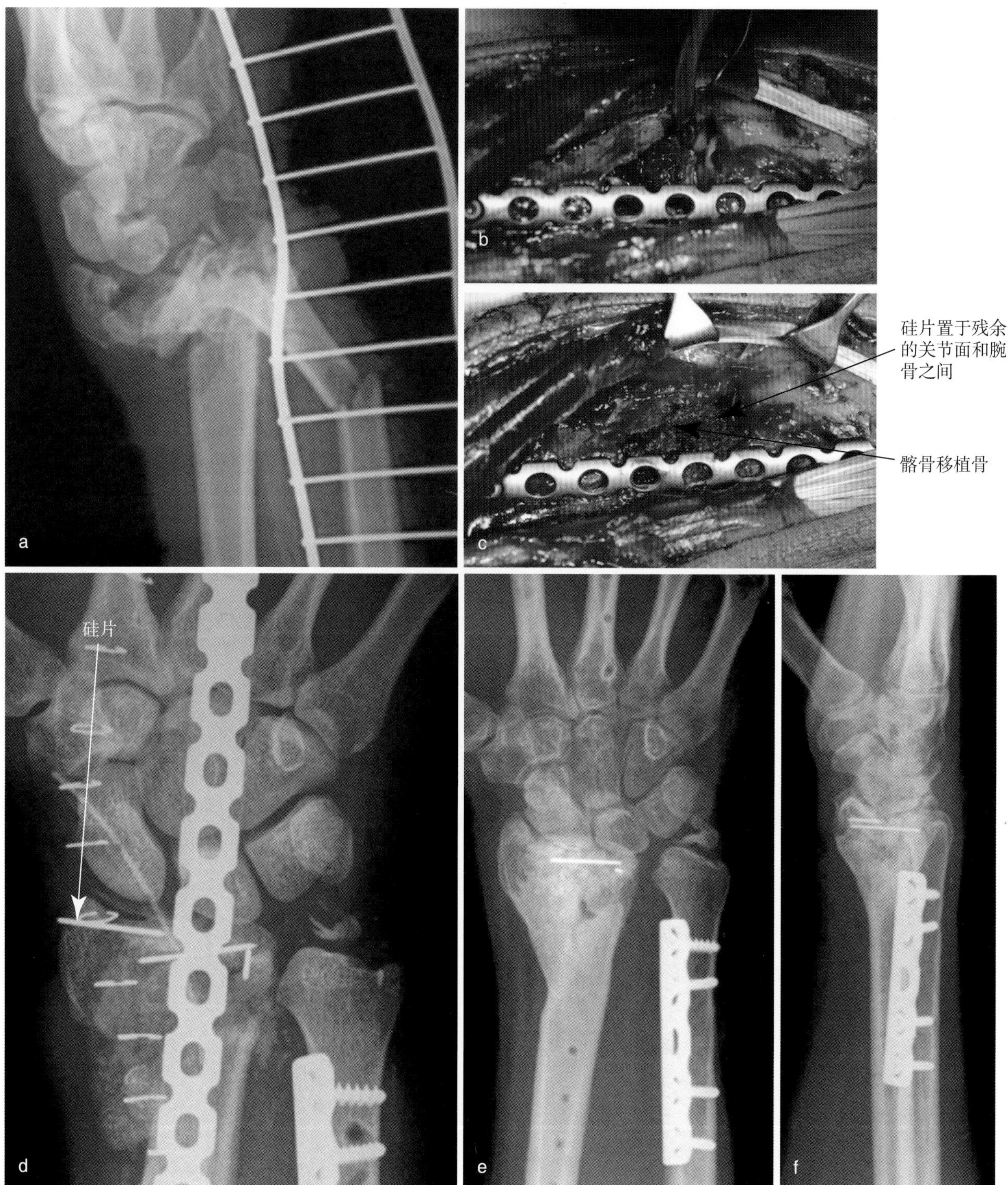

图20.3 术前摄片：25岁男性，摩托事故后左腕关节损伤（a）；术中摄片：连接钢板已固定于桡骨与第三掌骨之间。残余关节面（锯齿状）与没入骨面的克氏针拼接，关节面背面仍有缺失（b）；术中摄片：硅片插入残余的关节面与腕骨之间，以髂骨移植骨填补干骺端缺损（c）；术后后前位摄片示连接钢板和没入骨面的克氏针。在桡骨与腕骨间可见硅片（d）；术后13个月摄片，连接钢板移除后。摄片示桡骨愈合致桡腕关节间隙变窄，远端尺桡骨间隙增宽，并存在尺骨茎突骨不连（e）；术后13个月侧位摄片。患者术后13个月随访体检屈伸活动度45° -0° -50°，尺、桡侧偏角度20° -0° -10°，前臂旋前、旋后活动度70° -0° -80°（f）。

式仅需于背侧做单一切口。

图20.3展示一例运用上述术式的典型病例。依据Boyer[19]的报道，于每一步骤之后，尤其在手术结束时，通过荧光透视评估手术结果，并重点关注解剖影像。

20.4 康复治疗

术后4～6周以掌侧夹板支持腕关节。建议术后立即对手指和前臂进行主动协助功能锻炼并对患肢每日进行轻度活动。手指水肿可通过频繁主动锻炼和抬高患肢缓解。引流管移除后，应拍摄腕关节正侧位片及CT以检验早期术后结果。术后4～6周移除夹板并开始腕关节活动。通常于术后6周左右，X线片显示骨折端愈合开始后开始抗阻锻炼。若放置背侧钢板和硅片，其通常于术后4个月移除。掌侧钢板常规可不行移除。然而即使未有相关症状，患者常希望移除掌侧钢板。如果使用桥接钢板，于术后6个月移除。

20. 5 结果

在本医疗机构，我们连续观察了接受该术式的最初6位患者的7例腕关节。在此期间，又有超过30位患者接受该术式，也取得了相仿的临床和影像学结果。

最终随访进行的平均时间为术后21个月（范围在10～59个月）。腕关节活动度的平均值为：

伸：53°（范围在45°～60°）

屈：44°（范围在25°～60°）

尺偏：33°（范围在25°～40°）

桡偏：33°（范围在25°～40°）

旋前：74°（范围在60°～90°）

旋后：66°（范围在55°～70°）

平均握力30 kg（范围在11～46 kg），为健侧握力的61%（范围在32%～87%）。没有患者出现手指僵硬或复杂区域疼痛综合征。

最近的随访侧位X线片显示桡骨远端关节面平均存在5°的背侧成角（范围在掌侧成角2°至背侧成角15°）；后前位片显示关节面存在平均21°的尺偏（范围在15°～26°）；以及平均0 mm的尺侧位移（范围在－2～3 mm）。

依照Cole等[13]，CT显示的最大阶梯移位为1.2 mm（范围在0～1.8 mm）；平均缝隙大小为2.5 mm（范围在1～4.6 mm）。Knirk和Jupiter报告了3例腕关节随访期间的放射影像提示存在骨关节炎的病例，其在1例腕关节中表现为1级，在2例中表现为2级[2]。患者静息时平均疼痛评分为1分（范围在0～10分）（类比标度为1～100分），锻炼时平均疼痛评分为36分(范围在0～70分)(类比标度为1～100分)。平均手、臂、肩功能损伤程度评分为19分（范围在6～59分）。

依照Gartland和Werley[20]评分系统，1例腕关节功能恢复极佳，4例腕关节功能恢复好，2例腕关节功能恢复可。依据更严格的改良Mayo评分系统，4例腕关节功能恢复好，1例腕关节功能恢复可。另有1例患者因双侧腕关节损伤而无法应用此评分系统。

20.6 并发症

髂嵴移植骨骨融合不佳在桡骨远端发生率很低，本术式未提高其发生率。本术式亦未提高感染、腕管综合征和复杂区域疼痛综合征的发生率。仅有部分患者依据Cole等[13]报道出现轻度的复位丢失，依据Knirk和Jupiter[2]的评分方法存在轻微骨关节炎。研究中未发现与克氏针相关的并发症，且可通过深埋法来进行相应预防。钢板固定桡骨远端仍存在刺激肌腱和偶发肌腱破裂的缺点。本研究中，仅有的并发症为2例肌腱断裂（拇长伸肌腱和示指指深屈肌腱)，其中之一由背侧钢板导致，另一例由掌侧钢板导致。肌腱断裂可以常规方法方便地进行修补。本研究中，食指固有肌腱被转移至拇长伸肌腱，或将断裂的食指指深屈肌腱编入中指指深屈肌腱中。

参考文献

[1] Catalano LW, Cole RJ, Gelberman RH, Evanoff BA, Gilula LA, Borrelli J. Displaced intra-articular fractures of the distal aspect of the radius. Long-term results in young adults after open reduction and internal fixation. J Bone Joint Surg Aln 1997; 79:1290-1302

[2] Knirk JL, Jupiter JB. Intra-articular fractures of the distal end of the radius in young adults.J Bone Joint Surg Am 1986; 68:647-659

[3] Bass RL, Blair WF, Hubbard PP. Results of combined internal and external fixation for the treatment of severe AO-C3 fractures of the distal radius. J Hand Surg Am 1995; 20:373-381

[4] Horesh Z, Volpin G, Hoerer D, Stein H. The surgical treatment of severe corn-minuted intraarticular fractures of the distal radius with the small AO external fixation device. A prospective three-and-one-half-year follow-up study. Clin Orthop Relat Res 1991; 263:147-153

[5] Rogachefsky RA, Lipson SR, Applegate B, Ouellette EA, Savenor AM, McAuliffe JA. Treatment of severely comminuted intra-articular fractures of the distal end of the radius by open reduction and combined internal and external fixation. J Bone Joint Surg Am 2001 ; 83-A: 509-519

[6] Freeland AE, Sud V, Jemison DM. Early wrist arthrodesis for irreparable intra-articular distal radial fractures. Hand Surg 2000; 5:113-118

[7] Terral TG, Freeland AE. Early salvage reconstruction of severe distal radius fractures. Clin Orthop Relat Res 1996; 327:147-151

[8] Rikli DA, Regazzoni P. Fractures of the distal end of the radius treated by internal fixation and early function. A preliminary report of 20 cases. J Bone Joint Surg [Br] 1996; 78:588-592

[9] Stanković P, Burchhardt H, Bartkowski R. Initial experiences with interposi-tion of a silicon sheet in reconstruction of the wrist joint. Handchir Mikrochir Plast Chir 1998; 30:52-56

[10] Jebson PJ, Blair WF. Combined internal and external fixation of complex intra-articular distal radius fractures using dorsal and volar approaches. Tech Hand Up Extrem Surg 2000; 4:161-166

[11] Ring D, Prommersberger K, Jupiter JB. Combined dorsal and volar plate fixa-tion of complex fractures of the distal part of the radius. J Bone Joint Surg Am 2005; 87 Suppl 1:195-212

[12] Gradl G, Neuhaus V, Fuchsberger T, Guitton TG, Prommersberger KJ, Ring D Science of Variation Group. Radiographic diagnosis of scapholunate dissociation among intra-articular fractures of the distal radius: interobserver reliability.J Hand Surg Am 2013; 38:1685-1690

[13] Cole RJ, Bindra RR, Evanoff BA, Gilula LA, Yamaguchi K, Gelberman RH. Radio-graphic evaluation of osseous displacement following intra-articular fractures of the distal radius: reliability of plain radiography versus computed tomography.J Hand Surg Am 1997; 22:792-800

[14] Pillukat T, Schäidel-Höpfner M, Windolf J, Prommersberger KJ. Complex fragmentation of the distal radial articular surface. Reconstruction with subchondral Kirschner wires and bone grafts. Unfallchirurg 2013; 116: 617-623

[15] Pillukat T, Schäidel-Höpfner M, Prommersberger KJ. Complex fragmentation of the articular surface of the distal radius: management with small Kirschner wires and bone graft. Tech Hand Up Extrem Surg 2012; 16:1-4

[16] Henry AK Extensile exposures. Edinburgh: Churchill Livingston; 1973, p. 19

[17] Berger RA, Bishop AT, Bettinger PC. New dorsal capsulotomy for the surgical exposure of the wrist. Ann Plast Surg 1995; 35:54-59

[18] Gradl G, Pillukat T, Fuchsberger T, Knobe M, Ring D, Prommersberger KJ. The functional outcome of acute scapholunate ligament repair in patients with intraarticular distal radius fractures treated by internal fixation. Arch Orthop Trauma Surg 2013; 133:1281-1287

[19] Boyer MI, Korcek KJ, Gelberman RH et al. Anatomic tilt x-rays of the distal radius: an ex vivo analysis of surgical fixation. J Hand Surg 2004; 29: 116-122

[20] Gartland JJ Jr, Werley CW. Evaluation of healed Colles fracture. J Bone Joint Surg Am 1951 ; 33:895-907

21

桡骨远端关节内骨折（AO 分型 C3 型）的（无水）关节镜手术

Francisco del Piñal

21.1 前言

与常规观念不同，很多有经验的团队都在积极开展桡骨远端骨折的关节镜辅助复位，而且只需极少的资源消耗。关节镜可以将视野照亮、放大，副损伤很小，即便是桡骨关节面最隐蔽的角落也能探及。众所周知，术中荧光透视对于小的塌陷（2 mm）并不敏感，但研究表明这些塌陷对临床结果确实会造成影响[1-3]。并且已有多项前瞻性随机研究显示，使用关节镜会获得更好的结果[4-6]。尽管如此，在手外科领域，对于关节镜的实用性，还是存在较多争议[7]。

依我看来，关节镜难以推广的原因主要有以下3点。最主要的原因可能还是技术难度以及将传统（水灌注）关节镜和内固定两个部分结合起来时的步骤烦琐。一方面，大量组织浸润使后续操作极为不便；另一方面，使用关节镜时，切口及入路通道处水流外溢，迫使术者选择克氏针结合外支架固定的方式，而非更加稳定的掌侧锁定钢板。

不用关节镜的另一个主要原因是大家只把关节镜作为治疗最复杂、严重的关节内骨折的手段。其理论认为C3型骨折在使用关节镜细微调节时获益最大，而这类骨折都难以处理，对术者的技术要求最高。假如术者没有在简单骨折中使用关节镜的习惯，那么在处理复杂骨折时也不会熟练。一旦操作遇阻，术者常会放弃这把恢复桡骨远端骨折解剖对位的利器。

最后一点需要强调的是起步阶段最常犯的错误，那就是在坚强内固定都放置完成后才置入关节镜，仅仅为了“确认解剖复位”。到了这一阶段，再去纠正和稳定固定任何移位骨块都几乎不可能做到，术者将陷入两难的境地：接受并不完美的复位还是将原来理想的“坚强”固定改成克氏针勉强维持。这种难题凸显了逻辑的重要性，越是复杂的骨折越是如此。只有严格遵照正确的顺序操作，才能实现优化固定。

不可否认的是，使用关节镜治疗桡骨远端关节内骨折给本已复杂的手术更增添了复杂性。但同时也带来了无可争辩的好处：能够清理骨端和血肿，明亮而且放大地窥见关节，直接操纵骨块，还能评估伴发的韧带损伤。我们作为外科医师的任务就是要精通任何可能对患者康复有益的技术。

本章的目的是提供一些手术技巧，让关节镜在处理桡骨远端骨折时能够操作方便而有效。为了避免不便，在使用关节镜时要做到“无水化”。要理解关节镜是对经过常规方法复位之后再进行微调，这一点至关重要，而且前提是对桡骨远端骨折的处理已能够驾轻就熟。

21.2 手术技巧

逻辑性是完成此类复杂手术的基础。C3型骨折的处理非常棘手，主刀医师和手术团队对简单骨折的治疗已积累足够经验之后方可涉及。术前的CT扫描很有价值，有助于熟悉手术步骤，因为骨折后的解剖结构可能已经完全丧失，会让术者花费很长时间才能在关节内找到方向。助手的配合同样重要，要协助术者通晓整个手术流程，这一点在处理复杂骨折时必不可少。

在真正处理骨折之前，术者还需熟悉无水关节镜的技术[8, 9]。这一技术可以总结为3项基本原则：

(1) 关节镜套管的阀门时刻开放，保持空气流通。

(2) 刨削头或磨钻的吸引器只在必须吸引时才使用，其余时间均处关闭状态。否则，关节内组织被抽吸后会模糊关节镜视野。

(3) 根据需要可使用5 ~ 10 ml的盐水冲洗关节腔，清理关节内碎片和出血。

我们主张尽早实施手术，而非很多作者推荐的等待3 ~ 5天，这样可以尽量减少骨折端出血，还可避免大量渗液引起筋膜室综合征的风险。使用无水关节镜技术可以避免引起渗液的问题。除了明显感染之外，很少有手术禁忌。无水技术在使用高温探头时是禁忌，除非采用间断水流灌注。

一般而言，手术操作可归结为以下步骤[10, 11]：

1) 荧光透视辅助下使用克氏针临时固定关节面骨折块，并以掌侧锁定钢板固定。

2) 关节镜下对复位做进一步细微调整。

3) 关节镜引导下对关节面骨折块进行坚强固定。

4) 探查三角纤维软骨复合体（triangular fibrocartilage complex，TFCC）和腕中关节。

处理典型的四部分骨折时，采用桡侧腕屈肌腱入路。在桡侧腕屈肌腱表面做6 cm长的切口。切开腱鞘，将肌腱向尺侧牵拉。在骨折处将旋前方肌剥离。不需将肱桡肌肌腱从桡骨茎突松开，因为在急性创伤中，它并非引起畸形的原因。用掌侧锁定钢板临时固定桡骨骨干，在钢板干部椭圆孔内置入螺钉，这样就可在需要时对钢板位置再作调整。接下来，通过牵引和屈曲复位远端骨折块。背侧的骨折块通过手法按压，以钢板作模板进行复位。通常，需要多次尝试和手法复位才能获得“最佳”的临时复位，这要通过荧光透视和对干骺端骨折对位的直视做出判断。要在钢板的辅助下纠正和维持桡骨的长度、尺偏和掌倾角度。然后，通过钢板远端的辅助孔穿入克氏针固定关节面的骨折块，并再置入1枚近端螺钉。重要的一点是此阶段不要使用锁定螺钉，因为随后可能需要根据关节镜探查再作调整。

此时，使用特制的牵引系统以7 ~ 10 kg的牵引力量将手部悬吊[12]。大部分病例使用2.7 mm/30°角镜头。因有血肿存在，并且骨性结构已经破坏，所以建立入路的难度要比一般病例稍大。尽管如此，通过深部触诊，还是能够定位Lister结节，关节间隙就在结节远端。由此可确定3-4入路。每个入路都取小的横行皮肤切口，这样愈合瘢痕最小，而且手术结束时不需要缝合。使用蚊式血管钳扩开入口，置入镜头，直达尺侧建立另一入路。

为避免影响桡骨尺背侧骨折的复位，不采用4-5入路。而是使用6R入路作为尺侧入路。建立这一入路时，先触摸到三角骨近端的圆形表面；入路在三角骨近端但要尽可能靠向三角骨。这样可避开从背侧关节囊或尺骨头凹撕脱的TFCC，后者可能妨碍镜头进入桡腕关节。镜头置入3-4入路后，通过6R入路插入2.9 mm刨削器吸出血肿和碎块。用连接镜头阀门的注射器推入5 ~ 10 ml盐水冲洗关节腔。通过3-4入路的视野辨清需要处理的骨折块后，将镜头转至6R入路并保持到完成固定。在这一姿势下，镜头可以放在尺骨头和TFCC之上，这在桡骨远端骨折中是唯一稳定之处。如将镜头放在3-4或4-5入路，那是处在不稳定的桡骨远端之上，可能复位的骨折块再移位甚至妨碍骨折复位（图21.1）。尽管桡掌侧入路对处理背侧边缘骨折有用[10, 11]，我们还是更喜欢将镜头放在6R入路，向掌侧插入并将镜头转向背侧就可看到背侧边缘。这样可避免再变换入路或使还没固定牢靠的掌侧骨折块再移位。

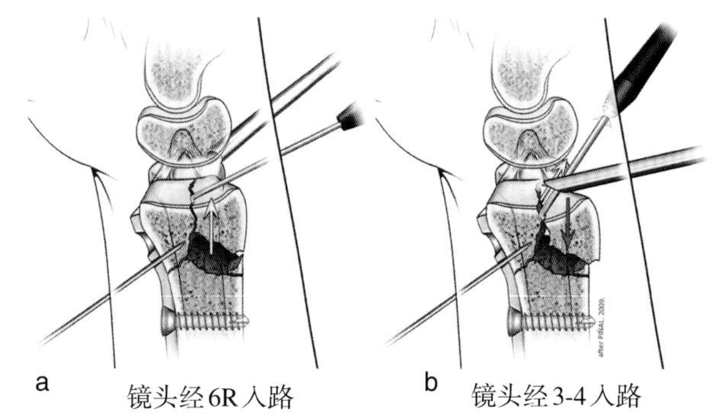

图21.1　镜头经6R插入，可放置在稳定的尺骨头上（a）；如果镜头经其他入路进入，会与复位冲突（红色和黄色箭头）且不稳定（b）（© 2011 by Dr. F. del Piñal）。

一般而言，除了极为复杂的骨折，需要借助关节镜复位的骨折块也就1 ~ 2块，而且常常是塌陷的骨块。有些学者推荐通过背侧的辅助切口将工具插到干骺端（骨折块的近端）。我们喜欢用肩或膝关节探针经3-4入路钩住骨折块向远端牵拉（图21.2、21.3）。退出这些骨折块的临时固定克氏针，用探针做轻微过度的复位。此时，主刀医师将骨折块向掌侧挤压维持复位，助手将克氏针重新穿至背侧骨皮质来固定骨折块，注意不要刺入伸肌腱（及另一医师的拇指）。关节复位完成后即

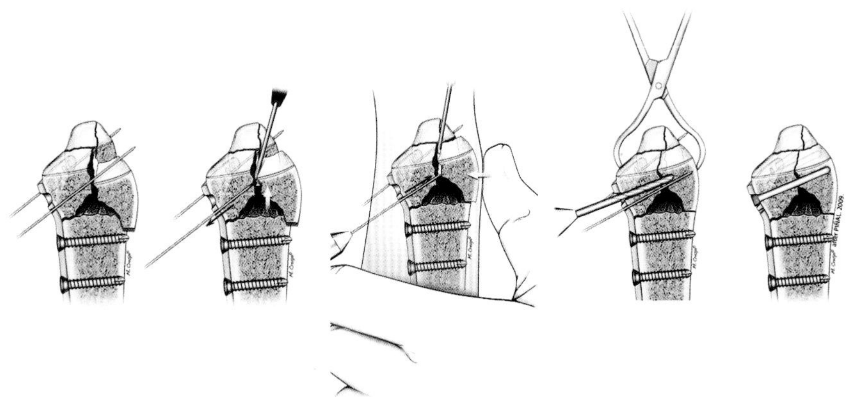

图21.2　复位背侧塌陷骨折块的首选方法。探针用于辅助复位，在置入远端螺钉时要维持架构的张力（© 2011 by Dr. F. del Piñal）。

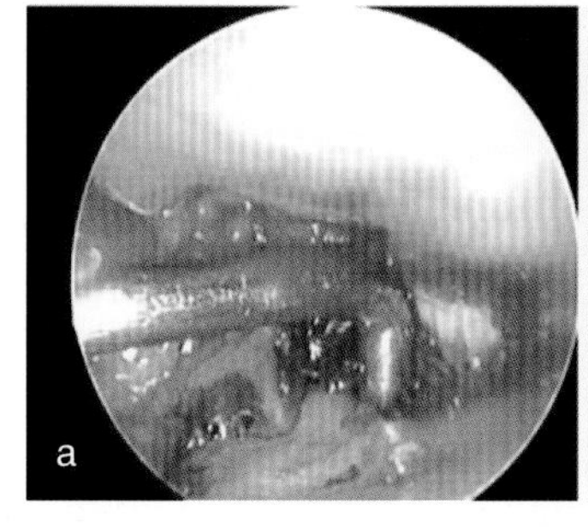

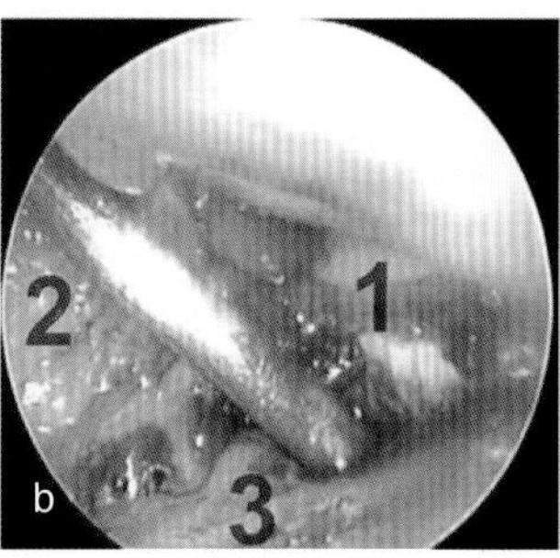

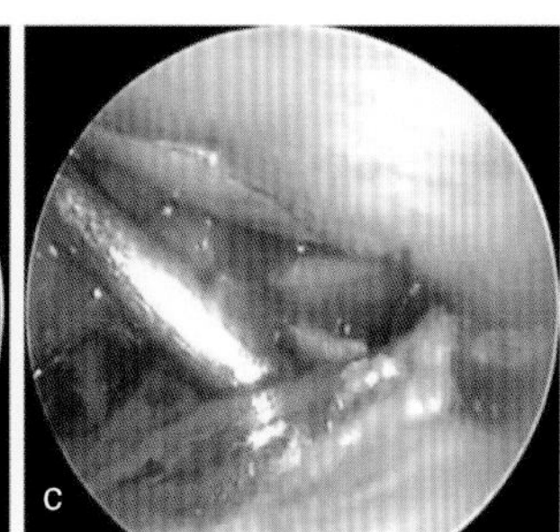

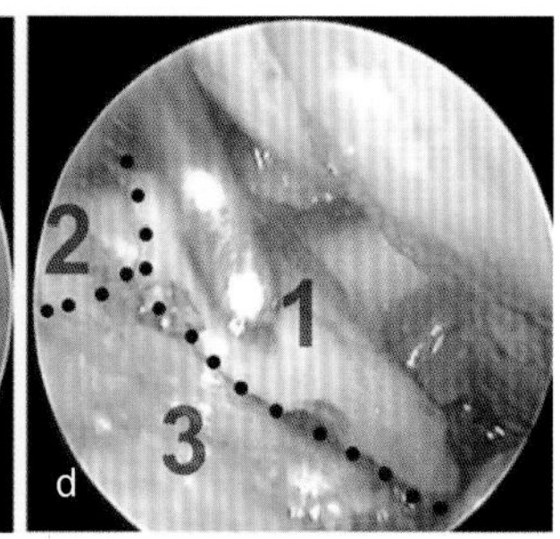

图21.3　复位舟骨窝处的1块骨折块。使用3 mm肩关节探针评估关节面塌陷（a）；将探针伸至塌陷骨折块下方（b）；利用探针将骨折块撬起（c）；骨折块与关节其余部分齐平（d）[镜头放在6R，向桡侧观察右腕。舟骨窝掌侧缘（1）；背侧缘（2）；舟骨窝（3）]（© 2011 by Dr. F. del Piñal）。

置入锁定螺钉。钻孔时可能发生复位丢失，所以关键部位的螺钉要在关节镜监视下置入。这一步骤在轻微放松牵引时会更加方便，这样可使屈肌腱松弛能够向尺侧牵开。对于更小的骨折块，用Freer剥离器的平面部分维持位置，以避免钻孔时发生崩裂。一旦关节面的大骨块已经稳定，能够耐受探针触压，就可放开牵引，将患肢在手术台上放平，置入剩余的螺钉。最后在关节镜下检查确认没有固定物穿破关节面。

偶尔会有关节面骨折块向远端移位，突入关节间隙。这种情况下，部分放开牵引，用Freer剥离器下推将骨折块复位。医师用拇指或骨钩施压维持复位，同时完成内固定。背侧边缘的小骨折块并不需要固定到钢板上，因为这些骨折块承重不大。背侧较大的骨折块如果足够大，可用锁定螺钉固定,否则用克氏针固定。克氏针留于皮肤外，3～4周拔除。为避免刺激皮肤，在克氏针拔除之前可允许屈腕但不能伸腕。

必须强调的是，在荧光透视中显示的相对于前方骨折块向远端移位的是背侧大骨折块，一般并非如此。实际上多是其他骨折块（常常是尺掌侧骨折块）向背侧旋转所致。有些线索能够帮助辨别这种畸形，包括背侧皮质未见塌陷、Medoff“泪滴角”（正常为70°）塌陷[13]。这种情况下，要将前方的骨折块纠正旋转并上抬，而不是将背侧骨折块下压。复位方式与背侧压碎骨折块类似，只是在准备处理前方骨折块之前要将临时固定克氏针完全退出（图21.4）。

游离的骨软骨碎块常常极为不稳定，在复位后容易下沉进入干骺端的缺损处。为防止这种情况的发生，我们用钢板远排的锁定钉支撑骨块，起到类似吊床的作用。这些骨折块复位要稍微过度一些，然后用Freer剥离器压紧。或者通过放松牵引，用对应的腕骨作模板将骨折块压平。对于移位严重的骨折块，可能必须使用抓钳（图21.5）。

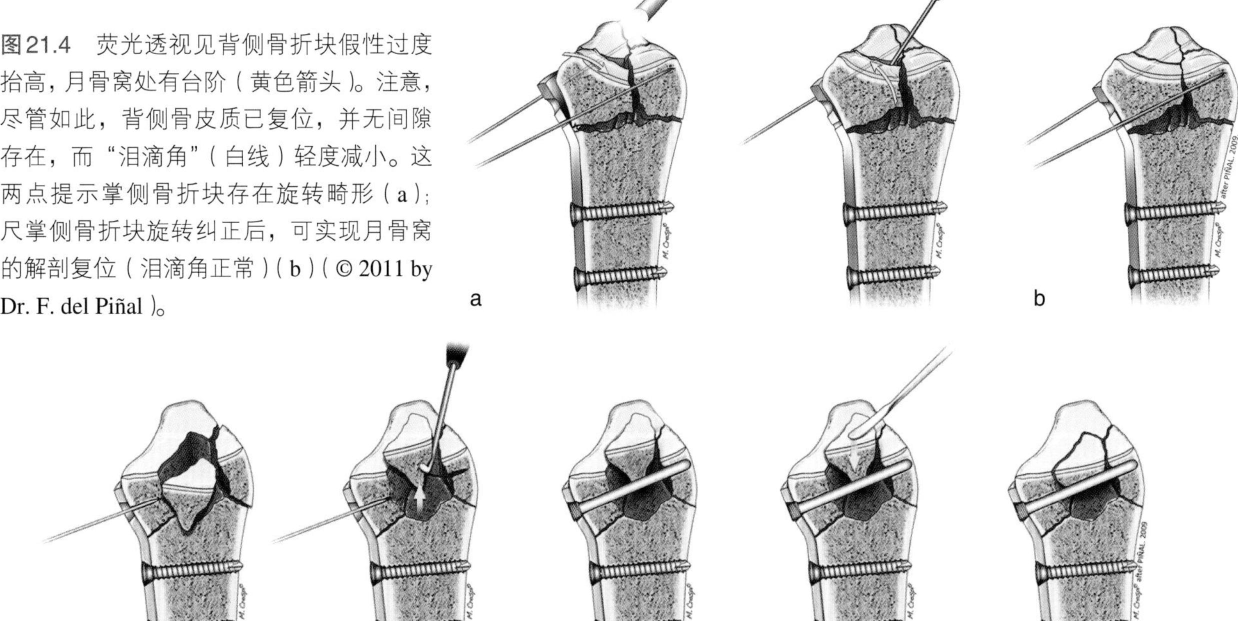

图21.4　荧光透视见背侧骨折块假性过度抬高，月骨窝处有台阶（黄色箭头）。注意，尽管如此，背侧骨皮质已复位，并无间隙存在，而“泪滴角”（白线）轻度减小。这两点提示掌侧骨折块存在旋转畸形（a）；尺掌侧骨折块旋转纠正后，可实现月骨窝的解剖复位（泪滴角正常）（b）（© 2011 by Dr. F. del Piñal）。

图21.5　对游离骨软骨块的首选处理方法。临时克氏针固定不足以维持复位。而是需要在钢板远排置入锁定螺钉，再用Freer骨剥下压骨折块直至完全复位（© 2011 by Dr. F. del Piñal）。

当骨折严重粉碎时，即便荧光透视下已经复位，有些关节面碎块仍然移位。依我们的经验，要退出所有的克氏针以尝试将所有活动骨折块同时固定几乎不可能。我们推荐一种由尺侧到桡侧的系统性方法，适用于大多数病例。将关节镜经6R入路置于尺骨头之上，首先复位月骨窝这一“基石”，并以钢板尺侧部分的1 ～ 2枚锁定钉固定。然后处理关节的桡侧部分，在关节镜监视下调整，并以锁定螺钉固定舟骨窝。当干骺端骨折极为粉碎无法支撑关节面骨折块时，这种类似的处理方法同样适用。

TFCC损伤及合并的韧带损伤的处理不属于本章讨论的范畴，但如果不予处理，就会影响治疗的结果。这方面的手术操作都要在桡骨已经完成坚强固定之后再进行，以免引起继发移位。另外，下尺桡关节不稳定的评估也要在桡骨复位固定以后再进行。

所有操作完成后，要彻底冲洗关节腔。评估一下腕中关节。然后用可吸收线缝合2 ～ 3针将旋前方肌缝至肱桡肌肌腱上。掌侧皮肤切口用3-0尼龙缝线作皮下缝合。横行的关节镜入路切口无需缝合，愈合后瘢痕极小。支具保护1 ～ 2天，然后开始鼓励患者做主动和被动的操练。制作可拆卸的塑料支具，但只在可能存在创伤危险时才佩戴。4 ～ 5周后，如果还存在任何的活动受限，就要在理疗师的指导下做辅助训练。例外的是，那些背侧边缘骨折需要克氏针辅助固定的病例，在术后3周内需要限制背伸活动。合并有软组织损伤者还需要特殊的术后处理。

21.3 讨论

对于所有准备行切开复位内固定的桡骨远端关节面移位骨折，我们都常规使用关节镜。在关节外骨折中，我们并不普遍使用关节镜；使用的指征限制在那些疑有韧带损伤的活跃患者或桡骨固定后仍然存在明显下尺桡关节不稳定的患者。此外，在对桡骨远端关节外骨折的内固定存在疑虑时可使用关节镜，特别是用于判断螺钉是否误入关节间隙。在患者年龄方面没有限制。

我们在关节镜辅助下已经完成超过200例的桡骨远端关节内骨折手术。我们曾随访19例严重粉碎骨折的患者[14]。他们都存在“爆裂骨折”：关节面骨折块超过5块和（或）1块游离的骨软骨碎块。患者在至少2年的随访中接受临床和放射影像学评估。其中1例患者关节外的复位丢失，其他患者的放射学参数都得到满意维持。平均活动范围为屈伸105°，平均握力是对侧的85%；平均DASH评分是6分。该研究证明（无水）关节镜技术可用于治疗关节面严重粉碎C3型骨折。最近有一例患者，是研究中患者组之外的，出现了月骨窝塌陷而行桡月关节融合术。其他学者通过规范的随机研究也得到了类似的良好结果[4-6]。

21.4 进一步改进

根据我们最早报道的方法[10, 11]，大多数的骨折都能够成功被处理，对桡骨茎突骨折或者探查有韧带损伤时也只需稍做变更。有些患者干骺端非粉碎，可以不用钢板，从而减少并发症发生。其余的骨折我们无法通过这些方法处理，必须建立替代的方法：首先是那些伤后10 ～ 14天就医的，已有部分骨愈合；还有那些干骺端-骨干部严重粉碎骨折的患者，在使用关节镜时常常发生复位丢失。处理这些骨折的方法描述如下。

- 空心钉固定，对于多数茎突骨折来说是理想方法，其实对某些C3.1型骨折也是不错的选择。治疗的理念是建立能够将关节面在原位把持住的支撑性框架。通常我们使用三颗螺钉，取名为“三脚架法”（图21.6）。主要的优点是可以通过

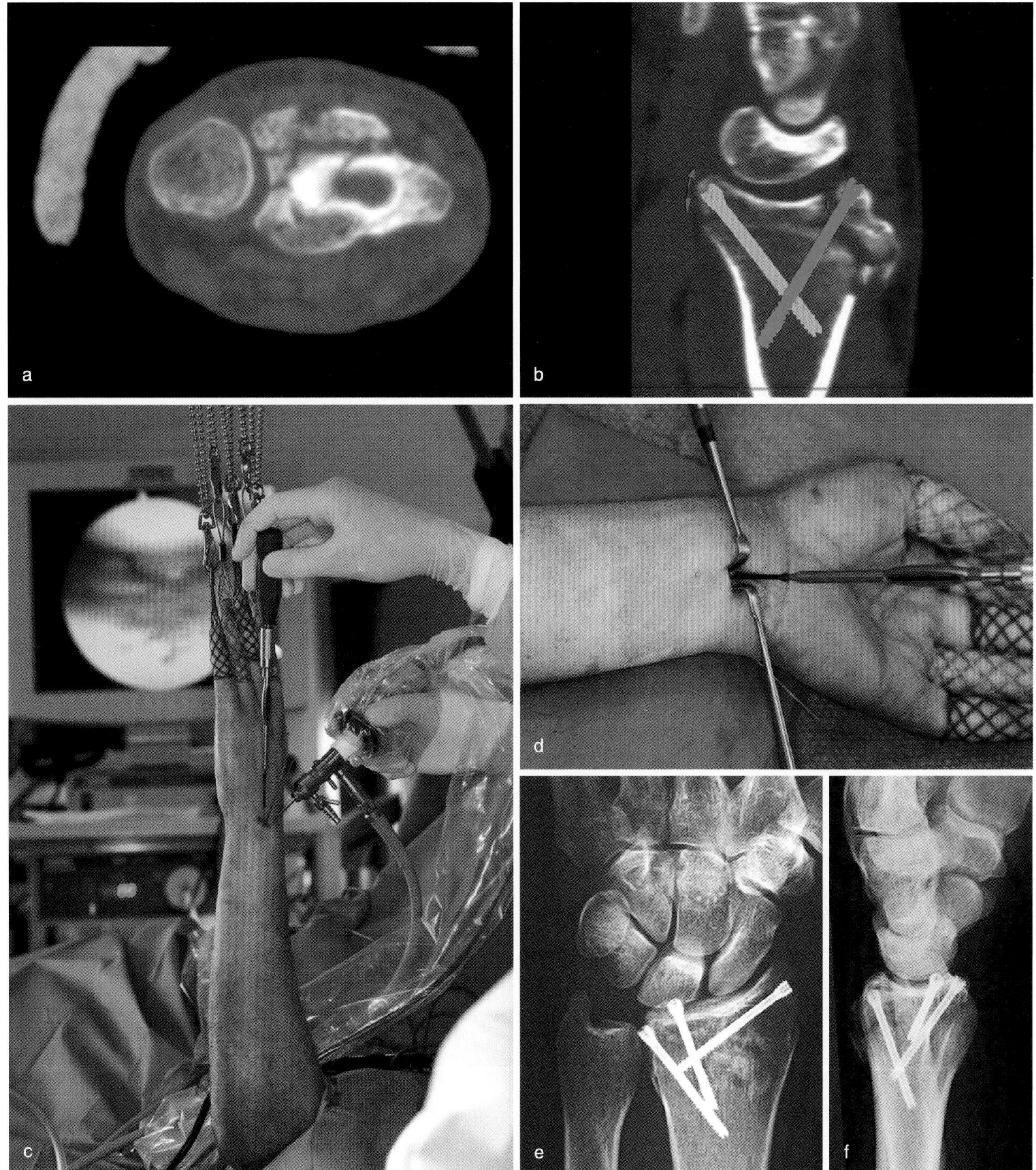

图21.6 “三脚架”法处理A C3.1型骨折。置入3枚螺钉来把持粉碎的关节面骨折。注意该病例的前缘太小（红色箭头），掌侧钢板无法阻挡桡骨骨折和腕骨越过钢板边缘发生半脱位（a和b）；关节镜监视下置入尺背侧螺钉的术中照片（c）；置入尺掌侧螺钉的方法（d）；术后一年的结果（e和f）（© 2011 by Dr. F. del Piñal）。

最小的手术侵扰来处理复杂骨折，避免钢板的使用。主要的缺点是通过小切口将导针插入主要骨折块的技术难度较高。CT扫描对于定位需要置钉的大骨折块很有价值。从关节镜角度而言，操作技术没有太大差异。在桡骨茎突、6R入路及近端腕掌纹处各做1 ~ 1.5 cm切口，插入空心钉导针。我们认为2.5 mm或3 mm的AutoFIX（Small Bone Innovations, New York, United States）较为符合要求，因为这种螺钉是自攻螺钉可避免钻孔时导针退出的风险。但在干骺端粉碎骨折(C3.2及C3.3型)中，这一技术是禁忌，因为拧紧螺钉时会引起关节塌陷。掌侧螺钉的置入比较棘手，要进入桡骨掌尺侧角，又要避开很多结构，需要强大的空间定位能力。在某些情况下可以达到创伤极小、固定极好的效果。

• 在10 ~ 14天这么短的时间内，背侧的软组织瘢痕就足以使背侧压缩的骨折块无法复位。强行手法复位可能导致骨折块进一步碎裂。如果术者发现骨折块不易移动，那就推荐在关节镜监视下使用Freer剥离器将近端所有的骨膜及瘢痕组织钝性松解（图21.7）。

• C3.3型骨折：关节内严重粉碎骨折伴干骺端或骨干部粉碎骨折，在处理关节内部分时很可能会丢失关节外的复位。在干骺端骨折块不够坚固，难以维持关节面复位后临时固定的克氏针时，这种风险尤其大（图21.8a）。对关节内骨折块加压会使脆弱的克氏针固定发生塌陷，而且由于支撑关节面结构的干骺端存在粉碎骨折而欠牢固，所以容易发生关节外骨折复位的丢失。相对于由近及远（从骨干到干骺端到骨骺）的复位顺序，我们更喜

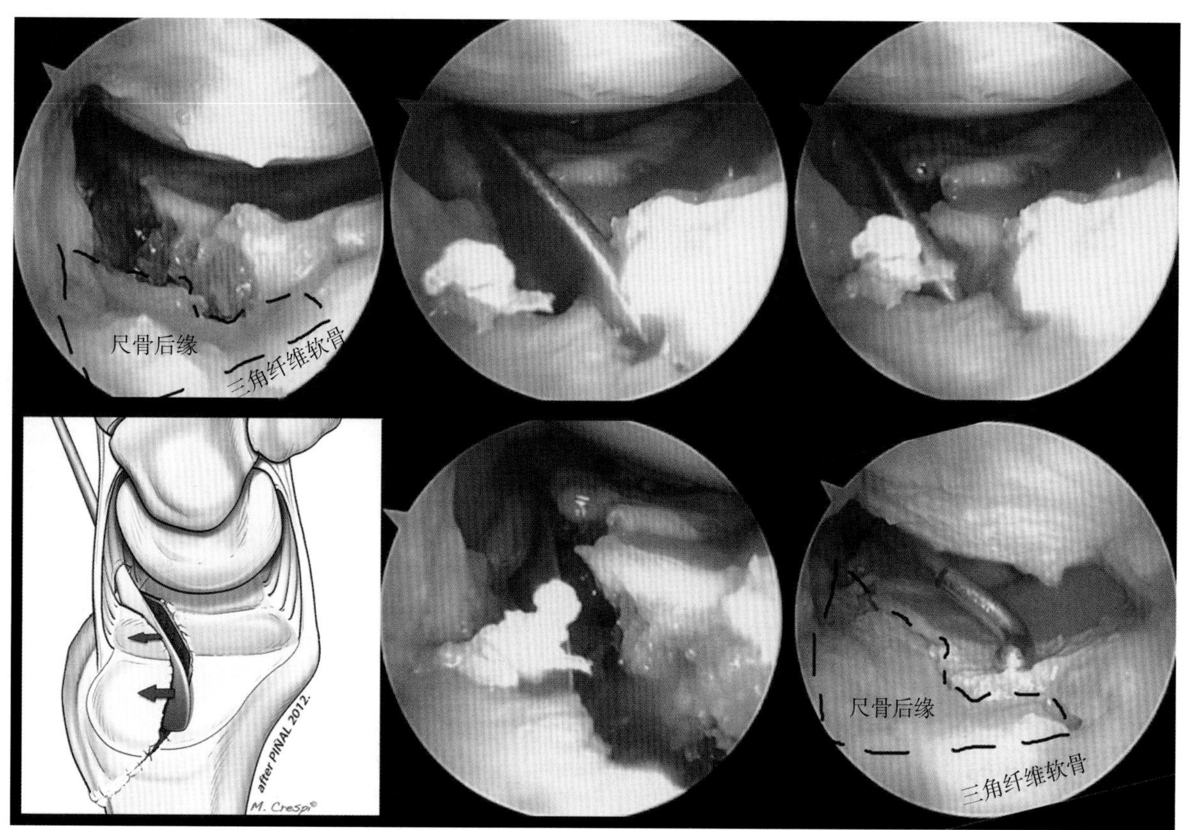

图21.7　伤后2周，尺背侧的骨折块已经畸形愈合，无法复位。经6R入路插入Freer骨膜剥离器将骨痂断开。用力撬拨骨折块使软组织松弛，从而达到解剖复位（© 2011 by Dr. F. del Piñal）。

欢相反的方法:“平台”技术。钢板首先固定骨干。然后，在荧光透视辅助下，用锁定螺钉将最大的关节面骨折块固定到钢板远端（图21.8b)。这就建立了桡骨的长度。然后，在关节镜下，将其余的关节面骨折块复位固定。一旦关节面“平台”固定好之后，即可复位干骺端骨折块，然后完成固定（图21.8c ~ f)。

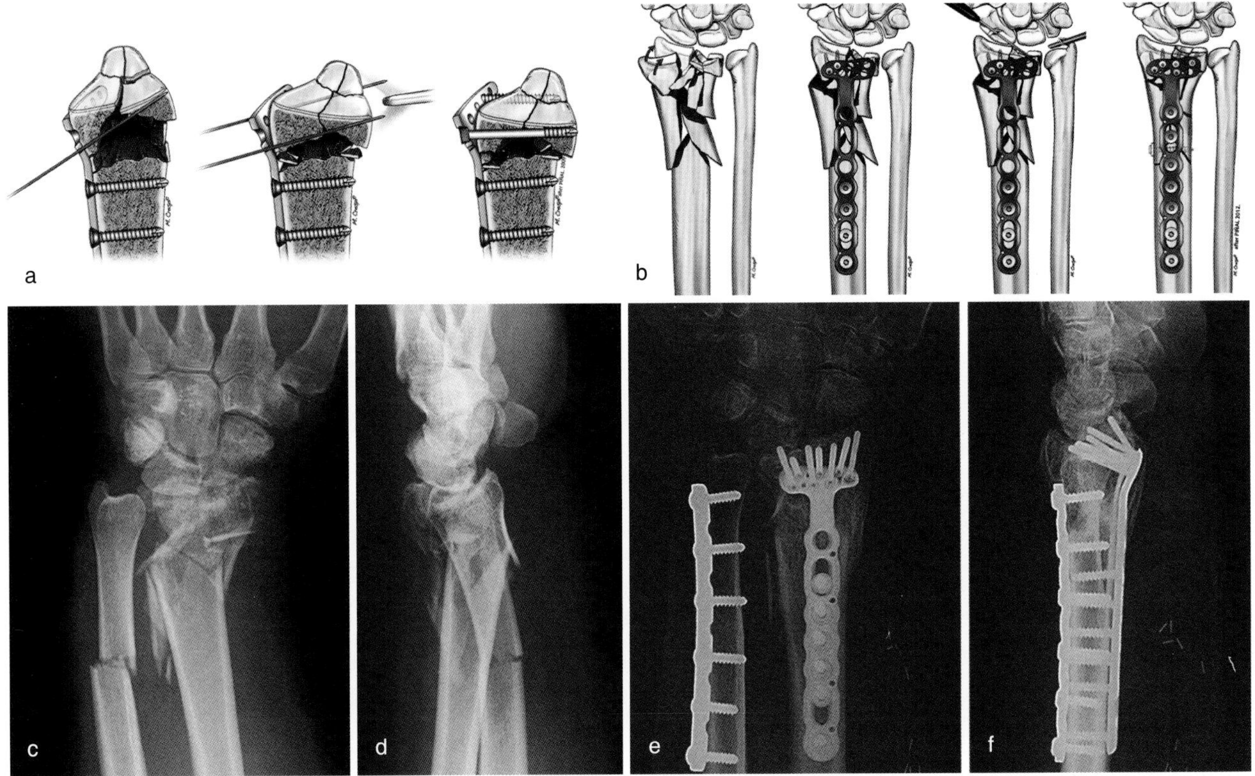

图21.8　如果干骺端严重粉碎，克氏针临时固定时，粉碎的骨折块无法支撑，可能发生继发移位。此时最好先将关节面稳定固定（a）; 在荧光透视下用2枚螺钉固定住最大的关节面骨折块，恢复桡骨长度。再在关节镜监视下将其他关节面骨折块组装到这块稳定的基石之上（b）; 临床病例。术前X线片（左侧）为一手工劳动者的C3.3型骨折。术后一年的X线片（右侧）可见，虽然骨折严重粉碎，但桡骨的长度仍得以维持（c ~ f）（©2011 by Dr.F.del piñal）。

参考文献

[1] Edwards CC, Haraszti CJ, McGillivary GR, Gutow AP. Intra-articular distal radius fractures: arthroscopic assessment of radiographically assisted reduction. J Hand Surg Am 2001; 26: 1036–1041

[2] Lutsky K, Boyer MI, Ste en JA, Goldfarb CA. Arthroscopic assessment of intraarticular distal radius fractures after open reduction and internal fixation from a volar approach. J Hand Surg Am 2008; 33: 476–484

[3] Augé WK, Velázquez PA. The application of indirect reduction techniques in the distal radius: the role of adjuvant arthroscopy. Arthroscopy 2000; 16: 830–835

[4] Ruch DS, Vallee J, Poehling GG, Smith BP, Kuzma GR. Arthroscopic reduction versus fluoroscopic reduction in the management of intra-articular distal radius fractures. Arthroscopy 2004; 20: 225–230

[5] Varitimidis SE, Basdekis GK, Dailiana ZH, Hantes ME, Bargiotas K, Malizos K. Treatment of intra-articular fractures of the distal radius: fluoroscopic or arthroscopic reduction? J Bone Joint Surg Br 2008; 90: 778–785

[6] Doi K, Hattori Y, Otsuka K, Abe Y, Yamamoto H. Intra-articular

fractures of the distal aspect of the radius: arthroscopically assisted reduction compared with open reduction and internal fixation. J Bone Joint Surg Am 1999; 81: 1093–1110

[7] Herzberg G. Intra-articular fracture of the distal radius: arthroscopic-assisted reduction. J Hand Surg Am 2010; 35: 1517–1519

[8] del Piñal F, García-Bernal FJ, Pisani D, Regalado J, Ayala H, Studer A. Dry arthroscopy of the wrist: surgical technique. J Hand Surg Am 2007; 32: 119–123

[9] del Piñal F. Dry arthroscopy and its applications. Hand Clin 2011; 27: 335–345

[10] del Pińal F. Dry arthroscopy of the wrist: its role in the management of articular distal radius fractures. Scand J Surg 2008; 97: 298–304

[11] del Piñal F. Technical tips for (dry) arthroscopic reduction and internal fixation of distal radius fractures. J Hand Surg Am 2011; 36: 1694–1705

[12] del Piñal F, García-Bern al FJ, Delgado J, Sanmartín M, Regalado J. Cerezal L. Correction of malunited intra-articular distal radius fractures with an inside-out osteotomy technique. J Hand Surg Am 2006; 31: 1029–1034

[13] Medoff RJ. Essential radiographic evaluation for distal radius fractures. Hand Clin 2005; 21: 279–288

[14] del Piñal F, Garcia-Bernal FG, Studer A et al. Explosion type articular distal radius fractures: technique and results of volar locking plate under dry arthroscopy guidance. Presented at the FESSH Meeting in Poznan. Poland, 2009 [Book of abstracts: A0180]

[15] del Piñal F. Treatment of explosion type distal radius fractures. In: del Piñal F, Mathoulin C, Luchetti C, eds. Arthroscopic Management of Distal Radius Fractures. Berlin: Springer Verlag; 2010:41–65

22

尺骨茎突不稳定骨折

Johan Scheer

22.1 前言

前臂和手做旋转运动时，腕骨及桡骨以尺骨远端为轴转动。尺骨茎突及其紧邻的结构形成了诸多韧带的起点，这些韧带为腕部运动的协调起到辅助作用。因此，处理尺骨茎突损伤就是处理三角纤维软骨复合体（triangular fibrocartilage complex，TFCC）损伤。

22.2 尺骨茎突周围的软组织连接

手及桡骨远端相对于尺骨远端的稳定性并不只靠TFCC。邻近的肌肉、肌腱（特别是尺侧腕伸肌、旋前方肌）及桡尺远侧关节的匹配性都与之相关。而且这些因素可能比TFCC更重要。

TFCC在尺骨茎突附近汇聚，尺腕稳定结构就止于维持桡尺稳定性的韧带之上（图22.1）。最新研究显示，前臂旋转运动过程中，旋转轴的位置会发生变化，而且在不同个体之间还有差异。所以，TFCC对桡尺远侧关节和尺腕关节的稳定作用在某些个体中会比其他个体更加显著。

22.2.1 桡尺关节稳定性

关于TFCC对桡尺关节稳定性的作用已有很多

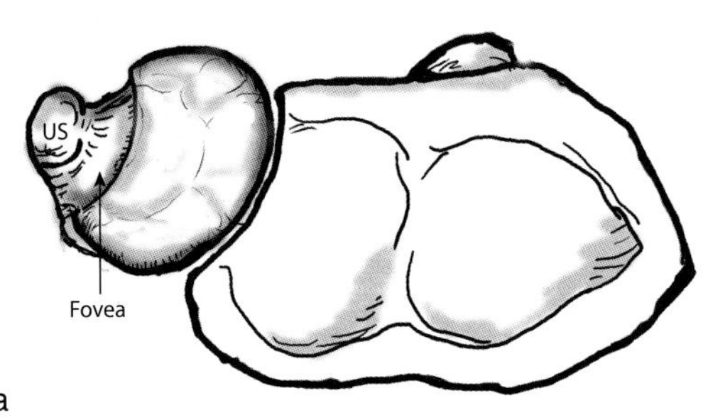

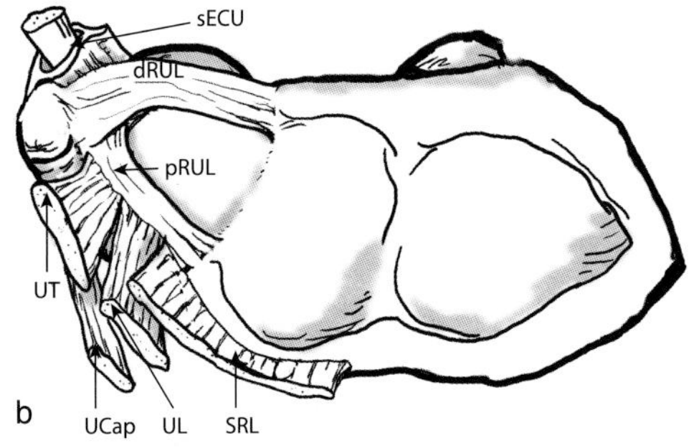

图22.1　右腕的下尺桡关节和TFCC的远侧观（a）。粗箭头：尺骨头凹；US，尺骨头。TFCC（b）。sECU，尺侧腕伸肌腱深层腱鞘（及肌腱）；dRUL，背侧桡尺韧带；pRUL，掌侧桡尺韧带；UT，尺三角韧带；UL，尺月韧带。图中还可见：SRL，短桡月韧带；UCap，尺头韧带（引自Johan Scheer, Periulnar Injuries Associated with Distal Radius Fractures, Linköping University Medical Dissertations No. 1236, 2011）（插图：J Scheer）。

论述。背侧及掌侧桡尺远侧韧带的深层止于尺骨头凹，恰位于尺骨茎突的桡侧（图22.1），这些是桡尺关节最重要的稳定性韧带结构；当然，主要稳定结构还包括骨间膜，特别是远端的斜束，不过只有80%的人存在斜束。

22.2.2 尺腕关节稳定性

关于尺腕关节稳定性的研究较少。在掌侧存在尺三角韧带和尺月韧带，两者均起自桡尺掌侧韧带，被认作TFCC的组成部分（图22.1）。另外还有外在的尺头韧带，自尺骨茎突基底向头状骨走形。所有这些结构在前臂旋后、腕部背屈桡偏时处于紧张状态。

在背侧，尺侧腕伸肌腱腱鞘的底部在尺骨远端和TFCC上都有附着。如在腱鞘和桡尺背侧韧带之间分离，会导致旋前时腕尺侧部分向掌侧移位。

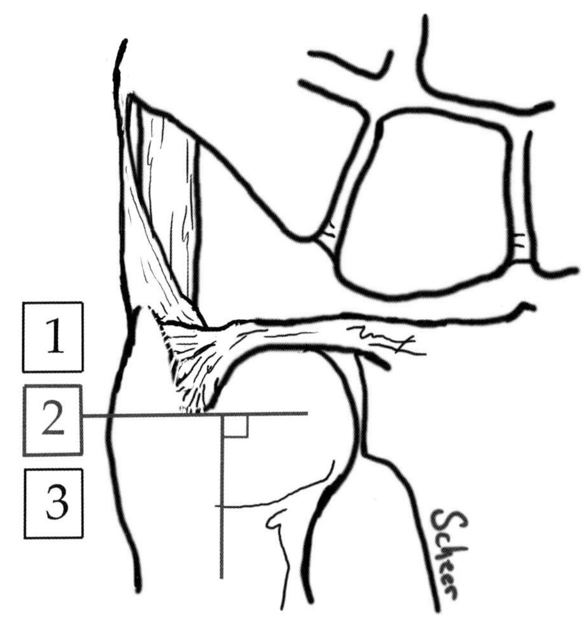

图22.2 尺骨茎突骨折分型，掌侧观。1型：基底远端骨折，TFCC浅层纤维及背侧尺三角韧带附着[3]（Sasao等）。2型：基底骨折：经尺骨头凹最近端垂直于尺骨干轴线，但不累及尺骨头关节面。3型：2型骨折近端的骨折[2]（引自Scheer, Johan H., Adolfsson, Lars E. Patterns of triangular fibrocartilage complex (TFCC) injury associated with severely dorsally displaced extraarticular distal radius fractures. Injury 2012: 43(6): 926–932，经Elsevier版权同意）。

22.3 尺骨茎突骨折的分型

好的分型方法可以帮助理解损伤情况并能指导治疗。尺骨茎突骨折是因止于茎突周围的韧带牵拉所致的撕脱骨折，所以骨折位置和移位程度都必须顾及。我们以基底骨折的定义作为参照，因为TFCC的所有结构都不止在尺骨头凹以近（图22.2）。骨折移位极小时，TFCC可能还保持完整，但以这些韧带的弹性难以在不破裂的情况下容许发生2 mm以上的移位。

22.4 损伤类型

跌倒时手掌侧撑地是尺骨茎突（TFCC）损伤的最常见原因。移位的暴力自手部可经腕部及前臂的桡侧和尺侧吸收。作用于TFCC的外力可沿两条路线传递。一条是沿桡骨传递，将导致桡尺韧带（掌、背侧）的紧张。另一条是通过尺腕韧带的紧张传递，这些韧带起自桡尺掌侧和背侧韧带。必须牢记的是尺腕稳定结构和桡尺稳定结构的损伤有可能会同时存在。

22.4.1 伴桡骨远端骨折的尺骨茎突骨折

每例患者两处骨折发生的顺序不得而知。但显而易见的是在桡骨远端骨折移位严重的患者，因腕骨随桡骨远端一起而使尺腕韧带张力大增。并且要注意的是，损伤即刻的移位很可能比初始X线片所见要明显得多。

关节外骨折背侧移位的两种特殊损伤类型无论在尸体模型还是在患者中都观察到[1,2]。其他类型在关节内骨折或骨折极小移位中都可能出现。但重要的是要认识到尺腕损伤（特别是尺侧腕伸肌腱鞘损伤）可能独立存在，也可能伴随尺骨头凹深部的损伤。

2 型尺骨茎突（基底）骨折（图 22.3）

TFCC内部的应力分布致使尺骨茎突整体折弯。尺骨茎突在基底处折断，但韧带结构完整，然后随着移位加大，TFCC整体随尺骨茎突一起从尺骨头凹撕脱[1]。因此，修复尺骨茎突的同时，TFCC的起点也得以恢复。

1 型尺骨茎突（尖部）骨折（图 22.4）

如前所述，该型尺骨茎突的骨折块与TFCC结构无直接牵连（图22.4）；而是与茎突和三角骨之间的纤维相连接[3]。TFCC损伤的第一步可能是尺侧腕伸肌腱腱鞘的深层从背侧桡尺韧带剥离，然后发生的是桡尺韧带尺骨头凹处的损伤[1,2]。因此，彻底的修复手术包括对尺骨头凹止点和尺侧腕伸肌腱深层腱鞘的修复。

22.4.2 不伴桡骨远端骨折的尺骨茎突骨折

在不伴桡骨远端骨折的TFCC损伤中，很少发生尺骨茎突骨折，如有发生，通常也是1型骨折[4]。在不同的损伤类型中，尺腕韧带可能会受到牵拉，但更可能产生较高的旋转应力，从而使背侧和（或）掌侧桡尺韧带的张力增大[4]。我们观察发现，在移位的骨折中，总有尺侧腕伸肌腱深层腱鞘的损伤，而无移位骨折中这一损伤可能发生，也可能不发生。

22.4.3 Galeazzi 骨折

并非所有的孤立桡骨干骨折都伴有TFCC损伤。Galeazzi骨折中的尺骨茎突骨折常为2型骨折[5]。

22.5 诊断

尺骨茎突骨折在普通的X线片上即可明辨——但是对伴随的软组织损伤较难评估。

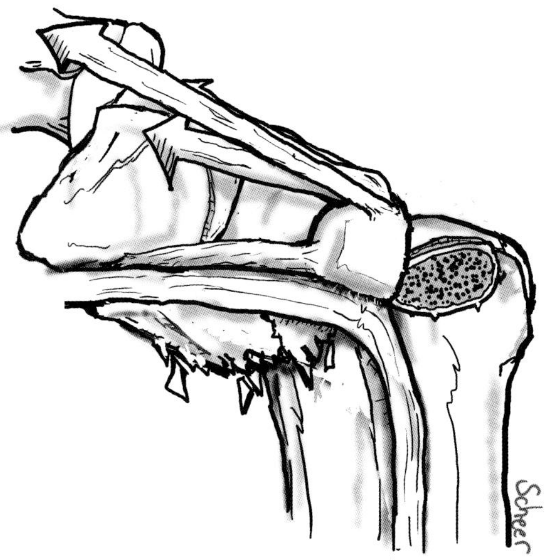

图22.3 伴2型尺骨茎突骨折的TFCC损伤。箭头：掌侧尺腕韧带的拉力。右腕的背侧-掌侧观（引自Johan Scheer, Periulnar Injuries Associated with Distal Radius Fractures, Linköping University Medical Dissertations No. 1236, 2011）。

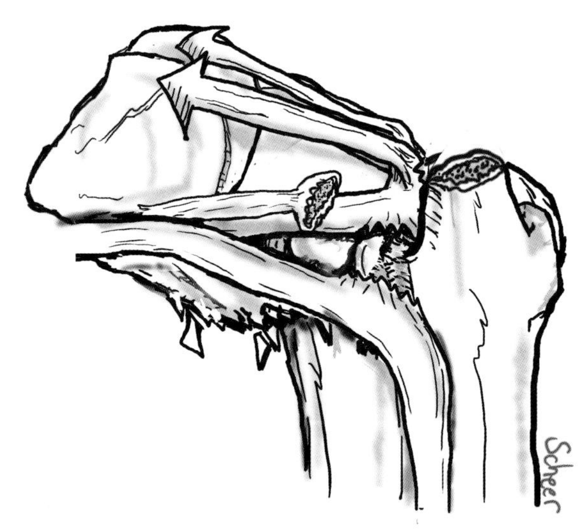

图22.4 伴1型尺骨茎突骨折的TFCC损伤。箭头：掌侧尺腕韧带的拉力。右腕的背侧-掌侧观（引自Johan Scheer, Periulnar Injuries Associated with Distal Radius Fractures, Linköping University Medical Dissertations No. 1236, 2011）。

22.5.1 临床评估

急性损伤

腕部外伤后出现尺骨远端周围的肿胀、压痛就提示存在损伤。可对桡尺关节行松弛度试验检查，除非并发桡骨远端不稳定骨折，此时难以将桡骨、腕骨一并固定。而且疼痛会进一步干扰松弛度试验的结果。

桡尺关节松弛度试验的方法是，检查者一手将桡骨与腕骨固定，另一只手将尺骨远端推移，并与健侧对照。病理性松弛者，推移终末阶段缺少硬止点的感觉[6]。

慢性损伤

常有尺骨远端周围的压痛。这可能缘于局部的滑膜炎或痛点下方有假关节形成。桡尺关节松弛度试验具有较高的评定者一致性[7]。如果桡尺韧带连接仍完整，那么在旋前位可能会发现孤立的尺侧腕伸肌腱深层腱鞘的损伤；在这一位置可见腕骨向掌侧突出，与健侧相比出现相对于尺骨的半脱位。在此位置通过向背侧按压豌豆骨可使患者疼痛缓解。

22.5.2 放射学评估

CT对诊断TFCC损伤作用较小甚至没有作用[6]，但在评估骨性解剖结构时可作为普通X线片的补充。如行MRI检查，推荐使用高分辨率薄层扫描[8]。

22.6 尺骨茎突骨折急性期修复的指征

主张急性期修复的理由比较可信，因为新鲜损伤的断面可能更好愈合。我们认为这一时间窗是在伤后6 ~ 8周之内。但是，支持对所有尺骨茎突骨折/TFCC损伤都做急性期修复的证据很少。相反，在成人中，桡骨远端骨折复位很好时，很少发生腕关节功能受限[9-11]。而在儿童，尺骨茎突骨折与较差的功能结果之间有较强相关性[12]。

再仔细观察，当桡骨远端骨折伴有尺骨茎突骨折时，尺侧症状和桡尺远侧关节不稳会更加常见[13,14]。换言之，对我们的一大挑战就是如何区分哪些患者做急性期尺骨茎突/TFCC修复会受益，从而避免让另一部分患者施行不必要的手术。

晚期修复的报道也显示出良好的结果（表22.1）。根据我们的经验，这在较为年轻的患者中尚不明确，这些患者行晚期修复手术后失败率较高。

表 22.1　伤后超过 3 个月的尺侧 TFCC 损伤的修复

作者（年限）	修复方式	结果评判	良/优	不稳复发后再手术
Hermansdorfer[19]	切开：骨隧道	疼痛缓解	10/13	3
Corso[18]	关节镜下：sECU缝合	MMWS	41/45	
Chou[17]	切开：锚钉	MMWS	7/8	
Anderson[16]	切开/关节镜下：骨隧道/sECU缝合	MMWS	57/75	13
Reiter[21]	关节镜下：sECU缝合	MMWS，DASH	29/46	
Moritomo[20]	切开：锚钉	MMWS	13/15	
Shinohara[22]	关节镜下：骨隧道	MMWS，Hand20	10/11	

注：DASH，Disabilities of the Arm, Shoulder, and Hand，上肢功能障碍评分；MMWS，Mayo Modified Wrist Score，Mayo 改良腕关节评分；sECU，尺侧腕伸肌腱深层腱鞘（经 Elsevier[2] 版权同意。引自 Scheer, Johan H., Adolfsson, Lars E. Patterns of triangular fibrocartilage complex (TFCC) injury associated with severely dorsally displaced extra-articular distal radius fractures. Injury 2012: 43(6): 926–932）。

22.6.1 活动水平

患者的活动水平是最重要的因素。久坐不动的患者不太会出现不稳定的症状。根据患者活动水平，在以下情况中，我们建议对尺骨茎突骨折（TFCC损伤）行急性期修复：

（1）年轻患者（<25岁）。

（2）腕关节使用多的患者（专业运动员，对腕部要求高的活动多的残疾人士）。

（3）重体力劳动者及其他活动多的患者可行修复术，但要告知手术会延长康复期。

22.6.2 软组织损伤程度

很多患者TFCC损伤后会以肌肉功能代偿（尺侧腕伸肌和旋前方肌）。除了前述关于活动水平的标准以外，还有一项因素会促使医师考虑急诊修复，那就是广泛的软组织损伤。以下情况可能提示存在广泛的软组织损伤：

（1）高能量创伤。

（2）尺骨远端开放性脱位。

（3）Galeazzi骨折伴严重短缩畸形。

（4）桡骨远端骨折伴“尺骨头秃顶征”。

（以下段落会做解释）

尺骨头秃顶试验是桡骨远端骨折时判断尺骨头凹纤维和整个掌侧关节囊有无广泛撕裂的简单且非侵入性的方法。患者麻醉后，向背侧按压患侧手掌。如果在真正侧位X线片上，尺骨头的远侧（尺骨皮质延长线内）没有任何腕骨投射，则该试验为阳性（图22.5）。

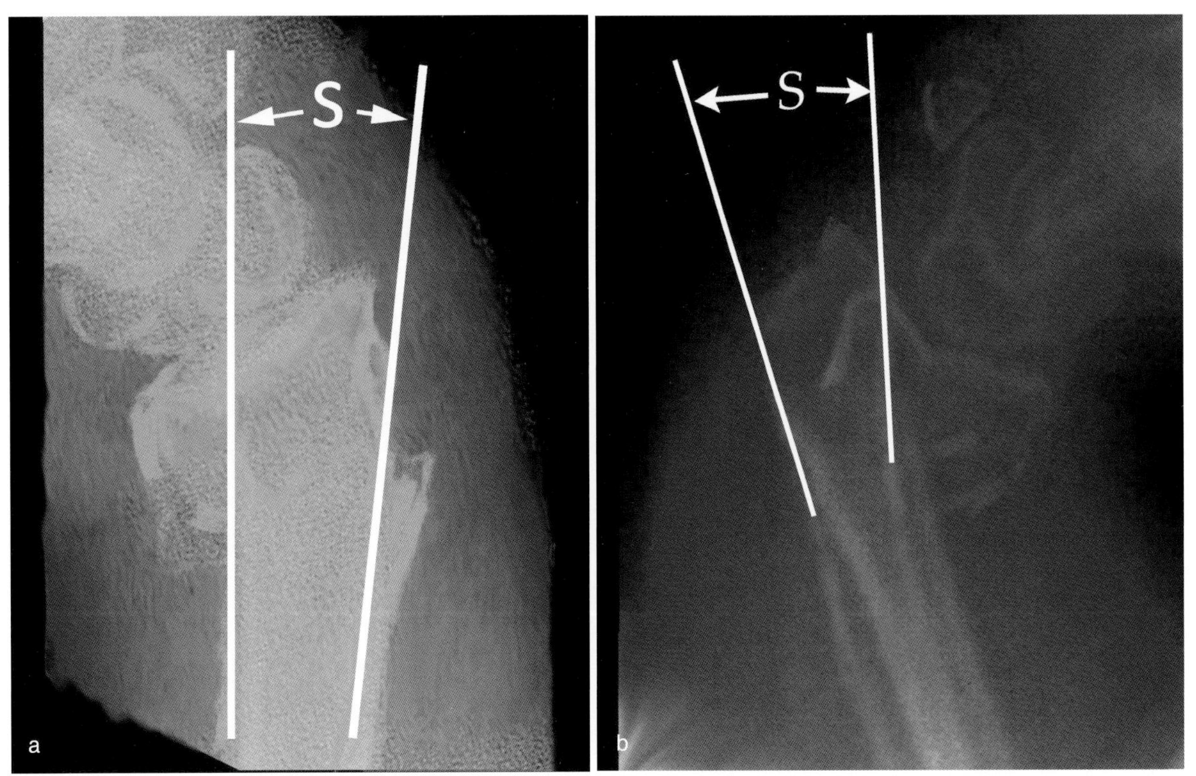

图22.5 尺骨头秃顶试验，桡骨远端骨折固定之前在全麻下施行。将手部用力背屈，再现最大幅度的骨折移位。侧位荧光透视评估，在尺骨头穹窿以远沿尺骨远端皮质延长的扇形区域（S）内是否还有腕骨投射。试验阴性（a）；试验阳性（b）（经Elsevier[2]版权同意。引自Scheer, Johan H., Adolfsson, Lars E. Patterns of triangular fibrocartilage complex (TFCC) injury associated with severely dorsally displaced extra-articular distal radius fractures. Injury 2012: 43(6): 926–932）。

22.7 开放手术入路

我们采用的基本上是两种不同的入路。一种比较通用，再加上还可稍作变换，大部分尺骨远端的手术都可采用。

22.7.1 通用的尺骨远端入路

此入路近端位于尺侧腕伸肌腱和尺侧腕屈肌腱之间。远端逐渐呈S状弯向背侧。辨别出尺神经的感觉支。有些患者的感觉支可能比预想的更偏背侧。此处皮肤弹性大,掌侧和背侧均可由此进入。在修复尺侧腕伸肌腱深层腱鞘损伤时，可将此腱鞘切开并将肌腱拎出。尺骨头凹可以非常容易地从掌侧显露。

22.7.2 背侧有限切开入路

只在准备关节镜下修复尺侧腕伸肌腱深层腱鞘时才使用该入路。在尺骨头远侧缘表面做横行皮肤切口。这样留下的瘢痕外观满意。临时将尺侧腕伸肌腱拎出腱鞘。如欲经背侧入路显露尺骨头凹，需借助皮肤弹性由第五与第六背侧伸肌间隔之间进入。

22.8 急性期修复方法

如有指征行急性期修复，需修复TFCC所有损伤的成分。关节镜是评估的金标准，同时也能探查腕中关节损伤。然后修复TFCC可在关节镜辅助下进行，也可做开放手术。

22.8.1 急性 1 型尺骨茎突骨折

孤立的尺侧腕伸肌腱深层腱鞘损伤可以通过两道缝线容易地闭合修复。在尺侧腕伸肌腱表面做一小的横行切口，将肌腱拉开。经此入路可探及附着于背侧尺三角纤维的尺骨茎突骨折块，并将其缝回原处[3]。

如果还伴有尺骨头凹损伤，我们喜欢使用骨锚做切开修复（图22.6）。

22.8.2 急性 2 型尺骨茎突骨折

尺骨茎突基底骨折移位超过2 mm意味着整个TFCC伴随骨折块一起撕脱[1]。通过切开复位固定茎突骨折可使撕脱组织重新附着。但该部位的内植物常常会引起尺侧疼痛，而需要未来将其取出。

骨折块的复位大都容易做到，维持复位可使用经尺骨茎突桡侧打入的1枚克氏针。还可使用能够抓持对侧皮质的Herbert钉。但存在的风险是可能导致尺骨茎突的爆裂。因此，我们偏好使用2枚平行克氏针加上1道不可吸收线的8字缝合。

22.8.3 急性 3 型尺骨茎突骨折

该型骨折的愈合能力好，并且在桡骨骨折复位/固定后很少还有移位。所以最好采用保守治疗，短臂夹板固定4 ～ 5周。

22.9 有症状的尺骨茎突骨不连的治疗

尺骨茎突骨不连所伴发的问题可能缘于潜在的TFCC不稳、假关节疼痛，或两者均有。那些在儿童时期受伤的患者可能会有不同的表现。这些患者残留的茎突基底和茎突骨折块——多为1型骨折——会出现过度增生，在三角骨和尺骨远端之间产生碰撞（图22.7）。

仔细询问病史和体检以及影像学检查可以帮助医师与患者一起制订治疗方案。可以选择的手术方式包括：

（1）仅做骨折块切除

（2）骨折块切除+TFCC止点重建（修复）

（3）骨折块切开复位内固定+TFCC止点重建

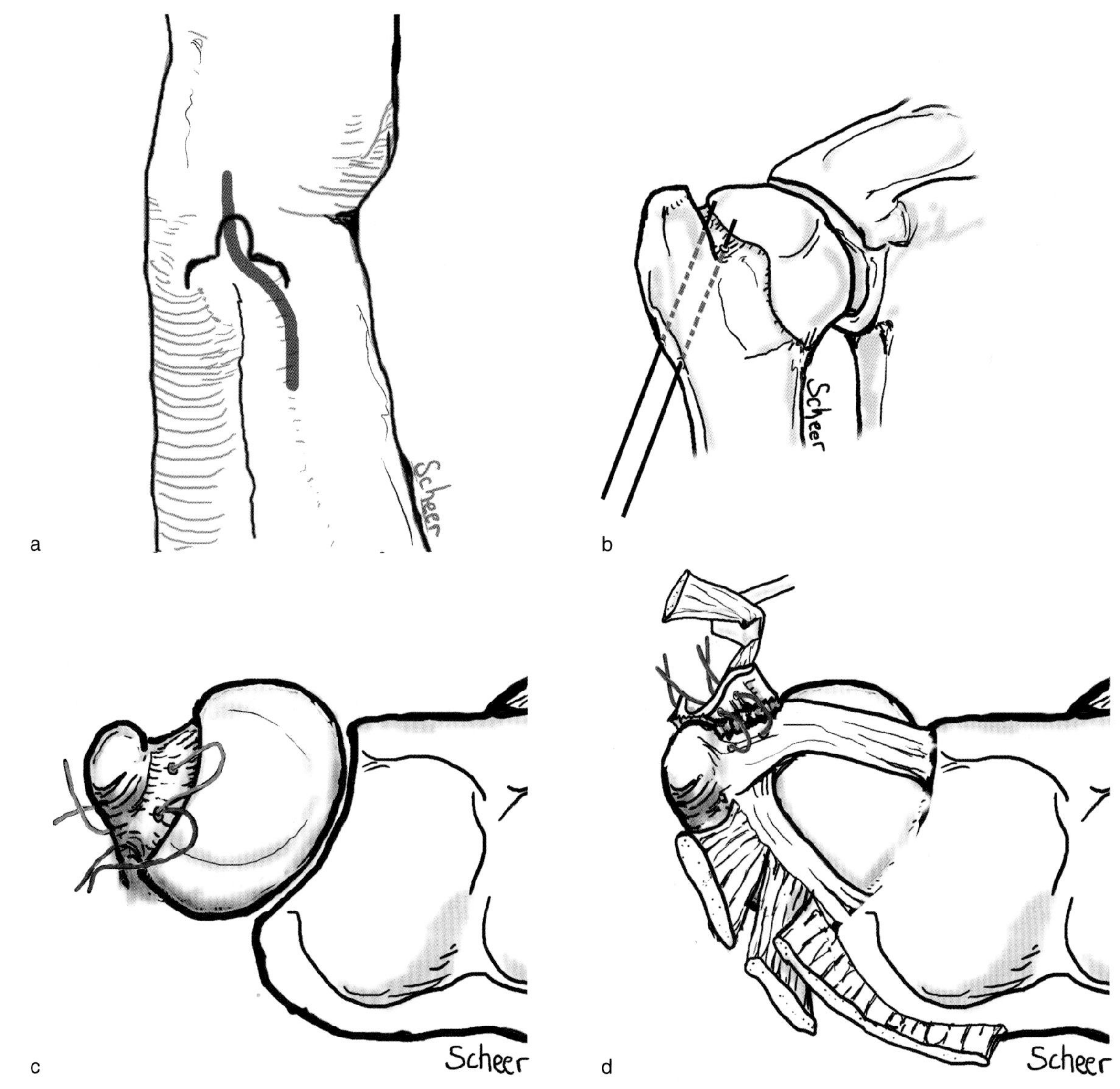

图22.6　修复方法，右腕。通用皮肤切口（a）；使用2 mm钻头，向头凹处钻出2个骨洞（b）；缝线穿过骨隧道。缝线1将桡尺韧带深层纤维拉向头凹。缝线2将最尺掌侧角复位完成止点重建（c）；修复尺侧腕伸肌腱深层腱鞘。必须避免缝住肌腱自身。关闭关节切开处及尺侧腕伸肌腱腱鞘（d）（经Elsevier[2]版权同意。引自Scheer, Johan H., Adolfsson, Lars E. Patterns of triangular fibrocartilage complex (TFCC) injury associated with severely dorsally displaced extra-articular distal radius fractures. Injury 2012; 43(6): 926–932）。

（修复）

在处理桡骨远端骨折所伴发的TFCC损伤时，要注意尺骨远端和桡骨远端的关系。陈旧损伤的患者重建TFCC的目的多是加强尺骨头凹的附着韧带；所以桡骨远端畸形愈合会影响TFCC复位从而妨碍TFCC修复。目前尚未明确桡尺骨不匹配的耐受限度，但即使是5°的背侧成角（以桡骨干作参考）再加上一些短缩和尺偏角变小，就会增加复发的风险，因此我们会考虑截骨矫正。这种截骨和尺骨短缩截骨可以增加或恢复骨间膜远端斜束的张力，从而增加桡尺远侧关节的稳定性。

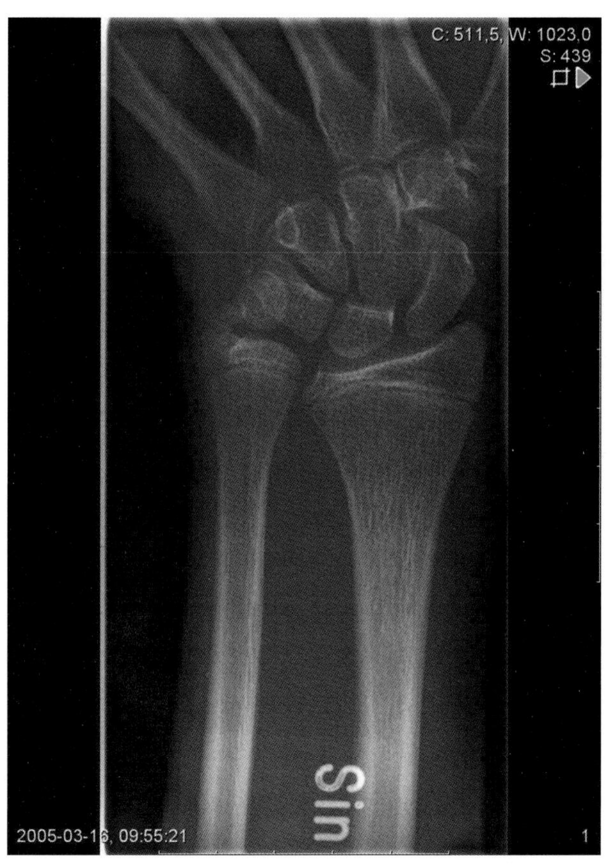

图22.7 一位小儿患者尺骨茎突1型骨折后骨不连、增生肥大。

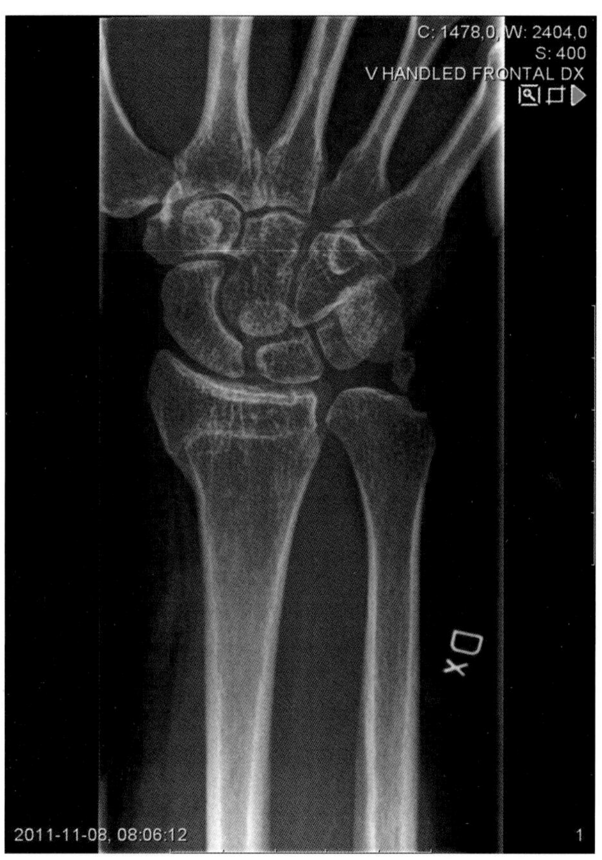

图22.8 尺骨茎突2型骨折后萎缩型骨不连。

22.9.1 病史与临床体检

首先要区分松弛和不稳。不稳是一种症状，是在关节不匹配时的不适或疼痛体验。桡尺关节不稳可表现为关节半脱位和复位过程中的痛性撞击或不适，常伴有握力下降。一般在手部处于旋后状态或做旋后动作时感觉明显。尺腕不稳的症状更多表现为旋转疼痛或在手部处于旋前状态下试图提举和旋转时的疼痛。

而松弛是我们医师在临床调查中所观察到的表现。因此，松弛并不一定与不稳症状有关，但是如果病理性松弛合并有与之相关的不稳症状，那就可以帮助做出诊断。

22.9.2 2 型尺骨茎突骨不连

由于整个TFCC包括尺侧腕伸肌腱的深层腱鞘都止在尺骨茎突上，所以表现出来的都是桡尺不稳。这种骨不连常常是肥大型骨不连。如若决定施行切开复位内固定手术，有些因素必须考虑：

(1) 茎突有可能不会愈合——意味着可能必须再次手术。

(2) 固定物很可能会引起局部刺激而必须取出。

如果没有不稳表现，最佳选择可能是将骨折块切除，理由是疼痛源自假关节本身的活动和炎症。

如果存在（桡尺）不稳，那么问题就是如何将尺骨头凹的纤维重新附着。若保留茎突，固定并且愈合了，那将得到非常可靠的结构，因为其中的韧带-骨以及骨-骨均达到愈合。但是，如果骨块在术中裂开了，或患者不愿去冒前述风险，那么骨折块切除并TFCC尺骨头凹止点重建也是可取的选择。如果骨不连是萎缩型的（图22.8）或骨折块很小，那么做切除和韧带止点重建手术会更安全。

骨折块的固定

我们先使用腕关节镜探查桡腕关节和腕中关节，排除其他的韧带损伤。尺骨远端采用前述的通用入路显露。辨别骨不连处，清理纤维组织直至尺骨头凹，此处还要清理滑膜组织，并且搔刮至皮质渗血。然后小心谨慎地去除两侧的硬化边缘至正常骨质。TFCC纤维必须位于尺骨头凹水平。之后将尺骨茎突复位，克氏针固定。荧光透视确认骨折块的大小和位置。我们喜欢使用2枚平行克氏针加上不可吸收缝线的“8字”缝合固定。

使用长臂石膏管型固定5周，然后开始全范围的关节活动训练。茎突骨折者8周后可完全负重，骨折块切除加韧带止点重建者12周后完全负重。

22.9.3 1型尺骨茎突骨不连

骨折块通常较小，即使是肥大型骨不连。但也是韧带附着之处。我们喜欢把骨折块切除，并使用骨锚，最好是不可吸收的，将软组织缝至剩余的茎突之上。

应用腕关节镜检查软组织损伤状况，并做出相应处理。根据关节镜检查结果选择手术入路。如果有尺骨头凹撕脱，我们选择通用尺骨入路。因为TFCC背侧部分多仍附着于尺骨头凹，所以我们喜欢从掌侧显露尺骨头凹[2,15]。清理尺骨头凹处的滑膜组织，并打磨粗糙，使皮质渗血，促进韧带与骨的愈合。当然也可采用桡尺远侧关节镜完成。止点重建可使用骨锚，也可通过骨隧道缝合[2,15]（图22.6）。如果尺侧腕伸肌腱的深层腱鞘损伤，也可通过同样的入路予以修复。

参考文献

[1] Scheer JH, Adolfsson LE. Pathomechanisms of ulnar ligament lesions of the wrist in a cadaveric distal radius fracture model. Acta Orthop 2011; 82:360–364

[2] Scheer JH, Adolfsson LE. Patterns of triangular fibrocartilage complex (TFCC) injury associated with severely dorsally displaced extra-articular distal radius fractures. Injury 2012; 43: 926–932

[3] Sasao S, Beppu M, Kihara H, Hirata K, Takagi M. An anatomical study of the ligaments of the ulnar compartment of the wrist. Hand Surg 2003; 8:219–226

[4] Moritomo H, Masatomi T, Murase T, Miyake J, Okada K, Yoshikawa H. Open repair of foveal avulsion of the triangular fibrocartilage complex and comparison by types of injury mechanism. J Hand Surg Am 2010; 35: 1955–1963

[5] Giannoulis FS, Sotereanos DG. Galeazzi fractures and dislocations. Hand Clin 2007; 23: 153–163, v

[6] Scheer JH, Hammerby S, Adolfsson LE. Radioulnar ratio in detection of distal radioulnar joint instability associated with acute distal radius fractures. J Hand Surg Eur Vol 2010; 35: 730–734

[7] Scheer JH, Adolfsson LE. Radioulnar laxity and clinical outcome do not correlate after a distal radius fracture. J Hand Surg Eur Vol 2011; 36: 503–508

[8] Anderson ML, Skinner JA, Felmlee JP, Berger RA, Amrami KK. Diagnostic comparison of 1.5 Tesla and 3.0 Tesla preoperative MRI of the wrist in patients with ulnar-sided wrist pain. J Hand Surg Am 2008; 33: 1153–1159

[9] Zenke Y, Sakai A, Oshige T, Moritani S, Nakamura T. The effect of an associated ulnar styloid fracture on the outcome after fixation of a fracture of the distal radius. J Bone Joint Surg Br 2009; 91: 102–107

[10] Kim JK, Yun YH, Kim DJ, Yun GU. Comparison of united and nonunited fractures of the ulnar styloid following volar-plate fixation of distal radius fractures. Injury 2011; 42: 371–375

[11] Mrkonjic A, Geijer M, Lindau T, Tägil M. The natural course of traumatic triangular fibrocartilage complex tears in distal radial fractures: a 13–15 year follow-up of arthroscopically diagnosed but untreated injuries. J Hand Surg Am 2012; 37: 1555–1560

[12] Zoetsch S, Kraus T, Weinberg AM, Heidari N, Lindtner RA, Singer G. Fracture of the ulnar styloid process negatively influences the outcome of paediatric fractures of the distal radius. Acta Orthop Belg 2013; 79: 48–53

[13] May MM, Lawton JN, Blazar PE. Ulnar styloid fractures associated with distal radius fractures: incidence and implications for distal radioulnar joint instability. J Hand Surg Am 2002; 27: 965–971

[14] Krämer S, Meyer H, O'Loughlin PF, Vaske B, Krettek C, Gaulke R. The incidence of ulnocarpal complaints after distal radial fracture in

relation to the fracture of the ulnar styloid. J Hand Surg Eur Vol 2013; 38: 710–717

[15] Moritomo H. Advantages of open repair of a foveal tear of the triangular fibrocartilage complex via a palmar surgical approach. Tech Hand Up Extrem Surg 2009; 13: 176–181

[16] Anderson ML, Larson AN, Morann SL, Cooneyn WP, Amramin KK, Bergern RA. Clinical comparison of arthroscopic versus open repair of triangular fibrocartilage complex tears. J Hand Surg Am 2008; 33: 675–682

[17] Chou KH, Sarris IK. Sotereanos DG. Suture anchor repair of ulnar-sided triangular fibrocartilage complex tears. J Hand Surg Br 2003; 28: 546–550

[18] Corso SJ, Savoie FH, Geissler WB, Whipple TL, Jiminez W, Jenkins N.. Arthroscopic repair of peripheral avulsions of the triangular fibrocartilage complex of the wrist: a multicenter study. Arthroscopy 1997; 13: 78–84

[19] Hermansdorfer JD, Kleinman WB.. Management of chronic peripheral tears of the triangular fibrocartilage complex. J Hand Surg Am 1991; 16: 340–346

[20] Moritomo H, Masatomi T, Murase T, Miyake J, Okada K, Yoshikawa H. Open repair of foveal avulsion of the triangular fibrocartilage complex and comparison by types of injury mechanism. J Hand Surg Am 2010; 35: 1955–1963

[21] Reiter A, Wolf MB, Schmid U et al. Arthroscopic repair of Palmer 1B triangular fibrocartilage complex tears Arthroscopy 2008; 24: 1244–1250

[22] Shinohara T, Tatebe M, Okui N, Yamamoto M, Kurimoto S, Hirata H. Arthroscopically assisted repair of triangular fibrocartilage complex foveal tears. J Hand Surg Am 2013; 38: 271–277

23

创伤性TFCC撕裂的自然病程

Magnus Tagil, Tommy Lindau

23.1 前言

已知的首先提及腕部不稳和脱位的人是大约公元前400年的Hippocrates。经过2000多年科学活动的间隔，在公元1705年，Petit再次讨论了腕部关节脱位和骨折的诊断难度。Abraham Colles报道了桡骨远端骨折的临床情况，称桡骨远端骨折后，至少是长期结果中，不会留下任何影响。如今，大家广泛认同，桡骨远端骨折之后，甚至经过了很长时期仍旧存在的持续疼痛和功能障碍的最常见原因是腕尺侧疼痛[1]。以前的主要解释是，相对于未骨折的尺骨，桡骨骨折后出现短缩及畸形愈合，导致尺腕靠近。最近的数十年，我们对伴随的软组织损伤了解了更多，而这是一些尺侧症状的原因[2]。

解剖学上，三角纤维软骨复合体（triangular fibrocartilage complex，TFCC）的名称是由Palmer和Werner在1981年创造的[3]，指的是将腕骨、桡骨远端向尺骨远端稳定固定的一组结构。这一复合体包括掌侧和背侧桡尺韧带、尺侧副韧带和尺腕韧带，以及中央部已经化生而成的软骨性关节盘。除了X线片上可以看到的尺骨茎突撕脱骨折，在关节镜下，桡骨远端骨折移位的患者中有超过80%可见TFCC损伤[4,5]。有些患者TFCC周围撕裂会导致临床症状明显的桡尺远侧关节不稳，而其他患者并不出现症状。尽管TFCC的单纯软组织损伤和尺骨茎突的骨性撕脱均属于同样的损伤类型，但尺骨茎突骨折或TFCC周围撕裂与所形成的客观性松弛和主观性伴有症状的不稳之间，并无明确的关系。虽然尺骨茎突骨折时TFCC撕裂的发生率较高[2]，但是没有骨折时也会发生撕裂。关节镜下或切开修复TFCC在超过2年以后，都能取得良好的临床结果[6-8]。

由于很少有一组治疗、另一组不治疗的对照性、随机或个别前瞻性研究，就没有形成明确的治疗指南，在手术处理桡骨远端骨折的过程中，当发现下尺桡关节不稳时，我们常常不知所措。下尺桡关节的解剖结构存在个体间差异，因此各人对于畸形愈合以及软组织损伤的敏感程度也不同，而这些都会影响我们判断哪些患者真正会出现症状。在使用新型掌侧角稳定性固定装置的时代，能够获得并维持更好的骨折复位，没有了畸形愈合，软组织对于最终结果可能就没那么重要了。因此，在急性期治疗桡骨远端骨折时，我们还是不能明确TFCC损伤是否需要修复或者尺骨茎突骨折是否需要固定。而桡骨远端骨折病例中

TFCC损伤的自然病程越来越引起关注。

23.2 我们的经验

在1995年至1997年间对51例桡骨远端骨折移位的年轻患者进行的前瞻性关节镜研究中，骨折时出现形态上的TFCC撕裂与骨折（损伤）1年后客观检查记录的关节松弛（尺偏应力试验）及主观不稳感觉[9]相关[2]。78%的患者存在TFCC的完全性或部分性损伤。桡骨远端骨折在当时按标准治疗处理，但TFCC未予处理，以对这类之前并不了解的伴随损伤的自然病程进行研究。21例患者行闭合复位石膏固定，11例在关节镜辅助下复位石膏固定，5例行闭合复位外支架固定，6例在关节镜辅助下复位外支架固定，8例切开复位内固定。在关节镜下诊断TFCC撕裂但未治疗后1年进行随访，11例完全性TFCC周围撕裂的患者中，有10例引起客观上的下尺桡关节松弛，进而使骨折后的主观结果变差，且与其他因素不相干[2]。

23.2.1 客观结果

在最初的关节镜检查中，TFCC损伤按Palmer和Werner法[3]分型。出现出血点和（或）胶原不连续被认作部分撕裂。韧带的周围撕裂如果造成拉钩和蹦床试验中TFCC张力丧失就认为完全性损伤[4]。

在1年随访[2]和13 ~ 15年随访[10]中，都通过体检和面谈评估下尺桡关节的稳定性。在1年期随访时采用下尺桡关节应力试验检查其稳定性，13 ~ 15年的随访中由另一位检查者评估。下尺桡关节的稳定性与健侧比较，记录下尺桡关节是否松弛及试验有无诱发疼痛。

23.2.2 主观结果

在第一年的研究中，采用Gartland和Werley[9]评分系统对主观/功能结果进行评估。为了对照，在13 ~ 15年的随访研究中也采用相同的评分系统。检查完患者后，检查者完成评分，结果分为优、良、一般和差。在13 ~ 15年的随访中，使用Quick-DASH问卷[11]进行评估。患者的主观感受，包括静息痛、活动痛、整体功能和外观都在视觉模拟评分中记录。

23.3 结果

51例治疗的患者中有38例（75%）在后期随访中既接受了临床检查又进行了X线片评估。其中23例女性，平均年龄57岁（38 ~ 73岁）。有8例在就诊时就存在完全性周围撕裂，25例周围部分撕裂或中央型撕裂，5例不伴TFCC损伤。

▶ 完全性周围撕裂　在最初检查的51例患者中，关节镜下诊断11例TFCC完全性周围撕裂，其中有8例接受随访。这8例患者在13 ~ 15年后的中位DASH评分为25分，而那些TFCC未损伤、中央区损伤或部分周围损伤的患者评分为7分。TFCC完全性周围撕裂的患者患侧握力为健侧的88%，而其他患者为95%（P=0.53）（表23.1）。

表 23.1　伤后 13 ~ 15 年的主观、客观结果与初始关节镜下 TFCC 诊断的关系

	完全性周围撕裂（*n*=8）	部分性周围撕裂或中央撕裂（*n*=30）	*P*
DASH			
中位数（范围）	25（0~59）	7（0~70）	0.14
平均值（SD）	26（23）	14（18）	0.12
Gartland和Werley评分	5（0~15）	4（0~13）	0.73
静息状态下VAS	0（0~4）	1（0~5）	0.63
活动状态下VAS	3（0~6）	1（0~8）	0.46
握力	88%（13）	95%（31）	0.53

注：DASH，臂、肩、手功能障碍评分；SD，标准差；VAS，视觉模拟评分。

▶ 部分撕裂　9例部分周围撕裂患者中的2例在1年后关节松弛，后期随访时已经稳定。

23.3.1 13 ~ 15 年后与不稳相关的主客观结果

38例患者中有17例下尺桡关节应力试验阳性（松弛组）。根据Gartland和Werley[9]的结果评分，尺偏应力试验正常组的21例患者中，有11例结果为优，而松弛组的17例中仅有3例。使用现代纯主观的、由患者自测的DASH评分系统，松弛组的中位评分是14分（0 ~ 59分），下尺桡关节应力试验阴性组为5分（0 ~ 70分）（P=0.11）（表23.2）。松弛组的平均握力是健侧的83%（SD 15），下尺桡关节应力试验阴性组为103%（SD 33）（表23.2）。1年随访时松弛的21例患者，在后期随访时还有8例松弛。最初是TFCC部分损伤的患者有9例在1年随访时松弛，在后期随访中，有4例仍松弛，5例下尺桡关节应力试验阴性。仅有1例患者因痛性不稳定而施行手术治疗。

表 23.2　伤后 13 ~ 15 年的主观、客观结果与伤后 13 ~ 15 年桡尺远侧关节稳定性的关系

	伤后13~15年DRUJ松弛（尺侧应力试验阳性）（n=21）	伤后13~15年DRUJ稳定（尺侧应力试验阴性）（n=17）	P
DASH			
中位数（范围）	14（0~59）	5（0~70）	0.11
平均值（SD）	21（20）	14（18）	0.24
Gartland和Werley评分	5（0~15）	1（0~9）	0.07
静息状态下VAS	1（0~4）	1（0~5）	0.89
活动状态下VAS	1（1~6）	3（0~8）	0.04
握力	83%（15）	103%（33）	0.03

注：DASH，臂、肩、手功能障碍评分；DRUJ，下尺桡关节；SD，标准差；VAS，视觉模拟评分。

23.3.2 影像学评估

8例患者的下尺桡关节发展为轻到中度的骨关节炎。我们发现晚期松弛与骨关节炎之间没有关联，松弛组17例患者中的5例和下尺桡关节应力试验阴性组21例患者中的3例出现下尺桡关节关节炎（P=0.18）。关节镜下的TFCC损伤与骨关节炎之间也没有关联。而且，尺骨茎突愈合或不愈合与临床症状之间也无关联，尽管关节镜下诊断的TFCC损伤和通过检查尺偏应力试验发现的松弛存在类似倾向。总体上，16例患者存在尺骨茎突不愈合；其中12例发生在基底以远。在最后的随访中，下尺桡关节应力试验阴性组的21例患者中有11例存在尺骨茎突骨不愈合，松弛组17例患者中有5例。

23.4 讨论

在非骨质疏松成年人的桡骨远端骨折多为关节内骨折[12]，而且多伴有韧带损伤[4,2]。在一些高能量损伤（例如桡骨茎突骨折）中，韧带损伤被认为与骨折伴随，是月骨周围脱位的大弓损伤的一部分，即所谓的Mayfield机制[13]。无骨质疏松的年轻患者，是我们长期随访的研究组，引起桡骨骨折所需的能量比在骨质疏松患者中要大。在这些骨折中，还可能出现几种其他损伤，包括腕骨

骨折、舟月和月三角韧带损伤，及TFCC撕裂等。诊断关节松弛已有几种方法；临床检查如冲击触诊试验和应力位CT检查，除非是由经验丰富的研究者检查，否则结果的重复性有限。必须强调的是所有检查都有一个共同点，就是都将活动度或松弛度的评估作为阳性结果，而将不稳作为一种症状。临床上有症状的不稳只能在病史采集时做出诊断，主诉有灵活性丧失或有时出现痛性撞击，特别是在前臂无负重状态下旋转时。下尺桡关节应力试验被认为在不同检查者间具有可重复性，观察者间kappa 值在0.66[14]到0.84[15]。我们的研究显示对于完全性周围损伤的患者在早期和晚期检查中检查者一致性较高（85%），而对于部分损伤或无损伤的患者一致性不高（50%）。对类似我们研究中的这么长间隔的两个时间点进行比较可能是无效的，这也使对如此长期的自然病程研究很难进行分析。理论上，部分损伤可以愈合并逐渐恢复紧张度，但如合并拉伸张力和桡尺韧带的退变，也可能继续恶化变成完全性退变性撕裂。相反，TFCC完全性周围撕裂很难愈合，可能解释了为什么完全性撕裂在伤后13 ～ 15年仍然松弛。而测试不同研究节点间的可信度意义就不大了。本组病例中，对于关节镜诊断为TFCC完全撕裂者，下尺桡关节应力试验在1年随访[2]中的敏感度中等（0.56），而特异性高（0.96），而在后期随访中分别是0.75和0.63。时间会检验是否会有更加可靠的方法用于更加客观地探测关节松弛度，例如在CT或MRI中测量桡尺比例。这一方法在检查松弛度时已显示出较高的敏感性，但与桡骨远端骨折后下尺桡关节应力试验的结果却没有关联性[14]。

我们所完成的这项13 ～ 15年的纵向前瞻性研究，是对伴有桡骨远端骨折的TFCC损伤的自然病程进行的研究，主要以X线片检查和关节镜下描述性研究[4]为基础，并在伤后1年时做了随访，评估了桡骨远端骨折中的尺侧损伤在关节松弛和症状方面的后果[2]。在这组病例中，到伤后13 ～ 15年的后期随访时，仅有1例进行过手术治疗。该患者TFCC在骨折时发生了周围性撕裂，继发下尺桡关节疼痛性不稳。51例患者中有38例得到随访，其中17例出现下尺桡关节松弛。唯一有统计学意义的差别是松弛组握力的下降。其他的结果仅显示出一些趋势，提示13 ～ 15年后TFCC完全性周围损伤和（或）下尺桡关节应力试验阳性和（或）尺骨茎突骨不愈合患者的主观结果相对较差。进一步而言，我们没能总结出下尺桡关节松弛会导致继发性骨关节炎的结论，而不像膝关节那样在前交叉韧带稳定性破坏后的相似时间内会出现骨关节炎。

我们发现，在桡骨远端骨折后，很难根据初始的关节镜检查或伤后一年的下尺桡关节应力试验结果来预测15年后会否出现伴随症状的关节不稳。仅有1例患者因为痛性不稳进行了手术，其余的松弛患者可能适应了创伤后的功能障碍，虽有松弛，但并无很多问题或症状，在伤后的13 ～ 15年间没有提出进行稳定手术的要求或反对我们的这种评价。根据Gartland和Werley评分，松弛组患者在1年随访时的结果较差，本研究未列出这一结果。Gartland和Werley评分是混合了主观、客观资料以及X线片结果的综合性评分，最终总结为一个得分。本研究中，我们还加用DASH评分，是现今应用标准的主观结果测量工具，但在形态学诊断、客观松弛性和主观结果之间也没显示出具有统计学意义的差别，虽然可以看到一些倾向。其他使用现代的、检查者相互独立的、主观DASH评分也没能显示关节松弛与差的结果之间有任何关联[14]。

我们早期对桡骨远端骨折后1年内下尺桡关节松弛的情况进行了报道[2]，近期再随访这组患者，发现类似比例（23/48）的患者出现创伤后关节松弛[14]，而且松弛与尺骨茎突骨折（骨不连）无相关性。文章的作者并没有发现下尺桡关节松弛与主要预后有关联。根据我们远期的随访研究，我们并不推荐手术修补经关节镜诊断的TFCC撕裂，即使是完全撕裂导致骨折固定术后出现关节松弛的患者。

但是，我们必须自问是否漏掉了一些有客观关节松弛也导致了主观不稳症状的患者。是否能够在早期区分出哪些松弛的患者会出现症状？我们再向膝关节医师学习一下。下尺桡关节应力试验用于评估关节的过度活动或松弛，应该与不稳区别明显，不稳描述的是患者所经受的主观症状，例如疼痛或无力。大家知道，膝关节前交叉韧带损伤后的松弛是通过Lachman 或前抽屉试验检查的，而患者的打软腿症状反应的是主观不稳。前叉损伤中，很多因素会影响到是否出现症状。松弛是临床检查中的发现，并不意味有不稳症状，但可作为损伤的证据。而其他因素决定了患者有无症状。活动水平低的患者可能很难发现松弛。而训练很好的肌肉通过代偿在很多情况下可以维持膝关节稳定，运动员虽有前叉损伤但很多时候还能在中等水平继续体育运动。同样的，TFCC损伤在年轻的桡骨远端骨折患者中发生率超过50%，但很多患者尽管存在松弛,其功能仍然正常。所以，也是其他的因素决定了损伤是否出现症状。

本组病例中，我们没有足够的证据可以表明桡骨远端骨折时伴发的TFCC损伤会影响到远期的主观结果。但有些倾向提示就客观、主观的结果而言，TFCC部分损伤或未损伤的患者要优于完全损伤的患者。缺乏显著性差异可能因为还没有足够的统计学效力来显示这种差异。病例数少，还有存在2型误差的风险。尽管如此，根据目前的结果，我们没有证据支持对桡骨远端骨折伴随的TFCC撕裂采取积极的手术治疗，但是还需要更大型的、设计更好的随机研究来进一步验证。

参考文献

[1] Brogren E, Hofer M, Petranek M, Wagner P, Dahlin LB, Atroshi I. Relationship between distal radius fracture malunion and arm-related disability: a prospective population-based cohort study with 1-year follow-up. BMC Musculoskelet Disord 2011; 12: 9

[2] Lindau T, Adlercreutz C, Aspenberg P. Peripheral tears of the triangular fibrocartilage complex cause distal radioulnar joint instability after distal radial fractures. J Hand Surg Am 2000; 25: 464–468

[3] Palmer AK, Werner FW. The triangular fibrocartilage complex of the wrist— anatomy and function. J Hand Surg Am 1981; 6: 153–162

[4] Lindau T, Arner M, Hagberg L. Intraarticular lesions in distal fractures of the radius in young adults. A descriptive arthroscopic study in 50 patients. J Hand Surg [Br] 1997; 22: 638–643

[5] Geissler WB, Freeland AE, Savoie FH, McIntyre LW, Whipple TL. Intracarpal soft-tissue lesions associated with an intra-articular fracture of the distal end of the radius. J Bone Joint Surg Am 1996; 78: 357–365

[6] Ruch DS, Yang CC, Smith BP. Results of acute arthroscopically repaired triangular fibrocartilage complex injuries associated with intra-articular distal radius fractures. Arthroscopy 2003; 19: 511–516

[7] Mikic ZD. Treatment of acute injuries of the triangular fibrocartilage complex associated with distal radioulnar joint instability. J Hand Surg Am 1995; 20: 319–323

[8] Doi K, Hattori Y, Otsuka K, Abe Y, Yamamoto H. Intra-articular fractures of the distal aspect of the radius: arthroscopically assisted reduction compared with open reduction and internal fixation. J Bone Joint Surg Am 1999; 81: 1093–1110

[9] Gartland JJ, Werley CW. Evaluation of healed Colles' fractures. J Bone Joint Surg Am 1951; 33-A: 895–907

[10] Mrkonjic A, Geijer M, Lindau T, Tägil M. The natural course of traumatic triangular fibrocartilage complex tears in distal radial fractures: a 13–15 year follow- up of arthroscopically diagnosed but untreated injuries. J Hand Surg Am 2012; 37: 1555–1560

[11] Beaton DE, Wright JG, Katz JN. Upper Extremity Collaborative Group Development of the QuickDASH: comparison of three item-reduction approaches. J Bone Joint Surg Am 2005; 87: 1038–1046

[12] Lindau TR, Aspenberg P, Arner M, Redlundh-Johnell I, Hagberg L. Fractures of the distal forearm in young adults. An epidemiologic description of 341 patients. Acta Orthop Scand 1999; 70: 124–128

[13] Mayfield JK. Mechanism of carpal injuries. Clin Orthop Relat Res 1980: 45–54

[14] Scheer JH, Adolfsson LE. Radioulnar laxity and clinical outcome do not correlate after a distal radius fracture. J Hand Surg Eur Vol 2011; 36: 503–508

[15] Kim JP, Park MJ. Assessment of distal radioulnar joint instability after distal radius fracture: comparison of computed tomography and clinical examination results. J Hand Surg Am 2008; 33: 1486–1492

24

三角纤维软骨撕裂

Andrea Atzei, Pier Paolo Borelli, Riccardo Luchetti

24.1 前言

三角纤维软骨复合体（triangular fibrocartilage complex，TFCC）是位于桡骨、尺骨与腕骨之间牵张开来的三维立体连接，为桡腕关节尺侧和桡尺远侧关节的应力传导和稳定发挥重要作用。三角纤维软骨（triangular fibrocartilage，TFC）这一名称是指TFCC的近端组成部分，是最关键的韧带样结构。TFC包含关节盘和桡尺韧带[1]。关节盘是起自乙状切迹远端边缘的三角形纤维软骨。桡尺韧带是桡尺远侧关节的主要稳定结构。桡尺韧带起自桡骨乙状切迹两侧边缘，是两束组成致密的结缔组织：掌侧和背侧桡尺韧带。两束韧带在关节盘尖端汇聚，然后混为一体止于尺骨头凹和尺骨茎突基底。桡尺韧带的韧带纤维止于尺骨头凹，掌侧束还与尺腕韧带复合体交织。尺腕韧带复合体包含尺月韧带、尺头韧带和尺三角韧带。其主要作用是稳定尺侧腕骨与尺骨的相对关系，防止腕骨的异常旋后运动。还对维持桡尺远侧关节在腕部背伸和旋后运动中的稳定性有帮助，可以增加掌侧桡尺韧带的张力。总体而言，TFC尺侧缘的复合韧带结构起自尺骨头凹，沿相互垂直的两个平面延伸：水平面止向桡骨，冠状面止向腕骨[2]。TFC的完整性对于腕关节正常的动力学，不管屈伸还是旋转，都是至关重要的。相对于TFC而言，TFCC边缘组织的远端部分对腕尺侧的稳定作用不大。这部分结构包含一些疏松韧带组织，包括半月板类似物，覆盖在TFC边缘和尺骨茎突的表面。

在过去的20年间，由于对功能解剖和病理机制的认识深入，以及诊断性关节镜的确切作用，外科医师对TFCC的观念发生了翻天覆地的变化。早期对TFCC的观念是腕尺侧的“吊床样”结构，现在已经更新为“冰山”概念[3]，与冰山相似（图24.1），桡腕关节镜下所见的TFCC远侧缘只是浮于水面之上的“冰山一角”。冰山的水下部分通过桡腕关节镜无法看到，而只能通过下尺桡关节关节镜看到。这些“水下”部分对应的就是TFC，特别是TFCC的尺骨头凹止点部分。水下部分的体积大，相应的，TFC作为下尺桡关节和腕尺侧的稳定结构，其功能的重要性也更大。而对应于冰山水上部分的是TFCC的远侧缘，是复合体中发挥震动吸收作用的部分。“冰山概念”强调了对下尺桡关节稳定性的临床判断和TFC尺骨头凹止点部分完整性的术中（关节镜）评估，以提高关节镜手术或开放手术的精

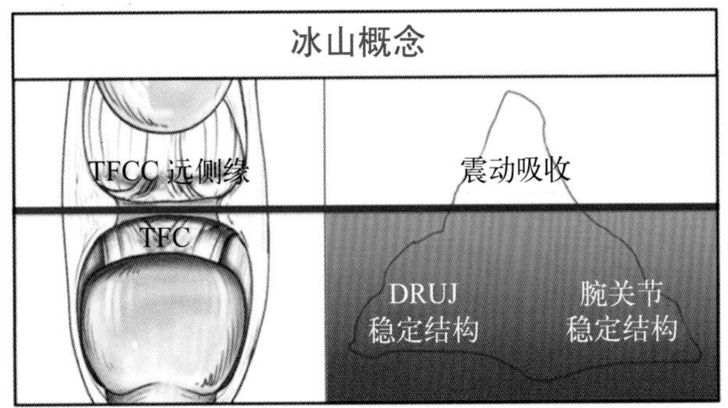

图24.1 “冰山概念”的形象表达代表着TFC相对于TFCC远端结构的功能重要性，以及通过标准的桡腕关节(关节镜)探查评估TFCC损伤的难度。需要通过DRUJ关节镜探查来显现“冰山的水下部分”(特别是TFC的尺骨头凹止点)。水下部分的规模越大表示TFC的功能越重要，是DRUJ和尺腕关节的稳定结构。DRUJ，下尺桡关节；TFC，三角纤维软骨；TFCC，三角纤维软骨复合体。

确性和有效性。根据最新的对TFC修复的临床研究[4,5]，下尺桡关节不稳常被误诊或误治，是临床结果差的最常见原因。TFC在很多情况下都会撕裂，是机制不同的创伤造成的结果，比如腕部牵拉扭转，或者更常见的跌落时手部外展着地（也可能导致尺骨茎突骨折）。因此，所谓的Palmer 1B型损伤应该看作创伤性损伤的结局之一。根据临床、放射学及关节镜下的参数，TFC撕裂可分为稳定型和不稳定型，及可修复型和不可修复型。根据这一新的分型方法，制定出了一套新的治疗法则，提出手术治疗的指征，并方便对不同手术方法的效果进行比较[6]。

24.2 TFC撕裂的综合分型

参考TFC撕裂不同类型包括尺骨茎突骨折的综合分型方法，应该以临床、X线片检查和关节镜探查结果为基础。定义了6种类型（0～5），并提出具体治疗方式的指征，这些方式包括：缝合修复、尺骨头凹处重新固定、尺骨茎突固定、肌腱移植重建和补救手术（关节成形或置换）（表24.1）。

▶ 临床评估　TFC撕裂最可靠的临床体征是尺骨头凹征，即尺侧关节囊上恰位于尺侧腕伸肌腱掌侧的点状压痛。下尺桡关节松弛可采用冲击触诊试验检查，该试验简单而可靠，包括在旋转中立位、完全旋前和旋后位将尺骨被动地相对桡骨行前后推拉。尺骨头不正常的偏移提示TFC撕裂。偏移增加时要特别注意评估移动终末期的阻力，因为松弛的下尺桡关节在偏移终末期仍然是“柔”性者，容易形成临床不稳，如不处理将导致患者出现症状。相反，如果下尺桡关节松弛性增大，而偏移终末期为“硬”性者，一般不会形成临床伴有症状的不稳。另外，建议在术前要对下尺桡关节的稳定性进行再次检查，因为患者局部麻醉后消除了下尺桡关节肌肉稳定结构的保护性收缩，从而降低假阴性的可能。当TFC损伤与桡骨远端伴发时，应该在骨折复位稳定固定后再做冲击触诊检查。

▶ X线片评估　腕关节X线片对诊断孤立的TFC撕裂帮助有限，但可能会显示尺骨远端移位，下尺桡关节间隙增宽，或尺骨茎突骨折，提示可能伴有下尺桡关节不稳。出现了尺骨茎突骨折并不绝对表示下尺桡关节不稳，而只是一个危险因素，不管骨折的大小和移位程度。之前的假说认为当尺骨茎突在基底处骨折时下尺桡关节不稳定，而骨折发生在尖部时下尺桡关节稳定，但有多项关节镜研究的结果并不支持这一假说。尽管如此，从预后角度而言，我们仍然分为两种情形：① 尺骨茎突完整或尖部骨折；② 尺骨茎突基底骨折（骨折线靠近茎突基底）。

▶ 关节镜下评估　TFC损伤的评估最好通过桡腕关节和桡尺远侧关节均做探查。桡腕关节镜显示TFCC的远端结构，其尺侧边缘部分可能会撕裂。撕裂大小和断端的治疗也要评估，以确定能否修复。“弹床试验”是评估TFCC回弹力（“弹床效应”）的常用方法，通过将探针向关节盘施压来检查。如果关节盘柔软而顺应，说明TFCC的边缘部分撕裂（弹床试验阳性）。判断TFC近端止点完整性的特殊检

表 24.1 TFCC 外周撕裂合并尺骨茎突骨折的综合分型

		0型 单独的茎突骨折，无TFCC撕裂	1型 远端TFCC撕裂	2型 TFCC完全撕裂	3型 单独的TFC撕裂		4型 不可修复的TFC撕裂		5型 下尺桡关节关节炎
临床表现	下尺桡关节ballottement试验（冲击试验）	阴性	轻度松弛（硬点）			中度到重度松弛（软点）			不定
影像学表现	尺骨茎突无骨折或尖端骨折								
	尺骨茎突的基底部骨折			（茎突浮动）		3-A型 TFCC附着点撕脱骨折	4-A型	4-B型	
关节镜下表现	远端TFCC表现（RC关节镜）	正常（无撕裂）	周围撕裂		正常（无撕裂）		严重撕裂 边缘退化	边缘磨损 无法缝合	不定
	TFC紧张度（Hook 试验）	TFC紧张（Hook试验阴性）		TFC松弛（Hook试验阳性）					
	下尺桡关节的软骨情况	软骨情况良好							软骨退行性变或创伤性软骨缺失
建议治疗方案		夹板固定，缓解疼痛（慢性疼痛患者去除碎片）	TFCC缝合修复（急性损伤患者需夹板固定）	TFC复位固定于尺骨凹		茎突内固定	肌腱移植，TFC重建术		关节成形术

此分型系统依据影像学表现、临床征象、关节镜下发现建立。临床上对下尺桡关节稳定性评估主要通过 ballottement 试验。影像学表现主要根据尺骨茎突无骨折（尖端骨折）或存在尺骨茎突基底部骨折分为 2 种基本情况。关节镜评估 TFCC 损伤主要通过桡腕部的检查以及 hook 试验。下尺桡关节关节镜评估下尺桡关节的软骨质量。尺骨茎突骨折存在 2 种基本的影像学表现：无骨折（尖端骨折）或基底部骨折。建议治疗方案主要依据相应的分型。

查是“拉钩试验”。使用探针牵拉TFC最尺侧部分，当尺骨头凹止点撕裂（由于韧带撕裂或尺骨茎突基底骨折撕脱）时会表现为阳性，关节盘可能会向桡腕关节中央移位（图24.2）。由于下尺桡关节的关节间隙空间有限，下尺桡关节镜很难操作，需要有专科技术。不过我们的做法是，如果拉钩试验阳性就足以说明TFC损伤，没有必要再通过下尺桡关节镜确认。下尺桡关节镜仍适用于探查创伤后下尺桡关节的软骨软化，这可能导致疗效不佳甚至是修复或重建手术的禁忌。

桡腕关节镜和桡尺远侧关节镜可提供以下这些在决定TFCC撕裂最佳治疗方法时需要考虑的基本参数。

▶ TFC撕裂的范围　可能存在3种不同的情况[6]：

（1）远端撕裂（单纯TFCC远端撕裂）。

弹床征阳性，但拉钩试验阴性；下尺桡关节镜可以证实TFC在尺骨的止点仍完整。

（2）完全撕裂（TFCC远端和TFC均撕裂）。

弹床征和拉钩试验均阳性；通过桡腕关节镜可看到TFCC远端撕裂；下尺桡关节镜可显示TFC撕脱。

（3）近端撕裂（孤立TFC撕裂）。

常规的桡腕关节镜无法观察到TFCC远端边缘和关节囊反折处的异常，但弹床征和拉钩试验均阳性；下尺桡关节镜可以确认只有TFC撕裂或从尺骨头凹撕脱。

▶ TFCC撕裂后的可修复性　小的撕裂，边缘容易再聚拢或缩小，可以成功修复。相反，在TFCC巨大撕裂和（或）撕裂边缘严重回缩者，可能已退变或坏死，很难清理到血供丰富的区域，或者无法闭合到原来的解剖位置，则直接修复难以实现牢固愈合（图24.3）。根据我们的经验，伤后3个月（急性撕裂）仍能保留很好的愈合能力，而陈旧性撕裂（超过6个月）愈合能力较差。还有些情况的愈合能力差，例如韧带病变（如软骨钙质沉着病）或尺骨茎突和尺骨头凹的先天畸形（如茎突发育不全，尺骨头扁平）。另外，在缝合失败后，韧带拉长、磨损，无法直接修复。在上述情况中，建议采用肌腱移植TFC重建。

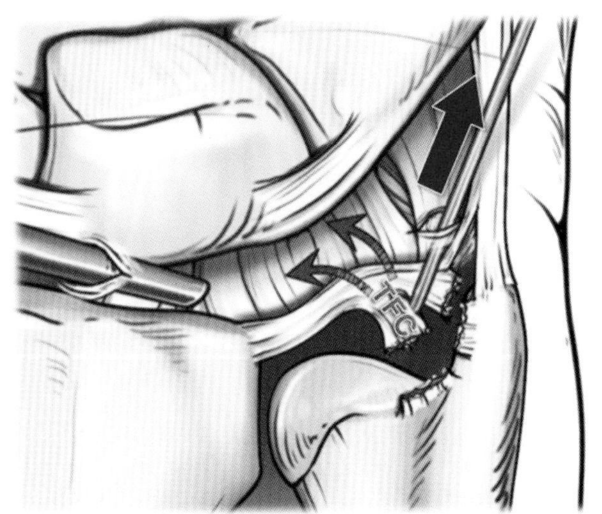

图24.2　拉钩试验评估TFC尺骨头凹止点的完整性：探针插入茎突前隐窝，牵拉TFC最尺侧边缘。TFC头凹止点处中断时，关节盘会向桡腕关节中央移位，此时认为试验结果为阳性（TFC，三角纤维软骨）。

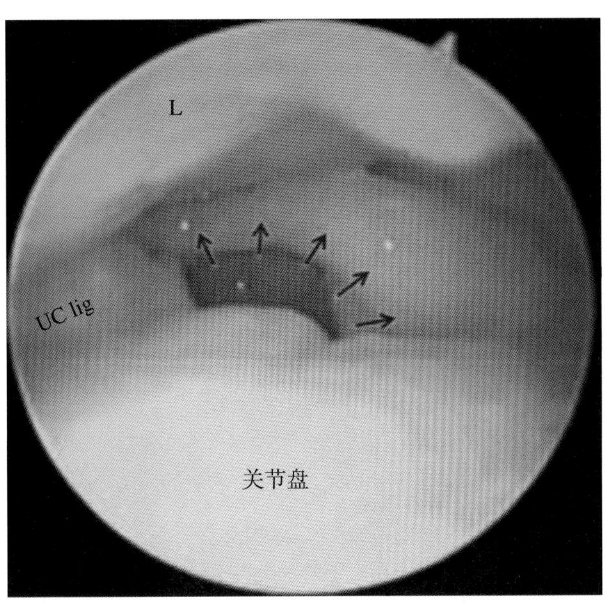

图24.3　陈旧性TFC撕裂表现出大的无法修复的裂口，边缘坏死（箭头）很难愈合（UC lig：尺腕韧带）。

▶ 下尺桡关节的软骨状况　下尺桡关节软骨保留得好是TFC撕裂后任何修复和重建手术的基本条件。下尺桡关节镜可以帮助探查任何严重的下尺桡关节软骨缺失，可能是损伤当时造成的，也可能是慢性下尺桡关节不稳的结果。这是韧带修复或重建术的禁忌，而只能改行补救性的关节成形术。

24.3 TFC撕裂的治疗法则

最常见的临床状况，包括TFCC的创伤性周围撕裂，在表24.1中做了总结，为治疗法则的制定提供基础。读者可从临床详情、术中发现和推荐疗法等方面参考此表。TFC损伤的不同类型中，基本的区别是稳定和不稳定损伤。0级和1级，没有下尺桡关节不稳的临床体征，TFC完整，是稳定损伤。2级到5级，特点是由于TFC撕裂而伴有下尺桡关节不稳的临床体征，代表不稳定损伤。2级和3级的不稳定撕裂无法修复，需要将TFC重新固定到尺骨头凹处。尺骨茎突可能仍完整，也可能在尖部或中近端骨折。有一种特殊情况，称为“漂浮茎突”，尺骨茎突大块骨折，骨折块上仅有少量韧带附着，对下尺桡关节稳定性作用有限，需要将TFC重新固定、茎突切除[3]。切开手术，和更先进的关节镜手术对于缓解腕尺侧疼痛和恢复下尺桡关节稳定性具有同样的安全性和可靠性，只是关节镜治疗的患者满意度稍高一些[7]。4级代表不稳定的无法修复的撕裂，可能缺损太大或愈合能力差。这种情况需要移植肌腱进行重建，通过切开手术或关节镜手术完成。5级损伤的情况是不管TFC的修复性能如何，下尺桡关节不稳定、关节炎改变，需要采用补救性的关节成形术。

24.4 总结

对于在TFC解剖和功能复杂性的知识更新后，形成了TFCC周围撕裂的更精确的分型，而非Palmer分型简单根据形态定义的1B型损伤。常规使用腕关节镜可以明确关节内结构的损伤情况，以选择更合适的手术方式。当TFC撕裂，下尺桡关节和尺侧腕部失去了稳定性能，患者会主诉严重的功能障碍，需要手术处理。关节镜评估可明确撕裂的可修复性，对于可修复的TFC撕裂，可通过穿骨缝合或骨锚缝合使尺骨头凹处重新附着；如撕裂无法修复，则行肌腱移植重建术。但是，当TFC损伤伴下尺桡关节软骨缺损时，建议行关节成形或关节置换术。对于应用关节镜技术穿骨修复TFC的尺骨头凹附着点，相对于切开手术的价值，仍存在争议。已经出版的关于TFCC修复的报道，没有特别处理TFC撕脱及下尺桡关节不稳，而且对于损伤的描述非常杂乱，很难比较不同方法的疗效。我们推出的分型方法意在弥补这一空白，以提高手术修复的质量。

参考文献

[1] Nakamura T, Makita A. The proximal ligamentous component of the triangular fibrocartilage complex. J Hand Surg [Br] 2000; 25: 479–486

[2] Hagert CG. Distal radius fracture and the distal radioulnar joint-anatomical considerations. Handchir Mikrochir Plast Chir 1994; 26: 22–26

[3] Atzei A, Luchetti R. Foveal TFCC tear classification and treatment. Hand Clin 2011; 27: 263–272

[4] Anderson ML, Larson AN, Moran SL, Cooney WP, Amrami KK, Berger RA. Clinical comparison of arthroscopic versus open repair of triangular fibrocartilage complex tears. J Hand Surg Am 2008; 33: 675–682

[5] Estrella EP, Hung LK, Ho PC, Tse WL. Arthroscopic repair of triangular fibrocartilage complex tears. Arthroscopy 2007; 23: 729–737, e1

[6] Atzei A. New trends in arthroscopic management of type 1-B TFCC injuries with DRUJ instability. J Hand Surg Eur Vol 2009; 34: 582–591

[7] Luchetti R, Atzei A, Cozzolino R, Fairplay T, Badur N. Comparison between open and arthroscopic-assisted foveal triangular fibrocartilage complex repair for post-traumatic distal radio-ulnar joint instability. J Hand Surg Eur Vol 2013

25

盖氏（Galeazzi）骨折脱位

Anastasios V. Korompilias, Marios G. Lykissas

25.1 前言

盖氏骨折脱位通常指桡骨干骨折伴有下尺桡关节脱位或半脱位。这种损伤的独有特点是累及下尺桡关节，在成人所有前臂骨折中发生率约7%，儿童中约3%。但是真正的发生率尚不清楚，因为盖氏损伤经常没有被诊断出来。误诊或者治疗不当会导致下尺桡关节持续不稳定和腕关节疼痛，引起握力下降和前臂旋转受限。

Asley Cooper在1824年首先描述了1例桡骨干远端骨折伴有下尺桡关节损伤[1]。Ricardo Galeazzi在1934年报道了18例这种病例[2]，也被称为反Monteggia骨折，Piedmond骨折或者Darrach-Hughston-Milch骨折，同时也经常被称为“必要骨折”，因为它是不稳定损伤，需要手术治疗以达到良好的效果，特别是在成人。1982年介绍了“Galeazzi同等损伤”概念，指桡骨远端骨折同时在成人中伴有尺骨远极的骨折，或者在儿童中伴有尺骨远端骨骺分离而没有下尺桡关节损伤[3]。

25.2 损伤机制

盖氏骨折-脱位可发生于跌倒损伤，少见于车祸、电击或者钝器伤。当前臂极度旋前和腕关节背伸时，轴向压力可导致这种损伤。引起畸形的作用力包括肱桡肌，旋前方肌和拇外展肌的作用力。这些肌肉的作用力不能通过石膏外固定保守治疗来控制。根据有些作者报道，前臂极度旋后时轴向压力也会引起同样类型的损伤[4,5]。

25.3 病理生理学

盖氏骨折-脱位时影响的重要结构包括下尺桡关节、桡骨和骨间膜，其中骨间膜从桡骨斜向下止于尺骨，限制前臂两根骨骼的活动。骨间膜纤维的方向帮助防止桡骨短缩。然而，桡骨远侧1/3无骨间膜附着，这个位置骨折时可发生后期的短缩。另外，桡骨中1/3和远1/3交界处骨折风险较大，因为这个位置的特殊骨量变化以及桡骨横断面几何形状的特性[6]。

Moore等[7]在尸体研究中发现桡骨骨折先于

骨间膜损伤和三角纤维软骨复合体（triangular fibrocartilage complex，TFCC）损伤发生。桡骨短缩少于5 mm不会引起下尺桡关节脱位，短缩超过10 mm一般伴随TFCC和骨间膜损伤。Mikić[8]认为TFCC损伤是下尺桡关节脱位的主要原因。

形成下尺桡关节不稳定的原因有：未能认知这种损伤，术中未能复位脱位，桡骨未能解剖复位，或中间卡压软组织影响复位。远端1/3桡骨单纯骨折并不经常伴随下尺桡关节脱位，尽管骨折的桡骨有短缩，易于引起下尺桡关节半脱位和桡骨背侧成角。另一方面，桡骨干中1/3和近1/3骨折也会经常发生下尺桡关节脱位。

评价桡骨远端骨折是否伴随TFCC损伤和下尺桡关节不稳定的因素如下：

- 骨折移位程度
- 骨折类型
- 下尺桡关节增宽程度
- 有尺骨茎突骨折

Fujitani[9]等认为不稳定的最主要的因素是下尺桡关节的增宽程度。下尺桡关节间距增宽1 mm，桡尺韧带撕裂的危险增大5倍，桡尺韧带则是下尺桡关节的主要稳定装置。

25.4 影像学

下尺桡关节的影像学检查对诊断盖氏骨折脱位非常关键。应该摄前臂标准前后位和侧位X线片。同时也必须摄腕关节和肘关节的前后位和侧位片，也可摄健侧腕关节片作为参照。医师必须注意X线片上的一些特殊发现（图25.1a，b），比如：

- 下尺桡关节间距增宽
- 尺骨茎突基底骨折
- 侧位片上发现尺骨相对于桡骨半脱位或脱位
- 桡骨远端相对于尺骨远端短缩超过5 mm

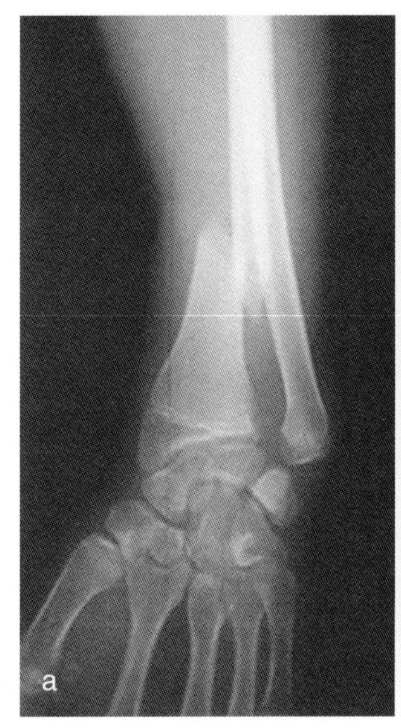

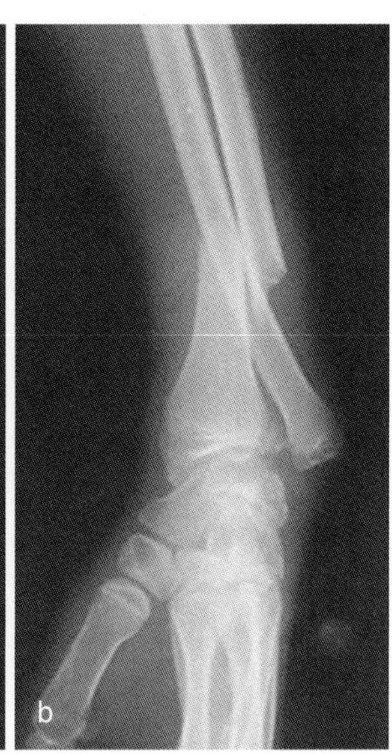

图25.1　盖氏骨折脱位的前后位（a）和侧位片（b），见下尺桡关节脱位，桡骨远侧1/3短斜行骨折并伴有超过5 mm短缩。

- 相对于健侧下尺桡关节不对称

当X线平片不能明确诊断时，可做CT帮助诊断下尺桡关节脱位。MRI或腕关节镜可发现下尺桡关节脱位或TFCC损伤，但是并不常规采用。

25.5 分型

对于盖氏骨折脱位，不同作者提出了不同的分类系统。Mikić[7,8]首先根据桡骨骨折位置描述了5种桡骨干骨折类型：① 中1/3和远1/3交界处；② 桡骨干中1/3；③ 近1/3和中1/3交界处；④ 桡骨远侧1/3；⑤ 桡骨近1/3。但是他并未研究下尺桡关节不稳定和骨折位置的关系。

Maculé Beneyto等[10]根据桡骨干骨折的解剖学位置分为：Ⅰ型，骨折位于距桡骨茎突10 cm以内。Ⅱ型，骨折位于距桡骨茎突10～15 cm。Ⅲ型，骨折位于距桡骨茎突超过15 cm。作者认为下尺桡关节不稳定与桡骨干骨折部位并不相关。

Rettig and Raskin[4]分型：Ⅰ型骨折距桡骨关

节面7.5 cm以内，Ⅱ型骨折距桡骨关节面超过7.5 cm。Ⅰ型骨折中有55%需要固定下尺桡关节，而Ⅱ型中仅6%需要固定。Ring等[11]也支持这种观点，他报道28例近端桡骨骨折患者中仅4例有下尺桡关节不稳定。Bruckner等[12]根据下尺桡关节的情况将盖氏骨折脱位分为简单或复杂。当有软组织卡压无法复位时，称为复杂。简单损伤时很容易复位。

通过95例成人盖氏骨折脱位患者的研究，Korompilias等[13]提出综合的3种类型分类系统，主要根据下尺桡关节脱位和桡骨干不同位置的骨折类型：

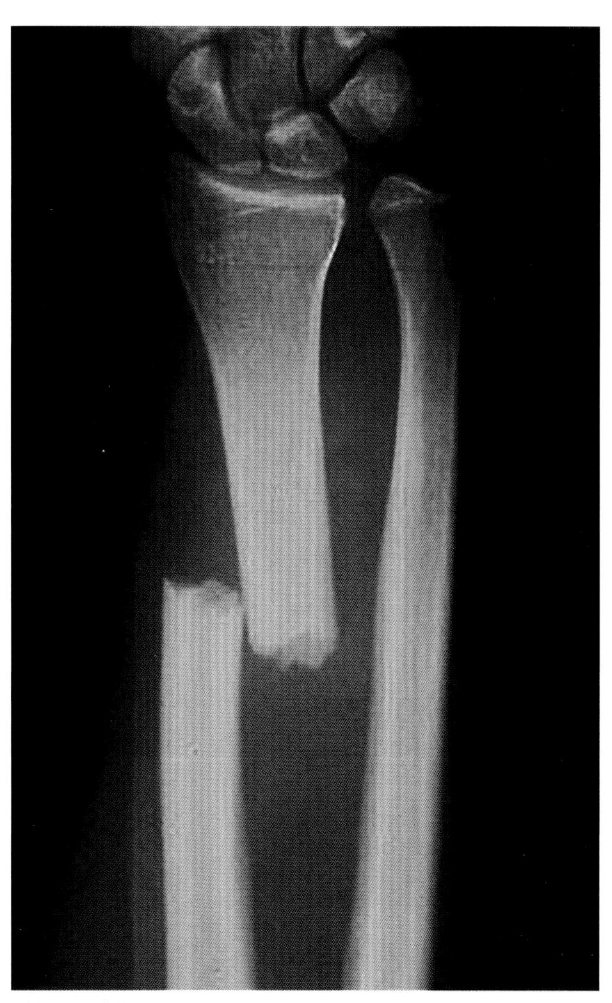

图25.2　19岁男性患者，右侧Ⅱ型骨折前后位片，骨折位于桡骨干中1/3伴有下尺桡关节脱位。

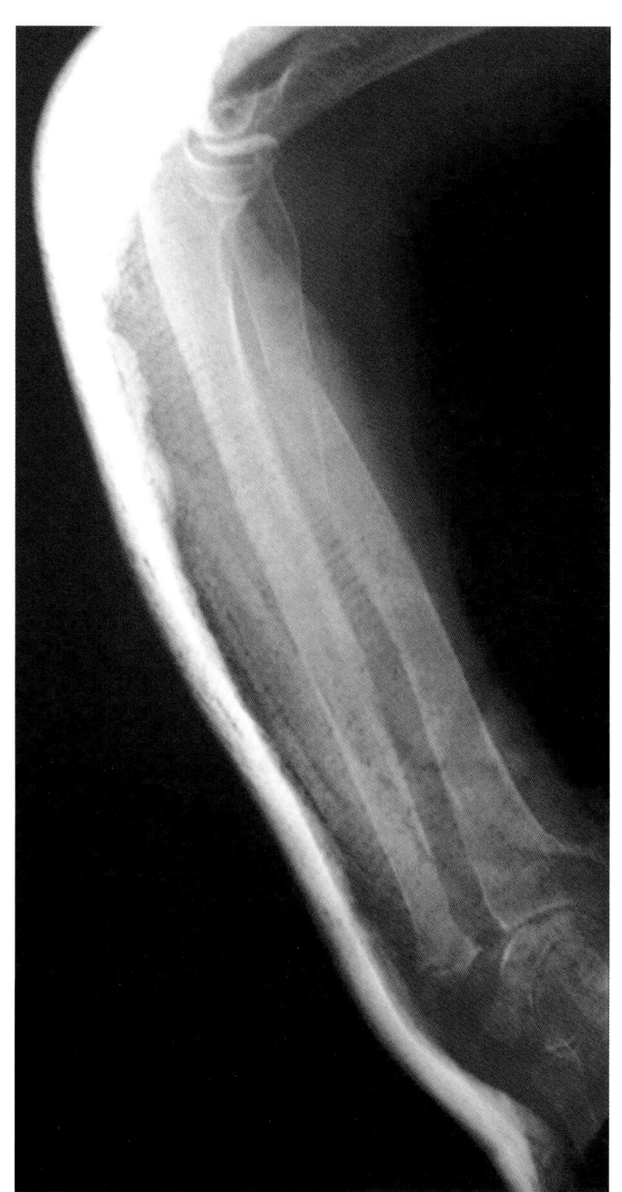

图25.3　67岁女性患者，右侧Ⅲ型骨折，侧位片，斜行骨折位于桡骨干上1/3伴有明显下尺桡关节脱位。

- Ⅰ型骨折位于桡骨远侧1/3（从骨干开始变直处至干骺端）。
- Ⅱ型骨折位于桡骨中1/3（桡骨干弧度开始处至骨干开始变直处）（图25.2）。
- Ⅲ型骨折位于桡骨近侧1/3（从桡骨粗隆至桡骨干弧度开始处）（图25.3）。

当骨折线沿前臂轴从近端向远端移动时，骨折固定后因下尺桡关节不稳定需要固定的发生率越来越高。骨折位于桡骨远侧1/3的患者中（Ⅰ型），54%患者骨折固定后下尺桡关节不稳定需要固定。骨折位于桡骨中1/3的患者中（Ⅱ型），仅12%患者需要固定下尺桡关节。而Ⅲ型骨折中，仅11%存在下尺桡关节不稳定，需要固定。

25.6 处理

对于儿童患者，大部分作者报道通过全麻下纵向牵引和荧光透视，然后肘关节屈曲90°，前臂完全旋后，超肘关节石膏固定4～6周，成功率较高[5]。较厚的骨膜，不断增强的韧带强度，较强的骨折塑性能力和不断增强的下尺桡关节弹性，这些因素决定了儿童患者中下尺桡关节的稳定性[14]。在一些病例中，需要复位尺骨头关节面对应的桡骨面时，切开复位和桡骨骨折稳定固定是必要的。

相反，对于成人保守治疗的失败率较高。由于肱桡肌牵拉、旋前方肌作用（引起远端桡骨骨折块向尺骨旋转）和手的重力作用（导致桡骨背侧成角和下尺桡关节半脱位），会引起复位失败。这些可能引起畸形的作用力不能通过单独石膏外固定控制，对于成人手术治疗（切开复位内固定）是首选方案（图25.4a、b）。

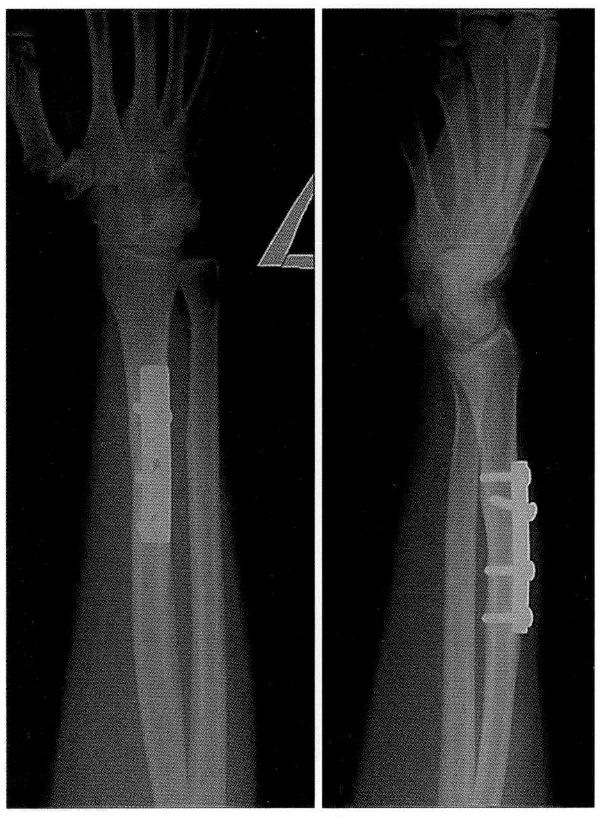

图25.5　应用加压钢板术后8个月，前后位（a）和侧位片（b）。

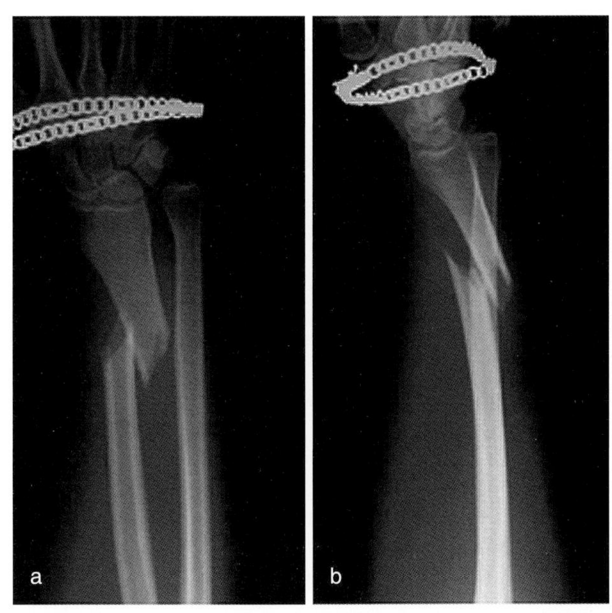

图25.4　32岁女性患者，右桡骨远侧1/3 Ⅰ型盖氏骨折脱位，术前前后位（a）和侧位片（b）。

对于大部分盖氏骨折脱位患者，钢板内固定，最好是3.5动力加压钢板是标准治疗方案（图25.5a、b）。对于桡骨远侧和中1/3骨折，Henry切口是首选入路，也可以用于近侧1/3骨折。这个入路可显露桡骨的平整张力面，适合钢板放置，并有血运较好的屈肌肌肉覆盖。

要获得满意的治疗效果，重要的是切开复位时恢复桡骨长度、成角和旋转畸形，并在固定桡骨后充分显露下尺桡关节。桡骨复位是恢复下尺桡关节完整性的关键点。Mikić[8]建议对所有盖氏骨折脱位患者钢板内固定后，在前臂旋后位和前臂旋转时检查下尺桡关节稳定性。患侧下尺桡关节的稳定性应该与健侧相比较，因为在麻醉下不同患者的关节松弛度不同。

随后根据术中下尺桡关节的复位情况和稳定性来决定治疗方案：

- 如果下尺桡关节复位良好并且稳定，建议中立位固定2周，然后使用功能支具[15]。
- 如果下尺桡关节可复位但是不稳定，无尺骨茎突骨折时，在乙状切迹近端从尺骨向桡骨打入1 ~ 2枚1.6 mm克氏针将尺骨固定于桡骨，然后旋后位石膏固定4 ~ 6周。
- 如果下尺桡关节可复位但是不稳定，有尺骨茎突骨折时，应切开复位尺骨茎突骨折块，根据骨折块大小选用1枚空心钉，2根钢针或张力带固定，然后旋后位石膏固定4 ~ 6周。
- 如果不能复位下尺桡关节，必须切开检查软组织卡压情况，并复位内固定。

最常见的是尺侧腕伸肌卡压影响尺骨头复位。其他会影响复位的软组织包括指总伸肌、小指伸肌、拇长屈肌和正中神经。

25.7 儿童盖氏同等损伤

儿童和骨骼发育未成熟青少年的桡骨远侧骨折可能不伴有下尺桡关节损伤，但是可能伴有尺骨远端骨骺分离。尽管这种损伤病理学不同，但是被称为盖氏同等损伤，和盖氏骨折的治疗原则相同。Letts and Rowhani[16]将盖氏同等损伤分为四种类型：

- A型：桡骨骨折位于中1/3和远侧1/3交界处，远端尺骨背侧脱位。
- B型：桡骨骨折位于远侧1/3交界处，远端尺骨背侧脱位。
- C型：桡骨青枝骨折，远端尺骨向背侧弯曲伴有背侧脱位。
- D型：桡骨远端骨折，远端尺骨向掌侧弯曲伴有掌侧脱位。

对于盖氏同等损伤，闭合复位和超肘关节外固定是首选治疗方法。对于少数病例，由于软组织影响不能复位需要手术治疗。

25.8 结论

盖氏骨折脱位是一种内在不稳定的损伤，需要手术治疗来达到满意的效果，尤其是对于成人。X线片上评价不稳定的指标包括骨折移位程度，骨折类型，下尺桡关节增宽程度，和伴有尺骨茎突骨折。对于儿童，闭合复位和石膏外固定是首选治疗方法。对于成人，非手术治疗效果并不满意，首选治疗方案是切开复位内固定桡骨骨折，术中检查下尺桡关节的稳定性。如果下尺桡关节能复位但是不稳定，建议用1 ~ 2枚克氏针贯穿固定下尺桡关节。如果下尺桡关节不能复位，必须切开检查软组织卡压情况，并复位内固定。

参考文献

[1] Cooper A. A Treatise on Dislocations and on Fractures of the JointsLondon; 1822

[2] Galeazzi R. Ueber ein besonderes syndrom bei verletzungen im bereick der unter armknochen. Arch Orthop Unfallchir 1934; 35: 557–562

[3] Reckling FW. Unstable fracture-dislocations of the forearm (Monteggia and Galeazzi lesions). J Bone Joint Surg Am 1982; 64: 857–863

[4] Rettig ME, Raskin KB. Galeazzi fracture-dislocation: a new treatment-oriented classification. J Hand Surg Am 2001; 26: 228–235

[5] Eberl R, Singer G, Schalamon J, Petnehazy T, Hoellwarth ME. Galeazzi lesions in children and adolescents: treatment and outcome. Clin Orthop Relat Res 2008; 466: 1705–1709

[6] Hsu ES, Patwardhan AG, Meade KP, Light TR, Martin WR. Cross-

sectional geo- metrical properties and bone mineral contents of the human radius and ulna. J Biom ech 1993; 26: 1307–1318

[7] Moore TM, Lester DK, Sarmiento A. The stabilizing effect of soft-tissue constraints in artificial Galeazzi fractures. Clin Orthop Relat Res 1985; 194: 189–194

[8] Mikić ZD. Galeazzi fracture-dislocations. J Bone Joint Surg Am 1975; 57: 1071–1080

[9] Fujitani R, Omokawa S, Akahane M, Iida A, Ono H, Tanaka Y. Predictors of distal radioulnar joint instability in distal radius fractures. J Hand Surg Am 2011; 36: 1919–1925

[10] Maculé Beneyto F, Arandes Renú JM, Ferreres Claramunt A, Ramón Soler R. Treatment of Galeazzi fracture-dislocations. J Trauma 1994; 36: 352–355

[11] Ring D, Rhim R, Carpenter C, Jupiter JB. Isolated radial shaft fractures are more common than Galeazzi fractures. J Hand Surg Am 2006; 31: 17–21

[12] Bruckner JD, Lichtman DM, Alexander AH. Complex dislocations of the distal radioulnar joint. Recognition and management. Clin Orthop Relat Res 1992; 275: 90–103

[13] Korompilias AV, Lykissas MG, Kostas-Agnantis IP, Beris AE, Soucacos PN. Distal radioulnar joint instability (Galeazzi type injury) after internal fixation in relation to the radius fracture pattern. J Hand Surg Am 2011; 36: 847–852

[14] Atesok KI, Jupiter JB, Weiss AP. Galeazzi fracture. J Am Acad Orthop Surg 2011; 19: 623–633

[15] Park MJ, Pappas N, Steinberg DR, Bozentka DJ. Immobilization in supination versus neutral following surgical treatment of Galeazzi fracture-dislocations in adults: case series. J Hand Surg Am 2012; 37: 528–531

[16] Letts M, Rowhani N. Galeazzi-equivalent injuries of the wrist in children. J Pediatr Orthop 1993; 13: 561–566

26

复杂的腕关节开放骨折脱位

Amr Mohamed Aly, Fabian Moungondo, Katerina Cermak, Frederic Schuind

26.1 前言

以下的各种情况可称为复杂的桡骨远端骨折：关节面严重粉碎，同侧上肢合并骨折或脱位（如肘关节或腕骨脱位），伴有局部软组织（包括皮肤）或全身损伤（如多发伤），或者一期治疗不当导致后期手术难度加大。这里我们具体讨论开放性桡骨远端骨折的处理。

26.2 发生率和流行病学

桡骨远端骨折占急诊骨折中约1/6。大部分是闭合骨折，不包括盖氏骨折脱位，尺骨头有时会穿破皮肤。在所有桡骨远端骨折中，开放骨折发生率少于4%，可能由于高能量创伤引起，常合并全身其他损伤，有时甚至危及生命。在多发伤患者中，复杂的腕关节骨折脱位比较常见，但是大部分是闭合性的，而合并的肱骨和前臂骨折往往是开放性的。开放性桡骨远端骨折大部分是由腕关节穿刺伤引起的（如圆锯引起），常合并严重的软组织损伤（图26.1）。关于开放性腕关节损伤的流行病学研究较少，与西方国家相比，可能在低收入和中等收入国家中开放性腕关节骨折的发生率较高，因为有较多的摩托车损伤，并且工业和农业的安全保护较低。

26.3 临床检查

伴有危及生命损伤的多发伤患者应首先参考高级创伤生命支持方案进行评估和复苏。尽管通

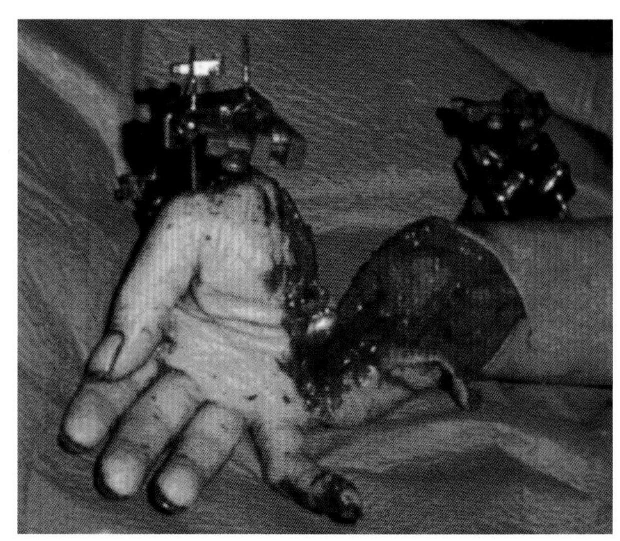

图26.1　圆锯引起的开放性腕关节骨折。已经安装了外固定支架螺钉和夹块。

常临床情况比较危急，也不能忽视并发的桡骨远端骨折，因为晚期的并发症可能会引起腕关节疼痛和功能受限，尤其是手工劳动者。

通常先获得简要的临床病史，可能的话通过患者，必要时通过亲属询问，关于年龄，性别，教育，工作情况，业余活动，哪侧是优势手和存在的合并疾病。必须了解受伤机制（直接打击，挤压，撕脱等）。要注意破伤风免疫情况，不确定时应给予一剂类毒素注射（多发伤患者时经常遗忘）。医师也应该评估患者的免疫状态，有报道认为开放性骨折时，B类（2.9倍）和C类（5.7倍）免疫系统损害的患者感染率更高。同样，HIV阳性的患者深部感染的风险更大[1]。了解患者是否吸烟也很重要，尤其是需要做显微重建手术。除了有引起微血管血栓的风险外，吸烟也会影响骨愈合[2]，增大慢性骨髓炎的风险。

必须在有高年资手外科医师在场时检查开放性伤口。多次打开敷料比较危险，对于开放性骨折会使最终感染率升高3 ~ 4倍[3]。手外科医师要检查伤口的部位和大小，皮肤皮瓣的活力和烧伤的可能区域。要用数码照片记录伤口情况。用止血带控制大出血，避免盲视下将血管钳在伤口内钳夹。注意感觉迟钝和感觉消失区域。记录有无异物。由于骨骼不稳定和疼痛，肌肉肌腱功能和活力的评估此时比较困难。尤其重要的是医师必须认识上肢筋膜室综合征，开放性骨折并不能减轻筋膜室的压力。对于清醒患者，诊断筋膜室综合征主要根据临床表现：剧烈疼痛，止痛药无效，被动拉伸肌肉时加剧。感觉异常，麻痹和桡动脉搏动消失是晚期症状。对于无意识或镇静的，或者感觉障碍的患者，诊断筋膜室综合征具有挑战性。触痛，淤血，上肢的钝性，高能量创伤是一些关键征象。对于高度怀疑患者应该检测筋膜室间的压力。筋膜室压低于舒张压30 mmHg具有诊断意义。当然，一旦诊断筋膜室综合征甚至高度怀疑时，应尽快进行筋膜切开减压。

仔细检查后，受伤肢体用无菌敷料包扎，手术前不要再次检查。用临时支具托固定腕关节然后摄片。告知患者手术计划。如果考虑到截肢，也要告知患者这种可能性。

26.4 放射学检查

对于手和手指的复杂外伤，全面的术前放射学检查必不可少。至少拍两张质量较好的正侧位片，从而知道骨折的复杂程度，移位方式，可能伴随的腕骨损伤和存在可显影的异物，进一步决定处理方法和最终诊断。复杂腕关节损伤，CT对于评估桡骨远端骨折的粉碎程度和检查伴随的腕骨损伤非常重要。其他检查（超声，MRI）在急诊时很少应用。

26.5 分类

根据损伤严重程度，软组织条件，细菌污染程度和骨折特点，有几种开放性桡骨远端骨折的分类方法。每一种分类有助于决定最佳治疗方法和预测临床效果。分类也有助于临床研究，评价比较一系列特定损伤或治疗的患者结果。为了提高分类的准确性，伤口探查和清创后术中应该重新评估损伤的范围和程度。

▶ 损伤严重性评分　有多种不同的评分系统可以帮助医师决定是否截肢或保肢（见后面）。

▶ 开放性骨折的分类　这个分类系统可指导治疗伴有皮肤损伤的骨折（见后面）。

▶ 根据桡骨远端骨折类型的分类　根据骨折线和粉碎程度，该分类帮助选择最佳的接骨方法。最常用的是AO、Frykman和Melone分类。

▶ AO分类　AO分类有详细的解剖分类，对于创伤资料登记特别有帮助。尽管在文献中广泛应用，但是它对于骨折的描述和临床治疗方案的决定之间并没有关联。另外，对于桡骨远端关节内骨折，应用CT扫描证实这种分类准确性和不同观察者之间可信度较差[4]。

▶ Frykman分类　这种分类关注了下尺桡关节。它也区分了关节内和关节外骨折，但是该分类没有区分移位和无移位骨折。

▶ Melone分类　该分类描述了桡骨远端关节内粉碎骨折。它具有更高的可信度，但是它并不能帮助分类桡骨远端累及背侧或掌侧干骺端支撑部位的严重粉碎骨折。

▶ 作者推荐的分类系统　对于关节内粉碎骨折，常规的X线片并不够，如果患者全身条件允许时，大多数需要做CT。我们推荐使用Melone分类，除非有基于CT扫描的有效分类系统用于关节内粉碎骨折。

26.6 处理

26.6.1 多发伤患者

对于严重多发伤患者，有时会注意局部突出、出血和损伤的肢体而忽视危及生命的损伤，这是非常危险的。另一方面，如果腕关节在急诊时未得到正确处理，它的后遗症可能会影响患者的生活质量，尤其对于截瘫的患者，保住上肢尤其重要。治疗的目标不仅仅是挽救生命，还包括减少遗留残疾，这通常是由于骨科损伤治疗不足造成的。现代严重多发伤的治疗理念是复苏后通过CT快速诊断所有的创伤患者（颅脑、胸部、腹部、骨科）和进行创伤控制[5]，通过骨科创伤的固定手术来减少对患者的二次打击（第一次打击是创伤本身）。二次打击是有害的，会增加机体炎症反应和多器官衰竭的风险。创伤控制策略包括三个阶段：(1) 第一阶段是尽快固定所有不稳定的骨折，控制出血，手术时间要短，不要过多的失血（图26.2）；(2) 第二阶段包括在ICU进行患者的复苏和稳定；(3) 第三阶段进行延迟的骨折固定。对于严重多发伤患者，处理开放性腕关节骨折时，如果可以保肢一期清创，进行脱位的复位，恢复腕关节力线和快速固定骨骼，通常用桡掌外固定支架（图26.2）。二期处理要等5 ～ 10天全身炎性反应减轻时，进行骨和软组织重建。在这5 ～ 10天中，如果第一次清创不彻底，可以进行清创或其他手术。二期手术可用掌侧锁定钢板替换外固定支架，但是如果复位可以接受时，大部分患者可以继续用外固定支架直至骨愈合（图26.2）。应该有一个包括骨科医师，急诊创伤医师和手外科医师组成的多学科团队，遵循创伤控制原则，根据患者情况制订处理和重建计划。在第一阶段，为减少手术时间可能的话推荐几组人员同时进行手术（如放置脑室颅脑引流同时固定腕关节）。但通常这不太可能，骨科的处理顺序应该首先固定下肢骨折，然后骨盆，脊柱，最后是上肢。

26.6.2 制订方案和计划

在急诊室做决定并不容易。由于疼痛，损伤肢体的初步检查比较困难，甚至是有意识配合的患者。经常只能得到一些不太标准的X线片。因此常常在手术室进行探查和清创时，才能准确评估创伤的确切情况。

▶ 截肢　截肢是比较困难的决定，但是为保肢而拖延时间并尝试失败时，并发症率会比较高，有时是致命的。早期截肢患者与晚期截肢患者或有些保肢的患者相比，可能功能评分更好，生活质量满意度更高[6]。在美国，平均一个预计使用30年的假体费用为2 196美元，经桡骨截肢费用为21 960美元。尽管一期截肢的住院费用远低于保肢，但是终生的假体费用和维护抵消了这种差异[6]。另外，即使使用现代的假体，上肢截肢对患者的

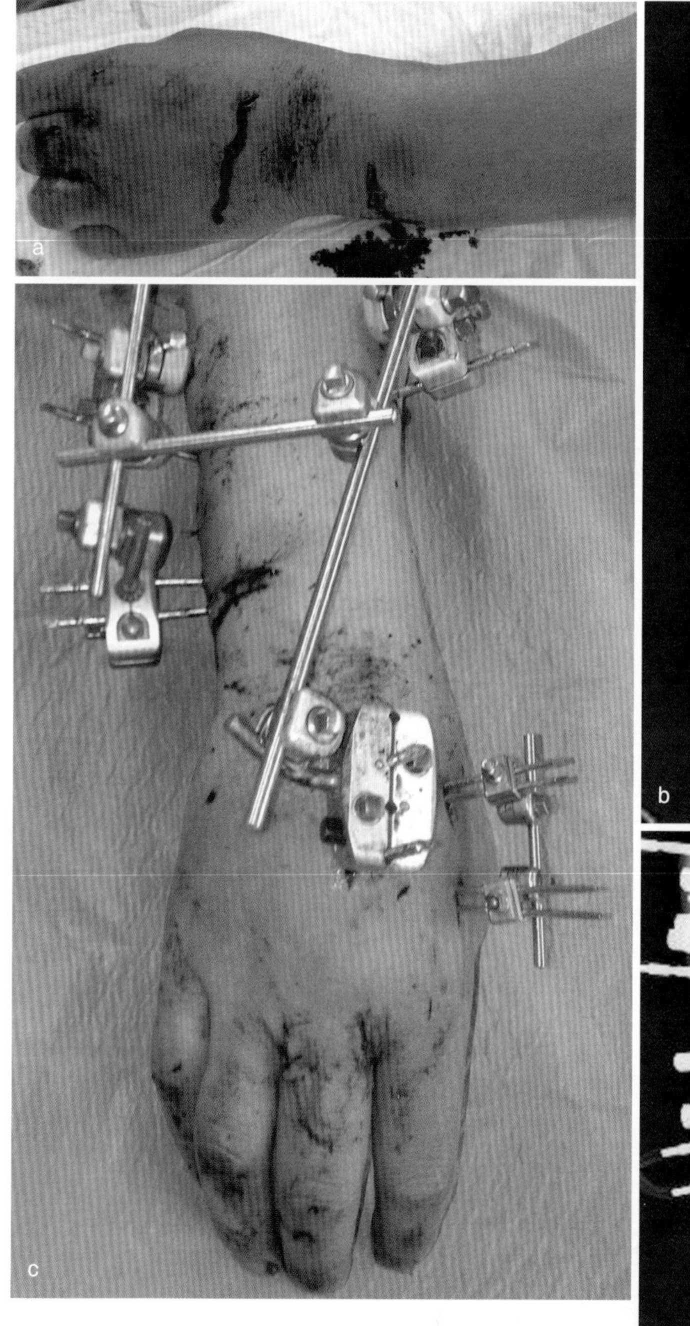

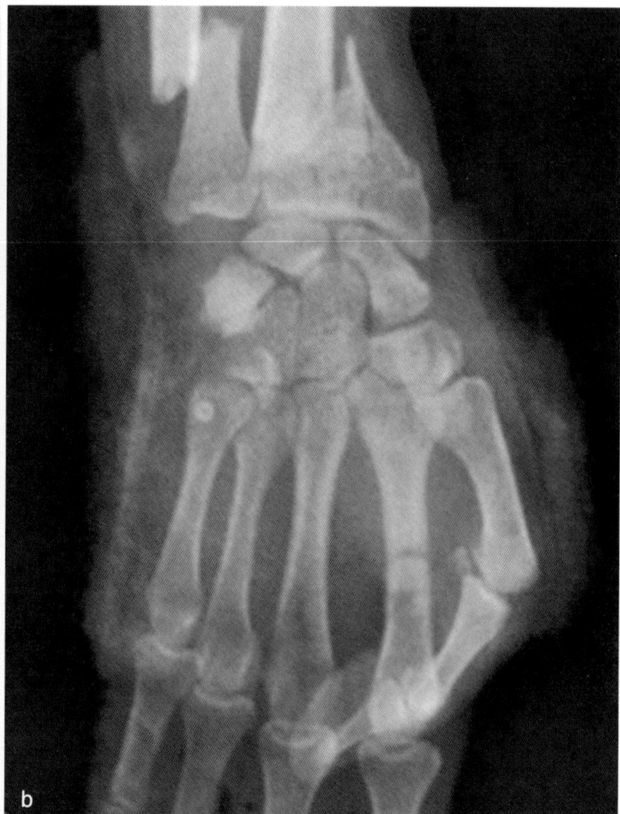

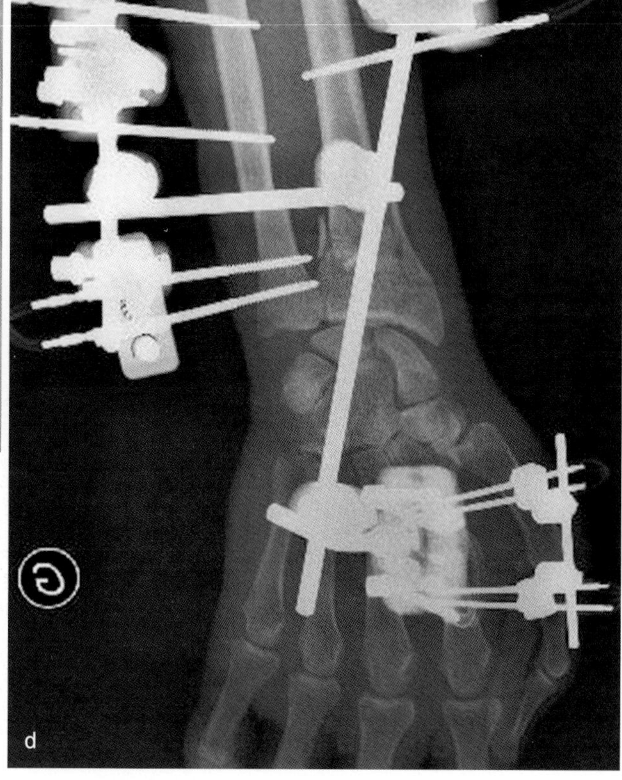

图26.2　交通事故造成的年轻成人多发伤。桡骨，尺骨和第二掌骨的Gustilo Ⅱ型开放性骨折。其他主要的创伤包括胸部、腹部、肱骨和双侧股骨（a和b）；实施创伤控制策略，急诊用外固定（桡掌跨关节固定桡骨，1个支架固定尺骨，微型支架固定第二掌骨）来稳定所有的骨折（双下肢、肱骨和腕或手）。5天后股骨外固定支架更换为内固定。肱骨和腕/手外固定支架则保留作为最终治疗（c和d）。

综合功能影响较大，比下肢截肢影响更大。

因为上肢和下肢保肢的目标和结果不同，保肢的标准也不同。评分系统能否指导决定对损伤的上肢保肢或截肢？实际上，有几种损伤严重度的评分系统可以指导医师。第一种评分是Gregory等在1985年提出的损伤肢体综合征指数（Mangled Extremity Syndrome Index，MESI）[7]。MESI非常复杂，要求医师掌握患者所有损伤的知识。另外，MESI有些指标是主观性的，缺乏观察者之间的可信度。1990年，Johansen等提出了损伤肢体严重程度评分（Mangled Extremity Severity Score，MESS），根据4个临床标准：骨骼和软组织损伤，缺血，休克和年龄[8]。对于几乎所有的病例，初步检查时可以得到需要的信息。评分大于等于7时，可以行下肢截肢[9]。Slauterbeck等应用MESS评估上肢严重损伤，认为它是评估是否截肢的较准确的客观指标，当决定是否截肢或保肢时可以参考[10]。1991年，Russell等提出肢体保肢指数（Limb Salvage Index，LSI），但是这种非常详细的评分并不能帮助做出准确决断[11]。最后，Mcnamara等在1994年修改了MESS系统，将骨和软组织部分分出，加入神经损伤评分。这增加了计算评分的复杂性[9]。

▶ 作者推荐严重度评分系统　我们认为对于上肢损伤，没有具有预测性的评分可用于决定截肢或尝试保肢。我们推荐MESS仅用于辅助指导医师临床决定。如果受伤的上肢无活力，血管损伤无法修复，或者肢体广泛碾压伤，一期可做截肢。如果不明显符合一期截肢的标准，我们推荐可初步尝试进行保肢和观察。如果不可避免要尽早做二期截肢，因为拖延时间，保肢尝试失败会增加发生并发症的风险。尽管患者的决定很重要，但是医师不能让患者渴望保留肢体的要求妨碍了自己的临床判断，要了解挤压伤引起肾功能不全，创伤后早期发生感染，或最终得到无功能肢体的风险。

▶ 保肢　复杂开放性腕关节骨折时，应该考虑伴发的皮肤损伤类型。Gustilo等制订的分类系统广泛应用于处理开放性长骨骨折，有助于感染和晚期截肢的预后判断[12]。但是，该分类观察者之间的可信度不高[13]，而且不适于枪伤、伤口较小而污染很重（如咬伤）的情况，或者手、踝关节和足部骨折。该分类尤其不适合上肢干骺端开放性骨折，如桡骨远端。腕关节与胫骨不同，软组织覆盖更好，血供较好，更不容易感染。Glueck等发现深部感染和伤口污染程度有直接关联，和伤口大小或软组织损伤范围无关联[14]。他应用Swanson等提出的非常简单的分类系统，得出的结论是影响感染最重要的因素是伤口污染，尤其是污染的类型（表26.1）[15]。多数情况下皮肤外伤是挫伤、碾压伤或脱套伤，Tscherne和Oestern分类更适用于下肢，据我们所知，该分类并未用于上肢（表26.2）[3]。

表 26.1　Swanson 分类

Ⅰ型	Ⅱ型
干净	污染
24小时内治疗	超过24小时治疗
无系统疾病	有系统疾病

引自 Swanson TV, Szabo RM, Anderson DD. Open hand fractures: prognosis and classification. J Hand Surg (Am). 1991; 16:101−7. 经Elesvier 版权同意。

表 26.2　Tscherne 和 Oestern 分类

0级	闭合骨折，无软组织损伤或较轻（如扭伤造成闭合性螺旋骨折）
1级	由于内部骨块挤压造成较表浅的皮肤擦伤（如踝关节骨折脱位）
2级	直接外伤，局部皮肤或肌肉挫伤
3级	严重粉碎骨折，广泛皮肤软组织挫伤/挤压伤；可能有闭合性脱套；可能有筋膜室综合征

引自 Oestern HJ, Tscherne H. The management of open fractures. In: Tscherne H, Gotzen L, eds. Fractures with Soft Tissue Injuries. Berlin: Springer-Verlag, 1984:10−32，经 Springer Science and Bussiness Media 版权同意。

▶ 作者推荐开放骨折分类系统　除非有更好的适合开放性桡骨远端骨折的分类系统，我们推荐用Swanson分类，它最初是用于开放性手部骨折，尤其注重污染的类型。严重污染的开放性骨折，有时伴有明显的碎屑（如碎石），要进行多次清创手术，防止后期发生感染。

▶ 开放性骨折时抗生素的使用　所有开放性骨折都是污染的，不应该说是预防性使用抗生素，其实是早期治疗性使用。伤口的微生物培养显示病菌有时来源于致伤物，大部分是皮肤沾染的细菌，尤其是金黄色葡萄球菌和表皮葡萄球菌。革兰氏阴性菌通常是医院获得性的（经常是术前在卫生条件较差情况下伤口检查造成）。如果开放性腕关节骨折有泥土污染时，会有发生气性坏疽的风险（产气荚膜梭状芽孢杆菌）。如果有河水污染时，可能感染的病原菌是绿脓杆菌或者亲水性气单胞菌。肢体开放性骨折有可能会引起危及生命的坏死性筋膜炎。

应用抗生素是治疗开放性桡骨远端骨折的第一步，尽管很少有文献报道，并可能会有耐药菌。目前有证据的建议包括：① 早期使用抗革兰氏阳性菌的抗生素，Gustilo-Anderson Ⅲ型开放性骨折时加用抗革兰氏阴性菌的抗生素（A级推荐）；② Ⅲ型骨折时抗生素最少使用72小时，伤口闭合后24小时内使用（B级推荐）；③ 局部使用抗生素治疗可能有好处（骨水泥珠或者旷置体，C级推荐）[16]。尤其常规推荐静脉给予抗革兰氏阳性菌的一代头孢菌素（如头孢唑林）和抗革兰氏阴性菌的氨基糖苷类（庆大霉素或妥布霉素）。应检测血浆浓度水平，尤其是肾功能不足患者（急性肾衰竭在多发伤患者中并不少见）。特定患者中应使用氨基糖苷类的替代药，如喹诺酮类，氨曲南和第三代头孢菌素。注意喹诺酮类与抑制成骨细胞活性有关。在可能感染厌氧菌时选用氨比西林或青霉素（农场受伤，缺血时）。有骨缺损时，全身使用抗生素同时，辅助局部通过骨水泥载体（骨珠或定制的旷置体；有商品化的微型骨珠用于小的骨缺损，如手和腕部）抗菌治疗是有效的[17]。抗菌治疗应该尽早开始。抗生素使用时间是有争议的。Dellinger等认为5天抗生素使用时间并不比1天使用更好[18]。我们经验性地推荐使用3天，后续每次较大手术后重复使用。

26.6.3 伤口清创和探查

首次伤口充分清创是最重要的，目的是减少细菌附着，去除失活组织，防止进一步污染，激发机体的防御系统。

▶ 清创的时机　尽管6 ~ 8小时内清创是普遍认可的，但是这个数据资料也有缺陷：它是基于使用抗生素之前和战争伤的经验。最近，Skaggs等认为早期使用抗生素的情况下，开放性骨折受伤后6小时内手术清创与延迟的24小时清创相比，并无明显益处[19]。实际上，夜间手术室条件有限也是常见的问题，要优先提供危及生命的急诊使用，而开放性骨折患者情况较稳定。

▶ 冲洗伤口　冲洗伤口非常重要。并没有明确的最佳冲洗量、冲洗方式和冲洗液类型。根据经验，冲洗必须足够充分（下肢开放性骨折常规推荐冲洗量是10 L），用低压冲洗（强力脉冲枪尽管能更好地去除细菌和坏死组织，但是会损伤成骨细胞，引起延期愈合，并可将细菌“推”下组织深部），使用正常盐水或Ringer液，不要加抗生素或抗菌药物。不能证实冲洗液中加入抗生素是有效的，而且费用高，有时对细胞也有毒性。抗菌药不能证明比盐水更好，也有毒性，组织蛋白会使有些抗菌药（聚维酮）失活。洗涤液可更好去除污染物，影响细菌粘附，费用较低，有希望成为替代品。

▶ 伤口培养　骨折后早期伤口培养可提示感染的病原菌和对抗生素的敏感性。然而，初步培养（患者提供标本或清创前后术中获得标本）是否有用具有争议性，因为4/5的病例中培养结果对于证实病原菌是失败的。这是因为早期使用广谱抗生素、多次清创、后期院内病原菌感染[20]。

▶ 作者推荐的方法　患者全身情况稳定时可行清创手术。使用无菌止血带，但是开始时不用充气，因为不使用止血带清创有利于辨别有活力的组织，防止对已经受伤的肢体造成额外的缺血损伤。我们开始时用6 ~ 10 L的液体进行冲洗，使用注射器或者设定为低压的动力冲洗系统。对于缺血患者，应优先重建远端血供，有时用临时分流术。血管修补后再进行清创，因为良好血液灌注的肢体能更好地辨别健康和失活的组织。充分的清创并不容易。有时必须在24 ~ 48小时后重复清创。清创首先要去除所有的异物。创伤引起的皮瓣大多数可见边缘有失活的皮肤，尤其是蒂在远端时。有时如果坏死区域的皮肤能保持无菌时，可以保留作为保护深部结构组织的生物敷料。如果没有严重损伤或污染，应保留肌腱。肌腱连续性存在并不能保证没有肌肉的损伤。如果肢体解剖学位置复位后肌腱比较松弛，应怀疑肌肉肌腱连接处断裂。尤其是爆炸伤和挤压撕脱伤时容易发生隐性肌肉肌腱损伤，应牵拉远端检查肌腱。伤口延至前臂时，清除失活组织是必要的，保留坏死的肌肉会增加感染，有发生横纹肌溶解引起大量肌红蛋白尿症而导致肾衰的风险。有时决定是否保留肌肉组织比较困难。推荐遵循“4C”原则：颜色（color），连续性（consistency），收缩性（contractility）和毛细血管（capillarity）。怀疑有神经损伤时也应该探查。切除没有轴索连续性的失活神经组织、外膜下有血肿或者已被撕成条索的神经，直至有正常外观的条束组织。没有软组织附着的皮质骨块是无血供的，应该切除，即使会导致长段的骨缺损。有时可以做前臂短缩，可帮助解决软组织和神经缺损问题（图26.3）。对于大块的关节面，甚至有时全部分离，应该保留重建关节。

26.6.4 骨折的固定

通常骨骼是重建过程的第一个结构组织。对于成人不同的骨折固定方法将在后面描述（儿童骨折不在本章讨论）。

26.6.5 闭合伤口

伤口闭合的最佳时间仍然有争议性。常规推荐开放性骨折时清创后保持伤口开放，数天后（最长到7天）延期缝合，因为一期有张力时闭合伤口会引起皮肤坏死和进一步的感染。但是应尽快覆盖暴露的骨骼和肌腱组织。尽管不该忽视这些谨慎的观点，但是如今伤口清创和冲洗技术不断进

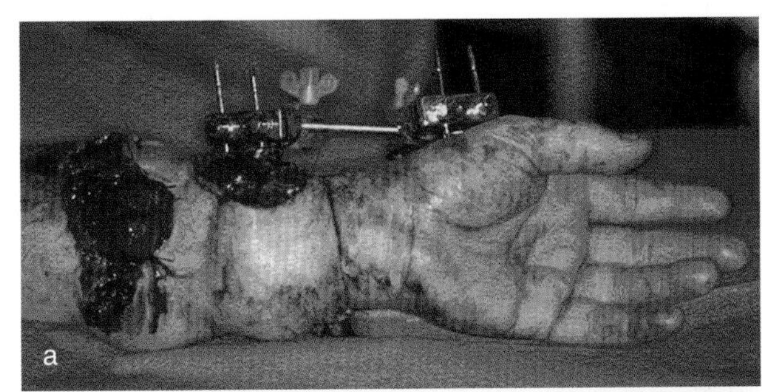

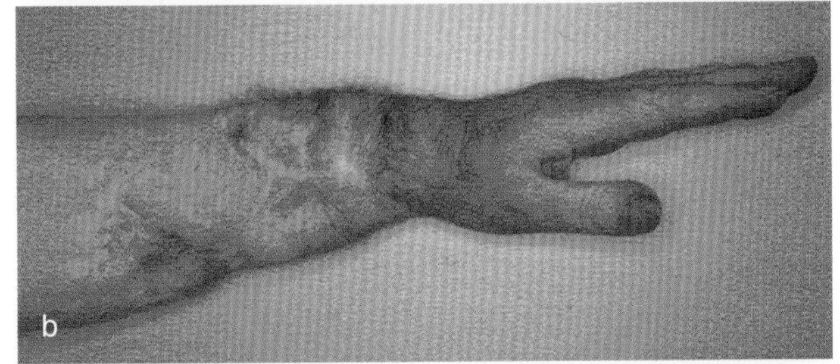

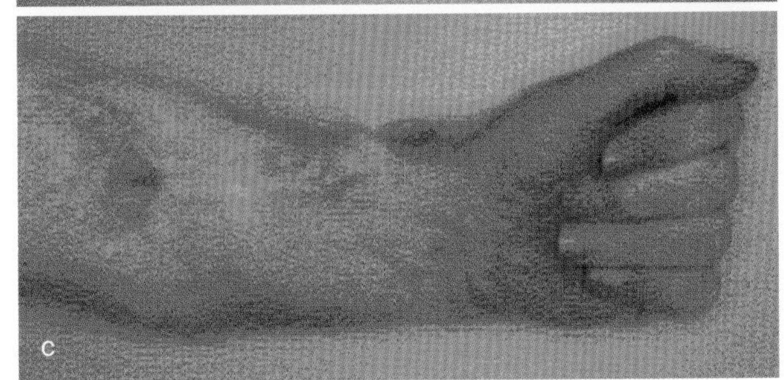

图26.3　短缩和外固定治疗复杂的前臂骨折（a）；晚期的功能结果（b和c）。

步，而且抗生素抗菌谱较广，可以在很多情况下一期关闭伤口，可以避免二期污染，减少手术创伤、住院时间和费用。另外如果不能一期闭合伤口，目前推荐早期用更积极的方法进行软组织覆盖（见后）。

以下情况仍需要延迟闭合伤口：

●气压伤、热伤或电击伤（爆炸，枪伤等）引起广泛软组织损伤，这些损伤因为微循环损害会引起进行性坏死。

●多发伤患者，一期重建时间较长，风险较大（创伤控制原则）。

●广泛污染的伤口（粪便，污垢，死水，农场伤，淡水划船事故等）。

26.6.6 软组织覆盖

下肢开放性骨折时，软组织覆盖的主要原因是防止骨和肌腱坏死以及继发性感染，因为这些组织暴露干燥不能存活。清创彻底，去除所有的坏死感染组织，皮下组织、肌肉，甚至血管会被肉芽组织进行性覆盖，达到二期愈合（较小面积）或植皮（较大面积）的目的。腕关节有很多肌腱，需要滑动平面，经常需要二期手术如肌腱松解、肌腱移植或肌腱转位术。表浅神经应用健康软组织覆盖防止神经性疼痛。另外，手部不能耐受开放伤口引起的广泛炎症反应，手指会水肿和后期僵硬。因此腕关节皮肤重建比下肢更迫切。

需要做皮瓣时，应该尽早做（“早期固定和皮瓣”原则），但是也要考虑“3C”原则：时间较长的挫伤（contusion），污染（contamination）（感染），治疗的医师水平不够（competence）时禁忌做皮瓣手术。大部分情况下软组织覆盖不能拖延太长时间，因为有如下原因。首先，有湿润敷料，即使灌洗也很难避免骨和肌腱坏死。第二，Godina证实如果需要做显微外科皮瓣时，72小时后做的失败率会升高（72小时内手术<1%，72小时至90天手术是12%）[21]，他也报道拖延超过72小时后做皮瓣手术，感染率明显升高（早期手术组1.5%，72小时后17.4%）。实际上，一期游离皮瓣技术比二期更容易。拖延伤口覆盖会引起水肿，使组织平面模糊不清。血管易脆较难处理，只能用长段静脉移植以避开损伤区域。同样的原则也适用于非显微外科皮瓣。简而言之，“等待和希望”态度是危险的策略，会导致愈合过度延迟，增加骨炎的风险。

软组织覆盖要遵循“重建阶梯”，不是所有患者都需要做皮瓣。实际上，如果缺损暴露的骨骼面积较小（直径为1 ~ 2 cm），可以采用伤口负压吸引。“真空辅助”覆盖技术（VAC，KCI Medical Ltd, Kidlington，UK）可保持湿润和温暖的环境，持续引流坏死细胞，抑制因子和毒素的渗出物，减少细菌，降低毛细血管后压力，促进氧气和营养物的输送，减轻水肿，促进血管生成和原始间充质细胞核成纤维细胞增生，并将皮肤向心性牵引。系统是密闭的，减少伤口感染顽固性医院获得性微生物的可能性。负压治疗的禁忌证包括有持续性坏死或感染组织、血管外露和凝血异常。VAC技术不能代替伤口的清创，它是处理伤口的辅助措施。真空泵装置可以调节至－50 mmHg ~ －200 mmHg。如果凹陷明显，可能会感觉疼痛。通常每48 ~ 72小时更换海绵。漏气可能是个问题，尤其是使用外固定时。在外固定螺钉周围使用无菌亲水性凝胶可以使密闭效果较好。应确保保持吸引，否则会造成缺氧的环境。

处理面积较小的骨/肌腱外露的另一种方法是使用人工真皮，如Integra（Integra LifeSciences Corporation，Plainsboro Township，New Jersey，United States）。通过逐步肉芽组织化，在硅胶膜下的人工胶原可形成新的真皮组织，后期可植皮。重建的软组织质量非常好，后期可以在新的真皮下进行肌腱移植（图26.4）。

局部或区域皮瓣是重建阶梯中后面需要考虑

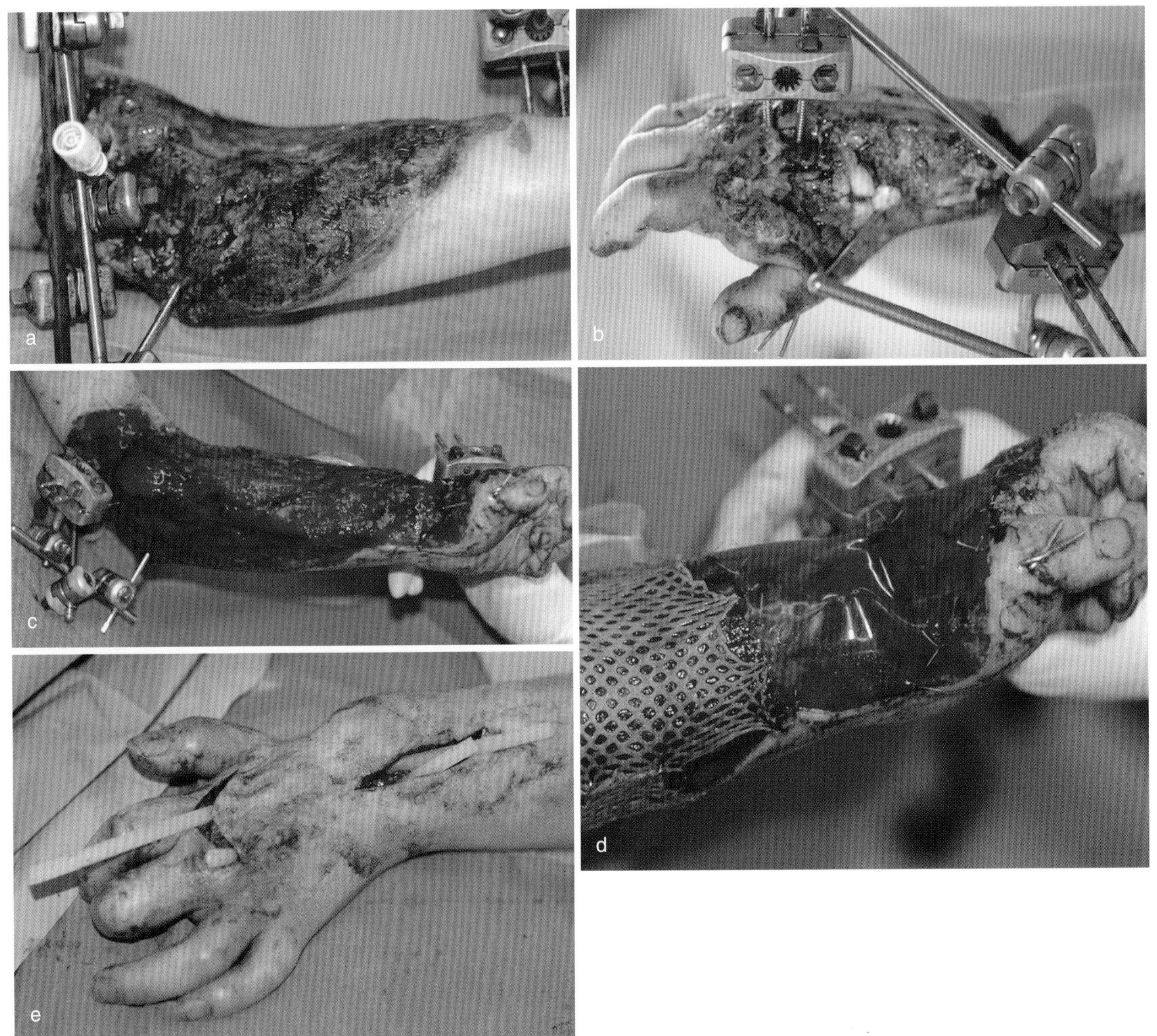

图26.4 一例7岁儿童多发伤（其他主要损伤：颅面部创伤和膝关节伤口）。左肘关节，前臂和腕关节广泛挤压伤。肘关节肱骨髁和腕关节腕骨开放性损伤。从急诊转入病区之前，打入外固定支架固定。远端无缺血。正中神经和尺神经、腕关节伸肌腱广泛撕裂伤（a和b）；该患儿在急诊做了游离背阔肌皮瓣，但是皮瓣不能足够覆盖腕骨（c）；用人工皮肤（Integra）直接覆盖腕骨。这张照片是术后2周拍的，可见硅胶膜下面真皮的再血管化非常好（d）；患儿进行了后续的多次手术，包括神经移植，二期伸肌腱移植。注意在重建皮肤下插入临时的硅胶管（e）。

的。传统带蒂皮瓣如MacGregor腹股沟皮瓣和前臂多种岛状皮瓣都可以非常好地覆盖腕关节。下一步就是行显微外科游离皮瓣。

26.6.7 伤口敷料

如果不能一期闭合伤口或者使用VAC或人工真皮，需要使用适合的敷料覆盖伤口，降低院内感染的风险，防止组织干燥。也可以在二期皮肤移植之前使用一段时间的皮肤替代物。尽管这些皮肤替代物在治疗烧伤和慢性溃疡中有所作用，但是费用昂贵，而且目前用它们覆盖开放性骨折伤口还不合理。

▶ 作者推荐的方法　患者精神状况稳定，伤口干净，缝合时张力不大时，我们推荐一期闭合伤口。如果不满足这些条件，我们建议保持伤口开放，尽可能覆盖暴露的骨骼、肌腱、神经和血管。可以用VAC，持续负压为125 mmHg。48小时后第一次检查伤口，必要时再次清创。伤口干净、周围组织活力较好时，可以行皮瓣覆盖。

26.6.8 桡骨远端骨折的固定

开放性桡骨骨折多见于年轻患者，他们需要尽快恢复活动，生存预期较长。目标是恢复解剖复位，因为最后腕关节功能和骨折复位质量有一定的关系。另外，充分、稳定保护软组织不被骨折块进一步损害，减轻局部炎症，有利于伤口护理和邻近关节的早期活动，最终有利于功能康复。

粉碎的桡骨远端骨折被称为“桡骨pilon骨折”，强调了骨破坏的程度和重建关节面的难度。可并发桡腕和桡尺韧带损伤，伴有或不伴有桡尺关节脱位，也会影响功能效果。恢复和保持前臂骨骼长度，正确重建恢复桡骨远端关节面和复位下尺桡关节，这是治疗的关键点。很少病例中不能达到解剖复位，因为比如骨缺损，必须良好地恢复排列骨折块，从而利于二期全关节或部分关节（桡舟月骨）融合术。

接骨技术包括钢针、外固定、钢板和螺丝钉固定。单独使用钢针对于桡骨远端严重粉碎骨折的作用有限。可以结合使用不同的固定方法，如外固定结合克氏针和骨移植[22]。

▶ 外固定　历史上L. Ombrédanne（巴黎，1929年）首先在儿童和成人患者中使用外固定支架治疗前臂桡骨远端骨折[23]。他主张远离受伤部位进行临时骨骼固定。R. Anderson和G. O'Neil使用跨关节外固定治疗桡骨远端粉碎骨折，他们称为“持续性牵引”[24]。Vidal将外固定的指征扩大到关节内骨折，介绍了“韧带整复”的概念，认为这个新方法“为复位复杂粉碎骨折、重建关节面和保留关节间隙提供一种技术”[25]。Basquin和Burny等在布鲁塞尔也同时报道了这种技术[26]。

根据骨折类型内在的特定力学特点，外固定支架可作为关节牵引器，中和支架或者支撑，甚至可用于加压。当作为关节牵引器时，桡掌外固定起着双重力学作用：① 通过附着的关节囊韧带张力间接复位关节内粉碎骨折；② 通过牵引明显降低关节内压力，产生真空作用，有助于复位无关节囊附着的骨折块复位[27]。外固定支架也可以通过两个方面作为中和支架：① 支架可控制近排腕骨直接作用于桡骨远端关节面的压力，避免继发的关节软骨骨折块的压缩移位[2]；② 支架可通过中和弯曲、旋转和剪切力来减轻压力和保护桡骨远端骨折的内固定。外固定支架临时用于桥接大块骨缺损时可起支撑作用。生物力学上支架可在近端和远端骨折块之间承担压力，维持骨骼长度和正常的软组织张力。外固定支架在某些关节融合时可以起加压作用。

有时可用外固定支架复位骨折。Agee等介绍多平面韧带复位概念，通过纵向牵引结合手部向掌侧复位[28]。掌侧复位在矢状面上按压头状骨，从而使月骨移向掌侧。这使桡骨远端骨折块向掌侧倾斜。腕关节应该固定在中立位、掌屈还是背屈位？Gupta认为石膏固定时，应将腕关节置于背屈位[29]。他认为腕关节掌屈时，背侧腕骨韧带是紧张的，但是并未附着于远排腕骨，不能使骨折稳定，变形作用力和骨折移位方向是平行的，方向相同。另一方面，腕关节背屈时掌侧韧带是紧张的，将骨折块拉向前侧，和变形作用力形成一定角度，从而减轻骨折的移位。通过拉紧掌侧韧带复合体的方法被称为“Gupta方法”。Agee进一步介绍桡尺侧作用力在冠状面上将桡骨远端骨折块复位。

桡掌外固定支架是治疗桡骨远端骨折的一种良好方法。可避免内固定引起的感染和进一步损害骨折块血供的风险。这个方法简单，快速，不会进一步失血，当创伤控制时是理想的方法[30]。然而外固定也有缺点，复位有时并不理想，特别是掌倾角经常不能完全复位[31]。桡骨远端严重粉碎骨折时，韧带附着的骨块单独旋转向不同的方向移位，通过经关节牵引不能恢复关节面。这个问题尤其见于有乙状切迹掌侧和背侧骨折块时，会影响下尺桡关节的稳定性[4]。有时在腕关节掌侧和背侧纵向韧带连续性破坏时会造成过度牵引，腕骨间关节过度分开，桡骨远端骨折复位不良。骨折复位时技术不当，关节过度牵引，并且腕关节明显掌屈会引起正中神经病变，掌指关节僵硬，并引起复杂局部疼痛综合征。外固定其他的危险包括插钉不当损伤桡浅感觉神经引起神经瘤，早期引起废用性萎缩（腕骨和桡骨远端骨量减少），关节僵硬，甚至医源性桡骨远端不愈合。最后，钉道感染是术后常见问题，有时需要抗生素治疗，通常6～8周后去除外固定支架可以解决[30]。

▶ *内固定* 已经提过内固定用于开放性骨折时，内植物感染的风险会增大。但是很多情况下，清创后如果桡骨远端手术入路远离创伤伤口，内固定仍然是合理的选择。用不同的技术和入路来进行复杂开放性桡骨远端骨折的内固定。目前掌侧锁定钢板较常用。但是腕关节背侧和掌侧部分广泛粉碎时，单独掌侧钢板有骨折塌陷和继发畸形愈合的危险。背侧钢板在生物力学上更可靠，因为它放置于最粉碎的部位，所以承受了更低的轴向和弯曲应力。但是临床经验上背侧钢板并不好，主要因为肌腱并发症（伸肌腱鞘滑膜炎、肌腱断裂和粘连）。桡骨远端关节内骨折，掌侧和背侧粉碎时，“三明治”钢板技术是获得接近解剖重建的有效方法：同时在腕关节两侧使用钢板控制关节面骨折块，进行加压，同时支撑背侧和掌侧干骺端骨折块。单独背侧钢板的问题当然在联合使用背侧和掌侧钢板时也会存在，所以有必要早期取出钢板。而且，同时使用掌侧和背侧钢板可能损害桡骨远端的血供。临床研究发现三明治钢板对于超过一半的病例并不足够稳定，这种情况下推荐同时使用外固定支架[32]。除了使用双钢板或外固定支架，可推荐使用内牵引钢板治疗桡骨远端严重粉碎骨折。长的背侧桡掌桥接钢板可以代替外固定支架，桥接腕骨和关节面骨折[33]。它具有稳定控制桡骨长度，无外框架的优点。也有钢板撞击肌腱，关节活动制动时间长和早期需要二次手术取出钢板的缺点。除了这些问题，还有钢板和螺钉的一般问题，包括内植物松动，关节面螺钉切割软骨下骨穿入关节腔（或者有时术中错误地打入关节腔）[34]。文献报道腕管综合征的发生率为0.5%～2.2%，钢板向背侧移位，掌侧干骺端骨折块复位不良导致腕管内压力增大[35]。肌腱病变和断裂，主要累及拇长伸肌腱和拇长屈肌腱，也是掌侧钢板的常见并发症[34]。

▶ *作者推荐的方法* 根据术后CT检查，我们认为韧带整复对于复杂骨折并不总能达到解剖复位关节面骨折块。尤其是中间的关节面塌陷进入软骨下松质骨内和有明显旋转的掌尺侧骨折块。Axelrod等和Apergis等证实正确复位关节面骨折块的重要性，尤其是对于下尺桡关节的稳定性[36, 37]。对于桡骨远端开放性粉碎骨折，首先用跨关节桡掌外固定支架复位骨折。牵引腕关节，腕骨向掌侧，直至纠正桡骨的长度和移位。如果复位不完美，对于特别的骨折块，可通过小切口用克氏针或螺钉固定。重新调整外固定支架，适当牵开，腕关节固定于中立位，轻度背伸。如果术中荧光透视下发现腕中部间隙和桡侧间隙比例为2∶1，可怀疑过度牵引。根据Cooney的生物力学研究[38]，我们推荐如下情况下，应增加外固定支架的牢固性：① 有创伤引起的较大骨缺损；② 干骺端粉碎严重延至骨干；③ 外支架负荷过大（强壮、年轻、活动多的患者）。通过增加螺钉直径（打入螺钉时有骨折的危险）、增加夹块间螺钉的距离、使用会聚性斜螺钉、用2根杆代替1根杆来提高支架的牢固性。

26.6.9 促进骨愈合

有骨缺损或延迟愈合时，早期自体骨移植可以促进愈合过程。骨缺损时，骨移植的最佳时间是软组织覆盖后2 ~ 6周。骨替代物或异体骨（特别是脱钙骨基质）对于桡骨远端并不是特别有效。

26.6.10 并发损伤

▶ *尺骨远端粉碎骨折* 桡骨远端不稳定骨折患者中，总计有6%伴有尺骨远端干骺端粉碎不稳定骨折，可由高能量和低能量损伤机制引起。还没有最佳的早期处理严重粉碎尺骨头/颈骨折合并桡骨远端不稳定骨折的方法。技术上具有挑战性。尽管可用角稳定锁定钢板固定尺骨远端关节面/干骺端骨折，仍存在不能达到解剖复位、粉碎骨折固定失效、钢板引起症状需要额外手术等问题。有时外固定支架也有帮助。除了骨折固定外，也可行部分尺骨头切除、Darrach或Sauvé-Kapandji手术。这些手术通常在有创伤后症状性下尺桡关节炎或不稳定时作为挽救措施。

▶ *作者推荐的方法* 我们认为尺骨远端骨折合并复杂开放性桡骨远端骨折的切开复位指征包括尺骨移位（成角≥10°，尺骨短缩≥3 mm，或者骨干移位≥1/3 ~ 1/2），尺骨远端头/颈骨折不稳定（前臂被动时骨折块移动），关节面移位，和下尺桡关节不稳定（尺骨远端≥50%半脱位）。我们推荐先复位尺骨，前臂保持旋后位避免骨块旋转不良。推荐有足够大骨折块时使用微型锁定钢板内固定，不适合钢板固定的粉碎骨折用髓内针固定。远端尺骨有开放性伤口时，建议使用外固定支架。

▶ *三角纤维软骨复合体（triangular fibrocartilage complex，TFCC）损伤* TFCC是维持下尺桡关节稳定的主要装置，桡骨远端骨折中总计65%有TFCC损伤，会引起总计19%的下尺桡关节不稳定。早期诊断下尺桡关节不稳定比较困难。术中固定骨折后，通过临床检查和放射学检查来评估稳定性。不稳定可由骨性或韧带损伤或两者共同引起。如果尺骨茎突移位>2 mm或骨折累及桡骨乙状切迹掌侧或背侧部分，建议固定尺骨茎突。

▶ *腕骨损伤* 腕骨损伤早期经常漏诊，因为注意力集中于桡骨远端骨折引起的明显畸形。特别要注意骨折线进入舟骨和月骨间边缘。桡骨远端骨折合并开放性腕骨损伤的特点是有背侧脱位和掌侧伤口。10% ~ 81%的桡骨远端骨折有腕骨间韧带损伤[39]，最常见有舟月和月三角骨骨间韧带损伤。Forward等发现放射学检查骨折时尺骨正变异>2 mm，舟月骨间韧带损伤的发生率增加4倍[39]。可能有关节内血肿，在制动桡骨远端骨折的时间内，部分无分离的腕骨韧带损伤可以最终愈合，通常不需要手术修复。分离的损伤需要复位腕骨，修复韧带和克氏针临时固定。很少情况下，有腕骨缺损时，可能需要行近排腕骨切除术。

最常见的腕骨骨折是舟骨。有移位的骨折或者累及超过一个腕骨的骨折可能会引起腕骨脱位（50%头状骨骨折合并经月骨脱位）。用外固定支架治疗复杂桡骨远端骨折合并舟骨骨折时，外固定支架牵引力也会作用于舟骨骨折块，增加不愈合的风险。因此合并舟骨峡部骨折时，桡掌外固定支架是相对禁忌证，除非同时使用舟骨加压螺钉。

复杂桡骨远端骨折合并腕骨损伤时，经常发现有神经功能障碍和血管损伤。Nyquist在开放性桡腕骨折脱位研究中发现100%有神经损伤[40]。

最常累及正中神经（尤其是经月骨脱位），其次是尺神经（特别是合并钩骨和豌豆骨骨折）。如果有神经功能障碍时，需要行正中神经和（或）尺神经松解术。

▶ 作者推荐的方法　仔细的术前临床和放射学检查非常必要。如果放射片提示有韧带损伤，必须检查是否符合临床表现。对侧腕关节拍片可能有助于排除非创伤的退行性韧带病变，尤其是年龄超过50岁。Gilula弧度有台阶或者腕骨间间隙>2 mm，提示有腕骨韧带撕裂。术中用C臂机重新检查腕骨间关系。有时可以关节内注射对比显影剂，或者极少情况下用关节镜辅助完成桡骨远端骨折的固定（也有助于检查关节面骨折块的复位情况）。如果确定腕骨间韧带损伤，应该复位腕骨用克氏针固定。初步维持骨骼稳定时，外固定支架特别有用。外固定支架不仅有助于内固定和韧带修复后复位和维持骨折脱位，还可以作为术后制动措施，利于肘关节、前臂和手指的早期活动。

▶ 肌腱损伤　开放性桡骨远端骨折时经常合并肌腱断裂或撕裂伤，前面也提及肌腱问题也可见于内固定的并发症。断裂可能由于直接挤压伤引起，直接撞击在骨折块上，或者由于间室紧张造成局部缺血（拇长伸肌）引起。

通常通过简单的手指姿势检查可以诊断。多种临床检查（肌腱张力和前臂挤压试验）可明确诊断，有疑问时可辅助超声检查。治疗方案包括一期修复，延迟一期修复，二期修复或肌腱转位，根据相关伴随损伤和患者全身情况而定。有可能的话，一期重建可以明显更快地恢复活动，完全功能恢复的机会更大。复杂病例可以二期重建，首选早期用硅胶管，二期游离肌腱移植。各种肌腱修复方法最常见的并发症是肌腱之间和肌腱周围粘连，引起僵硬和腕关节、手指活动范围受限。

▶ 作者推荐的技术　当伤口干净，组织床适合时，我们推荐一期行肌腱修复。如果行一期肌腱吻合，需要修整肌腱断端至正常肌腱。肌腱大段缺损，如果组织床有损伤，需要进行滑车重建，或者没有保护性控制活动，肌腱被切除，早期插入硅胶管，8 ~ 12周内用压力肌腱移植代替（图26.4e）。

▶ 神经损伤　压迫性神经病变是桡骨远端骨折的常见并发症。最常累及正中神经，然后是尺侧和桡侧感觉神经。一项研究证实骨折移位是形成急性腕管综合征的最重要危险因素，这个研究认为如果骨折块移位超过35%推荐预防性行腕管松解[41]。但是，急性桡骨远端骨折时神经减压的指征尚未明确。

开放性骨折合并严重神经损伤时，如果没有缺损，切除神经断端至健康外观神经束后可以无张力性拉拢神经断端，一期断端外膜或束膜吻合修复的效果最好。如果有神经缺损，需要行神经移植。多发伤患者全身情况不稳定，软组织床损伤严重，大的开放伤口，伴有深部组织污染的骨折，这些是不进行一期神经缝合而进行二期神经移植的常见原因。临时缝合固定神经断端，避免进一步回缩。

▶ 血管损伤　创伤会损伤腕部血管。临床上通常检查手指的颜色、血管搏动、充盈和温度来判断血管灌注情况。这可能对于严重低血压患者比较困难，这时多普勒检查比较重要。可用翻转静脉移植修复前臂桡动脉和尺动脉。研究发现局部用未损伤静脉移植，后期可观察到动脉瘤样扩张，目前推荐使用翻转隐静脉移植[42]。

26.7 总结

上肢和下肢的保肢目标和结果并不相同，保肢标准也不一样。当医师面临决定截肢或保肢困难时，目前评分系统仅仅起辅助作用。对于复杂开放性桡骨远端骨折，影响后期功能结果的重要因素包括受伤的特性和严重度、伴随软组织和骨关节损伤（尤其是诊断和治疗不足）、手术重建的质量（包括恢复桡骨的解剖长度和关节面）、康复延迟和患者依从性。正确的处理和康复减少了术后并发症，得到最好的预后。大部分关于这种复杂损伤的研究实际上是回顾性的，显然需要基于前瞻性对比研究制订更准确的指导方案。随着对复杂腕关节损伤病理解剖学的深入了解，我们将会提高恢复腕关节至受伤前的形态和功能的能力。

参考文献

[1] Bowen TR, Widmaier JC. Host classification predicts infection after open fracture. Clin Orthop Relat Res 2005; 433: 205–211

[2] Hernigou J, Schuind F. Smoking as a predictor of negative outcome in diaphyseal fracture healing. Int Orthop 2013; 37: 883–887

[3] Oestern HJ, Tscherne H. The management of open fractures. In: Tscherne H, Gotzen L, eds. Fractures with Soft Tissue Injuries. Berlin: Springer-Verlag; 1984: 10–32

[4] Cole RJ, Bindra RR, Evanoff BA, Gilula LA, Yamaguchi K, Gelberman RH. Radiographic evaluation of osseous displacement following intra-articular fractures of the distal radius: reliability of plain radiography versus computed tomography. J Hand Surg Am 1997; 22: 792–800

[5] Giannoudis PV. Surgical priorities in damage control in polytrauma. J Bone Joint Surg Br 2003; 85: 478–483

[6] Dirschl DR, Dahners LE. The mangled extremity: when should it be amputated? J Am Acad Orthop Surg 1996; 4: 182–190

[7] Gregory RT, Gould RJ, Peclet M et al. The mangled extremity syndrome (M.E. S.): a severity grading system for multisystem injury of the extremity. J Traum a 1985; 25: 1147–1150

[8] Johansen K, Daines M, Howey T, Helfet D, Hansen ST. Objective criteria accurately predict amputation following lower extremity trauma. J Trauma 1990; 30: 568–572, discussion 572–573

[9] McNamara MG, Heckman JD, Corley FG. Severe open fractures of the lower extremity: a retrospective evaluation of the Mangled Extremity Severity Score (MESS) J Orthop Trauma 1994; 8: 81–87

[10] Slauterbeck JR, Britton C, Moneim MS, Clevenger FW. Mangled extremity severity score: an accurate guide to treatment of the severely injured upper extremity. J Orthop Trauma 1994; 8: 282–285

[11] Russell WL, Sailors DM, Whittle TB, Fisher DF, Burns RP. Limb salvage versus traumatic amputation. A decision based on a seven-part predictive index. Ann Surg 1991; 213: 473–480, discussion 480–481

[12] Gustilo RB, Mendoza RM, Williams DN. Problems in the management of type Ⅲ (severe) open fractures: a new classification of type III open fractures. J Trauma 1984; 24: 742–746

[13] Brumback RJ, Jones AL. Interobserver agreement in the classification of open fractures of the tibia. The results of a survey of two hundred and forty-five orthopaedic surgeons. J Bone Joint Surg Am 1994; 76: 1162– 1166

[14] Glueck DA, Charoglu CP, Lawton JN. Factors associated with infection following open distal radius fractures. Hand (NY) 2009; 4: 330–334

[15] Swanson TV, Szabo RM, Anderson DD. Open hand fractures: prognosis and classification. J Hand Surg Am 1991; 16: 101–107

[16] Grote S, Polzer H, Prall WC et al. Prevention of infection in the current treatment of open fractures: an evidence-based systematic analysis. Orthopade 2012; 41: 32–42

[17] Schuind F, Potaznik A, Burny F. A technique for finger reconstruction after open injury with skeletal defect. In: Kasdan ML, Amadio PC, Bowers WH eds. Technical Tips on Hand Surgery. Philadelphia: Hanley and Belfus; 1994: 37–38

[18] Dellinger EP, Caplan ES, Weaver LD et al. Duration of preventive antibiotic administration for open extremity fractures. Arch Surg 1988; 123: 333–339

[19] SkaggsDL, FriendL, Alman B et al. The effect of surgical delay on acute infection following 554 open fractures in children. J Bone Joint Surg Am 2005; 87: 8–12

[20] Lee J. Efficacy of cultures in the management of open fractures. Clin Orthop Relat Res 1997: 71–75

[21] Godina M. Early microsurgical reconstruction of complex trauma of the extremities. Plast Reconstr Surg 1986; 78: 285–292

[22] Seitz WH, Froimson AI, Leb R, Shapiro JD. Augmented external fixation of unstable distal radius fractures. J Hand Surg Am 1991;16:1010–1016

[23] Ombrédanne L. L'ostéosynthèse temporaire chez les enfants. Presse Med 1929; 52: 845–848

[24] Anderson R, O'Neil G. Comminuted fractures of the distal end of the radius. Surg Gynecol Obstet 1944; 78: 434–440

[25] Vidal J, Buscayret C, Fischbach C, Brahin B, Paran M, Escare P. New method of treatment of comminuted fractures of the lower end of the radius: "ligamentary taxis" . Acta Orthop Belg 1977; 43: 781–789

[26] Rasquin C, Burny F, Andrianne Y, Quintin J. Treatment of wrist fractures by external fixation. Indications and early results. Acta Orthop Belg 1979; 45: 678–683

[27] Schuind FA, Cantraine FRL, Fabeck L, Burny F. Radiocarpal articular pressures during the reduction of distal radius fractures. J Orthop Trauma 1997; 11: 295–299

[28] Agee JM. Distal radius fractures. Multiplanar ligamentotaxis. Hand Clin 1993; 9: 577–585

[29] Gupta A. The treatment of Colles' fracture. Immobilisation with the wrist dorsiflexed. J Bone Joint Surg Br 1991; 73: 312–315

[30] Schuind F, Donkerwolcke M, Rasquin C, Burny F. External fixation of fractures of the distal radius: a study of 225 cases. J Hand Surg Am

1989; 14: 404–407

[31] Farah N, Nassar L, Farah Z, Schuind F. Secondary displacement of distal radius fractures treated by bridging external fixation. J Hand Surg Eur Vol 2013 [Epub ahead of print]

[32] Ring D, Prommersberger K, Jupiter JB. Combined dorsal and volar plate fixation of complex fractures of the distal part of the radius. J Bone Joint Surg Am 2004; 86-A: 1646–1652

[33] Ruch DS, Ginn TA, Yang CC, Smith BP, Rushing J, Hanel DP. Use of a distraction plate for distal radial fractures with metaphyseal and diaphyseal comminution. J Bone Joint Surg Am 2005; 87: 945–954

[34] Arora R, Lutz M, Hennerbichler A, Krappinger D, Espen D, Gabl M. Complications following internal fixation of unstable distal radius fracture with a palmar locking-plate. J Orthop Trauma 2007; 21: 316–322

[35] Bienek T, Kusz D, Cielinski L. Peripheral nerve compression neuropathy after fractures of the distal radius. J Hand Surg [Br] 2006; 31: 256–260

[36] Axelrod T, Paley D, Green J, McMurtry RY. Limited open reduction of the lunate facet in comminuted intra-articular fractures of the distal radius. J Hand Surg Am 1988; 13: 372–377

[37] Apergis E, Darmanis S, Theodoratos G, Maris J. Beware of the ulno-palmar distal radial fragment. J Hand Surg [Br] 2002; 27: 139–145

[38] Cooney WP. Fractures of the distal radius. A modern treatment-based classification. Orthop Clin North Am 1993; 24: 211–216

[39] Forward DP, Lindau TR, Melsom DS. Intercarpal ligament injuries associated with fractures of the distal part of the radius. J Bone Joint Surg Am 2007; 89: 2334–2340

[40] Nyquist SR, Stern PJ. Open radiocarpal fracture-dislocations. J Hand Surg Am 1984; 9: 707–710

[41] Dyer G, Lozano-Calderon S, Gannon C, Baratz M, Ring D. Predictors of acute carpal tunnel syndrome associated with fracture of the distal radius. J Hand Surg Am 2008; 33: 1309–1313

[42] Gupta A, Wol TW. Management of the mangled hand and forearm. J Am Acad Orthop Surg 1995; 3: 226–236

27

桡骨远端骨折治疗的康复训练原则

Raquel Cantero Tellez

27.1 前言

1783年，Claude Poteau描述了桡骨远端骨折时远端骨块背侧移位的情况，但直到1814年才由Abraham Colles[1]出版发行。桡骨远端骨折是非常常见的骨折，在发达国家其发生率占到了所有骨折的近1/6[2]。摔倒时会发生不同类型的桡骨远端骨折。由于腕关节是人体最复杂的关节之一，因此，在制订合适的康复治疗计划时，不仅需要知道骨折类型，而且需要明白其生物力学机制。

桡骨远端关节面是支撑腕关节的重要组成部分。为了实现腕关节功能，桡骨远端关节面必须平整，而且相对于整个腕部，必须处于其正确位置。

在治疗过程中，康复训练师必须记住当手部在抓握和掌屈活动时，外展和背伸肌肉掌屈产生的力量通过腕关节并且垂直作用于腕关节。

桡骨远端骨折可以手术治疗，也可以非手术治疗。只要选用得当，无论何种治疗方法都可以获得良好又可靠的治疗效果。而建立在科学循证医学和腕关节生物力学知识基础之上的康复治疗对两者而言都可以使治疗效果更佳。

桡骨远端骨折的发生率高，花在康复训练的时间长，因此有必要深入学习各种康复训练的类型和疗效，以便在保守治疗时或手术治疗后选择合适的康复训练方法。本章节主要探讨在保守治疗时或手术治疗后为了重建手部功能而采用的康复训练方法，主要包括水肿控制，疼痛控制，恢复运动功能，恢复力量，以及效果测评等内容。

27.2 急性期治疗原则

27.2.1 制动固定

在急性创伤时，肌肉间会产生水肿和血肿。毛细血管压力和静脉回流障碍会加重这种情况。制动过紧会阻碍静脉回流和增加疼痛，患者不能有效地活动手指，结果导致内在肌挛缩。这种情况还有可能因为掌指关节活动障碍所引起。桡骨远端骨折后或手术后的固定非常重要，必须确保患者可以完全掌曲掌指关节，且没有任何受压点(图27.1)。

27.2.2 水肿控制

肌腱、神经和血管在桡骨远端处汇聚，并紧

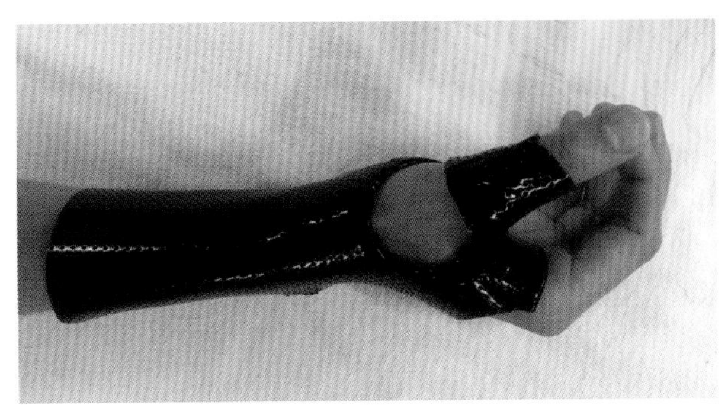

图27.1　桡骨远端骨折制动时注意掌指关节要保持活动自由。

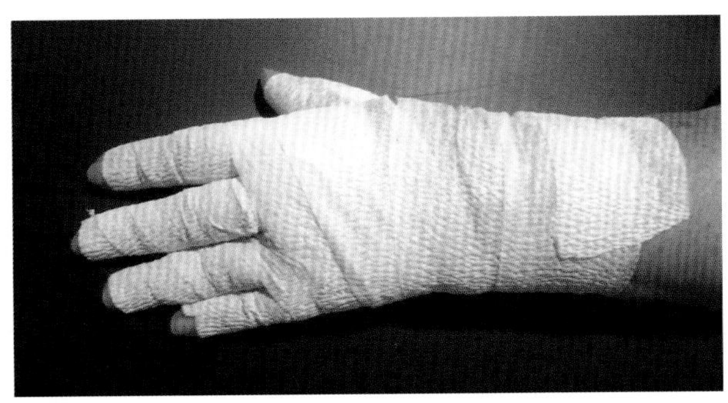

图27.2　Coban弹力绷带。

贴桡骨远端走行。水肿是炎症反应表现的一部分，在创伤或手术后发生。水肿是由于细胞间隙内液体聚集而形成[3]。当水肿持续3 ~ 5天，就会进入炎症期。在这个阶段，聚集的液体或渗出液主要包括了水分和溶解的电解质[4]。

这个阶段的水肿控制相对容易，可以通过局部加压、抬高患肢、冷敷、适当主动活动来实现。使用弹力绷带，如Coban（3M, St. Paul, Minnesota, United States）（图27.2）和弹力袖套或手套都是有帮助的。

康复训练师必须小心，有时抬高患肢也会引起一些其他问题，比如肩关节长期处于内旋并抬升的状态会导致肩关节撞击症的发生。康复训练师必须使患者清楚这些可能发生的潜在问题，并指导他们如何正确抬高患肢以避免问题的发生。

适当的肩关节、肘关节和手指活动在这个阶段可以帮助减轻肿胀，但过度锻炼或热敷却会起到反效果[3]。

在炎症期的初始阶段，冷敷在消肿方面是很有帮助的，而且比冷热交替疗法更有效。冷热交替疗法可能会引起皮肤表层血液聚集、温度升高，但对消肿的作用仍存在争议，而且在其疗效和功能结果方面并无相关性。我们可以使用不同的冷敷设备，比如冰袋、在条件允许的情况下持续性冰水冲洗或浸泡等，每隔10分钟重复一次。虽然冷敷对消肿有帮助，但康复训练师必须要关注局部血管状况，特别是在那些修补过动脉或神经的病例中。

在2 ~ 6周之间会有毛细血管生长、纤维增殖和新的胶原形成。如果水肿在增殖期继续，它会变得粘稠，淋巴系统会被击溃，会导致一种持久性动态不足。由于淋巴系统超负荷，其转运能力下降，2周后就可能引起间质组织内富蛋白水肿[5]。在这个阶段由远及近地按摩肢体可以帮助消除水肿、减轻疼痛和增加活动度。

主动活动、肌腱滑动训练、矫正加压技术对减少组织间的粘连也有作用[3]。在增殖期，如果热敷被用于增加组织间的延展性，或是活动度训练前减轻疼痛，热敷前后必须监测肢体肿胀是否加重。

自黏绷带在处理急性水肿时是一种选择，也可以被用于矫正治疗。但必须小心避免止血带效应，患者自行使用时需告知不能拉紧绷带，以避免阻碍血液循环的情况发生。对于慢性水肿建议使用专门的短绷带，其适当加压可以加强淋巴系统的功能。这种绷带还可以提供给那些不会使用自黏绷带的患者。

肌内效贴布的作用机理是拉伸筋膜，通过将渗出液引入相对不阻塞的区域或淋巴结来消除水肿。它也可以用于那些不会使用自黏绷带患者的消肿治疗[6]。

超短波理疗、磁疗等方法在桡骨远端骨折初

期阶段也能够促进肢体肿胀的消退。

27.2.3 疼痛控制

疼痛是桡骨远端骨折治疗效果的一个非常重要的决定因素。在软组织和骨骼愈合的修复阶段会产生比较严重的疼痛和功能障碍。通常到症状减轻的恢复期要持续3个月。有小部分患者会出现顽固性疼痛，康复训练师必须考虑引起疼痛增加的原因，比如水肿加剧、矫正过度或者正中神经卡压。

治疗方法包括物理治疗、镜面视觉反馈和药物。手部康复训练的主要目的是预防晚期关节挛缩和继发性无力，疼痛状态持续会导致骨皮质重塑减少，影响治疗效果。

主动关节活动、负重状态下的活动和脱敏是康复训练师的主要目标。镜面视觉反馈和分级视觉图像技术可以用于鼓励患者活动患肢，可以达到良好的临床效果。

康复训练师要注意观察患者的一些敏感反应和血管收缩不稳定现象，以便能早期诊断可能发生的复杂性局部疼痛综合征。

27.3 桡骨远端骨折后早期主动活动：为什么要练，什么时候开始练，怎么练

虽然通常不太可能，但最好是在腕关节还处于固定时就开始锻炼[7]。早期康复训练对于那些消肿慢的患者特别重要。在增殖期，瘢痕的生长加速。如果纤维蛋白沉积，组织结构间（关节囊、滑膜和筋膜层）的粘连就会发生。

传统上，对于桡骨远端骨折患者术后需要长时间固定。一些生物力学研究显示在做掷飞镖动作时很少涉及桡腕关节和尺桡关节。这是因为近排腕骨相对静止[8]，且没有肌肉止点附着于这些骨骼之上。因此在韧带保持完整的前提下，当骨折块固定之后，早期练习掷飞镖动作是合理的。

在产生后的3 ～ 5天之内，一旦水肿被控制，手部康复训练就可以从掷飞镖动作开始进行，一天重复多次。为了预防5区的肌腱粘连，应鼓励患者在腕部处于中立位或轻度背伸位时，主动背伸和掌屈掌指关节、近端指间关节和远端指间关节。

康复训练师必须指导患者正确锻炼，以避免过度掌屈肌腱给骨折部位带来的应力。鼓励患者温柔地进行练习。小球运动和手部抓握练习在这个阶段应该避免。

从手部康复训练的角度出发，为了减少新鲜腕部损伤和桡骨远端骨折时的应力，必须牢记在腕部屈伸活动时，腕部背伸力量的峰值在前臂旋后位时比中立位和主动旋转前臂时显著减小[9]。桡侧腕长伸肌和尺侧腕屈肌的力量在旋后位时比前臂主动活动时显著降低。在下尺桡关节分离的活动中，尺侧腕伸肌和桡侧腕屈肌的力量在旋后时比旋前时显著下降。

总之，由于腕部的肌腱在旋后位时力量最小，因此，任何的手部康复训练都应该从前臂处于旋后位时开始。

27.4 循序渐进的抗阻力训练

在制动期以后，桡骨远端骨折治疗的重点开始集中于恢复关节活动度和减轻水肿与疼痛，此时循序渐进的训练可以用来恢复关节活动度、力量和功能。循序渐进的主动训练可以改善关节活动度。

众所周知，日常活动不仅需要屈伸或偏移活动，而且需要沿着腕部的力学轴活动，力学轴往往与解剖轴并不平行[10]。基于这些原因，主动训练时需要结合矢状面上和冠状面上的活动，比如

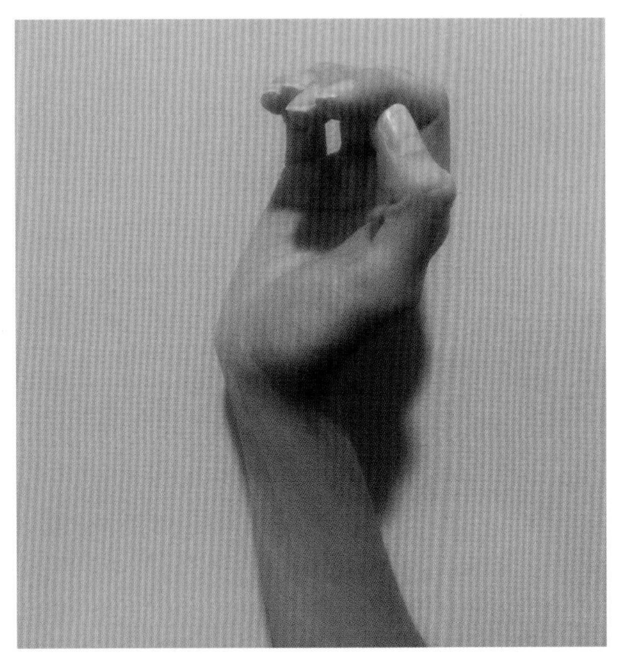

图27.3 投掷飞镖动作。

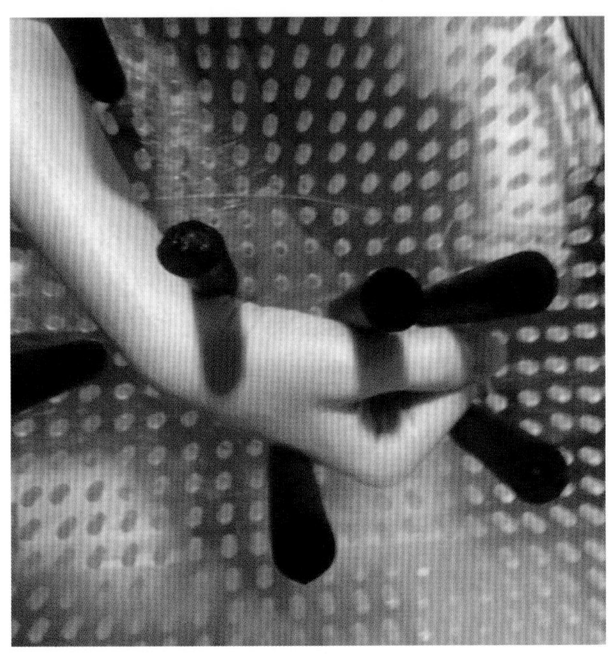

图27.4 使用加拿大棒桌的低负荷持续加压训练。

投掷飞镖动作，然后逐渐增大阻力（图27.3）。

如果发生关节僵硬，低负荷持续加压训练（使用矫正器或加拿大棒桌，图27.4）会用来重塑连接组织，帮助提升患者的被动活动范围。随着被动活动范围的增加，关节僵硬程度与训练时长成比例[11]。如果没有明显副反应，如炎症或疼痛，矫正器通常每天使用6 ~ 8小时。目前没有证据证明哪一种矫正器在恢复腕关节被动活动范围方面明显优于其他。根据患者的个人需求，可以选择石膏、静态或动态矫正器。如果选用了石膏，则其他直接的活动都不能进行，动态矫正器可以在训练间歇期或夜晚休息时使用。然而桡骨远端骨折患者使用动态支具对于腕关节主动背伸、掌屈、桡偏、尺偏活动的改善以及患者生活质量的提高是否有效还不清楚[12]。桡骨远端骨折患者使用动态支具的作用很难评价。

27.5 效果测评

握力、捏力和腕关节活动度是腕关节受伤或手术后的关键测量指标。这些结果有很高的可靠性和有效性。客观和主观数据都需要纳入桡骨远端骨折后的结果测量范围。

疼痛度、日常生活能力、功能和美观度都会对患者的满意度产生影响。使用自主报告结果量表（PRWHE和DASH）测评时，力量、活动度、期望值的达到程度、畸形程度、工作单位补偿度以及随访时间长短显示出相关性。

日常锻炼的治疗目标是在考虑患者身体情况和手部情况的前提下，达到疼痛缓解和个体化的功能恢复。除此之外，力量和关节活动度的恢复情况以及畸形程度也要记录[13]。

参考文献

[1] Colles A. On the fracture of the carpal extremity of the radius. Edinb Med Surg J 1814; 10: 182—186

[2] Garcia-Elias M, Folgar MA. The management of wrist injuries: an international perspective. Injury 2006; 37: 1049–1056

[3] Villeco JP. Edema: a silent but important factor. J Hand Ther 2012; 25: 153- 161, quiz 162

[4] Villeco JP. Edema: therapist's management. In: Skirven TM, Osterman AL, Fedorczyk JM, Amadio PC, eds. Rehabilitation of the Hand and Upper Extremity. 6th ed. Philadelphia: Mosby; 2011: 845-857

[5] Knygsand-Roenhoej K, Maribo T. A randomized clinical controlled study comparing the effect of modified manual edema mobilization treatment with traditional edema technique in patients with a fracture of the distal radius. J Hand Ther 2011; 24: 184–193, quiz 194

[6] Tsai HJ, Hung HC, Yang JL, Huang CS, Tsauo JY. Could Kinesio tape replace the bandage in decongestive lymphatic therapy for breast-cancer-related lymphedema? A pilot study.Support Care Cancer 2009; 17: 1353–1360

[7] Smith DW, Brou KE, Henry MH. Early active rehabilitation for operatively stabilized distal radius fractures. J Hand Ther 2004; 17: 43–49

[8] Moritomo H, Apergis EP, Herzberg G, Werner FW, Wolfe SW, García-Elias M. 2007 IFSSH committee report of wrist biomechanics committee: biomechanics of the so-called dart-throwing motion of the wrist. J Hand Surg Am 2007; 32: 1447–1453

[9] Farr LD, Werner FW, McGrattan ML, Zwerling SR, Harley BJ. Wrist tendon forces with respect to forearm rotation. J Hand Surg Am 2013; 38: 35–39

[10] Crisco JJ, Heard WM, Rich RR, Paller DJ, Wolfe SW. The mechanical axes of the wrist are oriented obliquely to the anatomical axes. J Bone Joint Surg Am 2011; 93: 169-177

[11] Flowers KR, LaStayo PC Effect of total end range time on improving passive range of motion.1994. J Hand Ther 2012; 25:48-54, quiz55

[12] Jongs RA, Harvey LA, Gwinn T, Lucas BR. Dynamic splints do not reduce contracture following distal radial fracture: a randomised controlled trial. J Physiother 2012; 58: 173–180

[13] Marks M, Herren DB, Vliet Vlieland TP, Simmen BR, Angst F, Goldhahn J. Determinants of patient satisfaction after orthopedic interventions to the hand: a review of the literature. J Hand Ther 2011; 24: 303–312. e10, quiz 312

28

腕关节不稳治疗的康复训练原则

Dominique Thomas, Michel Boutan

28.1 前言

腕关节是个极其复杂的关节，同时需要活动度和稳定性，只有保持在特定的位置才能将力量从身体传导至手部，或者从手部传导至身体。任何对这种结构的损伤都会改变活动度和稳定性之间的平衡，从而逐渐影响整个腕关节的稳定性。本章节内容并不包括由类风湿关节炎所引起的腕关节畸形。

28.2 生物力学

腕关节的生物力学非常复杂，存在很多的理论学说，但并没有统一结论。双排学说被广泛接受[1]，而Taleisnik的柱理论让腕骨塌陷畸形更容易被理解[2]。

腕关节可视为是一个没有横向轴线的万向关节。它的基本活动包括掌屈、背伸、桡偏和尺偏。这些活动再结合前臂的旋前旋后，从而产生了不对称性的环形运动。然而这些活动都是纯理论性的。为了描述和分类其解剖和运动，最初解剖学家是从已存在的空间平面系统开始的。这种分类产生了单关节活动练习和康复训练。如果单关节活动是真的可行的话，它只有在意志控制和小阻力对抗下才能实现。就像Duchenne de Boulogne所写的那样：自然界中不存在孤立的活动。所有通过空间三个平面的运动都有旋转和对角线特征。通过观察职业运动中的高效复合性活动，Kabat和Knott发现了沿着对角线和旋转轴的运动样式[3]。Kabat弄清了腕关节活动的四种方式，发现复合性运动经常伴随着前臂的旋前和旋后。四种方式沿着两条路线或称为对角线进行（图28.1）。在每条对角线上都有一个激动方式和一个拮抗方式。在第1条对角线上，腕部从背伸位开始，尺偏，在尺背侧1/4象限前臂旋前，到掌屈结束，桡偏，在桡掌侧1/4象限前臂旋后。Napier描述此动作与手部的灵巧抓握动作有关[4]。在第2条对角线上，腕部从背伸位开始，桡偏，在桡背侧1/4象限前臂旋后，到掌屈结束，尺偏，在尺掌侧1/4象限前臂旋前。此动作与掷飞镖动作以及Napier的手部抓握力有关。

手部手术国际联盟腕关节生物力学委员会在2007年描述了掷飞镖动作作为一种复合性活动，其发生平面并不垂直于屈伸轴和尺桡轴，是一种腕关节功能性非垂直性活动[5]。这种活动方式是日

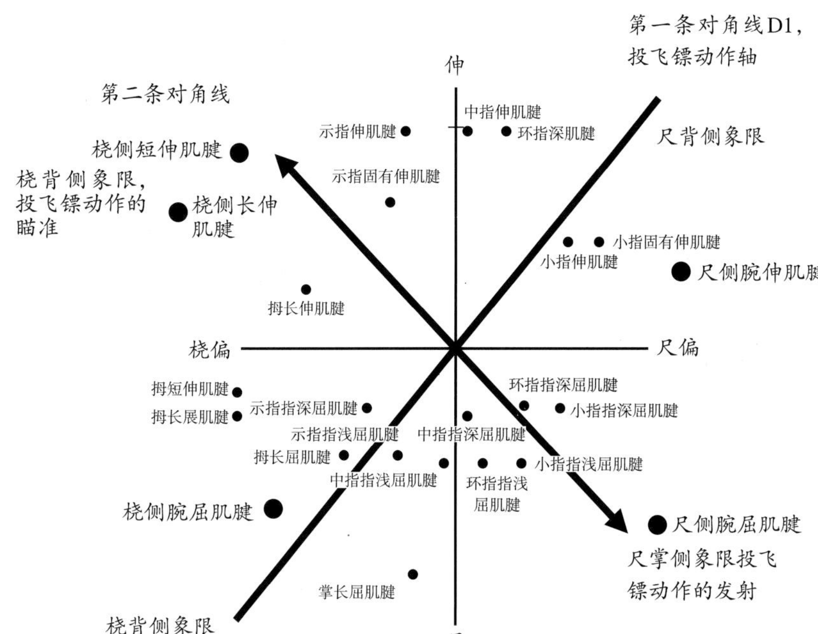

图28.1 腕关节4个象限和2条对角线图解，在对角线附近手部和腕部的生理性功能活动发生。腕部和手指屈伸肌腱相对于腕关节轴线的位置示意图。D1：第1条对角轴线，与投掷飞镖动作的瞄准和发射、Napier手的力量有关。D2：第2条对角轴线，与Napier手的灵巧动作有关。

常生活中最常见的腕关节活动。腕关节生理轴线和运动取代了单关节和解剖轴线，成为了手术和康复训练的参照标准。桡骨远端骨折的解剖影响因素不在本章节的讨论范围之内[6]。本章节介绍了康复技术，特别是肌肉训练的方法，强调了Kabat提出的针对腕关节不稳定的手部康复训练中的促进神经肌肉本体感觉恢复技术的应用。

28.3 腕关节不稳定

对腕关节不稳定进行定义或分类尚无统一的标准。根据Stanley的理论，腕关节损伤会产生很多情况，从单纯的扭伤到明显的骨折脱位。Mayo治疗组的研究显示外伤引起的创伤性腕关节不稳迟早会导致腕关节正常力线的丢失[7]。

28.4 病因学及其演变

任何腕关节骨骼或骨纤维结构的受损或病理改变都会最终导致腕关节不稳定，关节软骨退化以及退化性骨关节炎的发生。创伤是最主要的原因。严重的骨折脱位需要尽快进行切开复位，修复骨骼、关节囊和韧带等结构，从而为手部康复训练师提供全面的诊断。专业运动造成的重复运动损伤，体操等运动造成的骨纤维结构变薄，日常生活中推轮胎等动作都具有代表性。慢性腕关节不稳要持续数年，有时在隐性扭伤之后发生。偶尔的疼痛转变为持续性会使患者前来就诊。第二次受伤后拍片会发现前次被忽略的损伤。此时的治疗通常采取保守治疗，很少矫形，有时手术。对于不复杂的腕关节骨折，韧带撕裂伤是常见并发症。这些病例中，最初认为是轻度，而采取制动等保守治疗的患者在后期比那些采取手术治疗的严重患者容易产生更多的问题。

桡骨远端骨折如果不恰当地复位和固定，会因骨折产生桡骨短缩、尺骨相对延长的表现，从而导致正向尺骨变异和尺腕桥接综合征。如果舟骨的高度没有恢复，舟骨不愈合会造成舟骨前方塌陷(scaphoid nonunion anterior collapse, SNAC)（故又称SNAC腕）。而舟月韧带的断裂，会导致舟骨月骨前方塌陷（scapholunate anterior collapse, SLAC）（故又称SLAC腕）。发生这些情况的病例很少。

28.5 分类

Mayo诊所对四类常见的腕关节不稳分类如下：

（1）舟月韧带撕裂导致的舟月间不稳或背侧嵌入部分不稳（dorsal intercalated segment in stability，DISI）

（2）月三角韧带撕裂导致的掌侧嵌入部分不稳（volar intercalated segment in stability，VISI）

（3）腕关节尺侧移位

（4）背侧半脱位不稳

还有一些不常用的分类法，都是以作者的名字命名。桡掌不稳，月骨周围不稳，经舟月骨周围脱位，下尺桡关节损伤，三角纤维软骨复合体（triangular fibrocartilage complex，TFCC）损伤，以上罗列的还不是全部。

Taleisnik引入了动态不稳定和静态不稳定的概念。静态不稳定时X线片上有明显的腕骨脱位，而动态不稳定只有在应力下或握拳时拍片，以及关节镜下才能发现。

Mayo诊所将腕关节不稳定进一步分类为：

1）分离性腕关节不稳定（carpal instability dissociative, CID），同一排腕骨之间的内在韧带损伤

2）非分离性腕关节不稳定（carpal instability nondissociative，CIND），桡骨远端与远排或近排腕骨之间的外部韧带损伤

3）复合性腕关节不稳定（carpal instability combined，CIC）[7]

28.6 手部康复训练的前提条件及处理原则

不断更新知识对于制订一个合理的治疗计划是必不可少的。

对于年轻的、经验不足的治疗师，在治疗腕关节扭伤时，我们通常提供参考方法。有时设定目标为改善关节活动度和加强肌肉力量。此时，如果不理解腕关节不稳定的形成机制，机械性地执行参考方法，反而会加速不稳定的发生。

28.6.1 腕关节解剖、生物力学、创伤机制和病理学的基础知识

制订合理的手部康复训练计划需要掌握腕关节解剖、生物力学、创伤机制和导致急慢性关节不稳定和退行性骨关节炎的病理学知识。

手部康复训练师需要有以下的基础知识：

- 图像
- X线片，静态和动态观察
- CT
- MRI
- 关节造影

还需要知道主要的手术步骤，了解手术的好处、局限性以及它们对生物力学产生的影响。

28.6.2 临床评价

手部康复训练师必须熟悉：

- 关节面解剖，5个经典触诊区域（桡背侧、中立位背侧、尺背侧、桡掌侧、尺掌侧）解剖标志的触诊点
- 刺激试验
- 疼痛评估
- 结果评估

由于疲劳和疼痛，经典的客观活动度和应力测试经常无法进行，由MacDermid[8]完善的主观腕关节功能障碍问题量表已经成为了一种标准评估量表，结合DASH量表可以用来测评腕关节疼痛和功能障碍程度。

需在治疗前、治疗中和出院后进行评估，以

此来记录腕部的功能。

28.6.3 诊断

虽然康复训练师的职责不是对疾病进行诊断，但却是第一个怀疑腕关节不稳定的人。需要立刻与主治医师取得联系，给出做哪些进一步检查的建议，来作为支持诊断的依据，比如发现一条不正常的舟月间隙，为患者提供让手术医师再次评估的机会。

为了能使患者获得更好的治疗效果，为了进行手部康复训练，手术医师、理疗师和康复训练师之间的沟通是必须的，特别是考虑到活动度、关节被动活动和力量训练时，长期效果也是可以被期待的。

28.7 腕关节不稳定的手部康复训练原则

28.7.1 腕关节在压力下伸展

轴向负荷和抵抗手指掌屈的活动汇合成的压力使得腕部得以伸展。当出现腕关节不稳定、骨关节炎，或者实施了骨骼或软组织手术后（如腕关节韧带修补、重建或加强术)，在明确病变完全愈合前，不能进行轴向负荷和抵抗手指掌屈的活动。相对的，通过练习腕关节掌屈和背伸来提高腕关节稳定性的方法是值得推荐的。

手指固有肌和旋前方肌的抵抗练习有助于腕骨的稳定。一些特殊练习和神经肌肉刺激可以训练这些肌肉[9]。

28.7.2 腕关节肌肉协同收缩下工作

要使肌肉力量增强，需要强调的是生理肌肉练习，而不是单关节活动。

28.7.3 安全练习体位

在30° 尺偏掌屈位，压力传导会通过腕骨髁，并垂直于尺桡关节表面。在强化训练时，桡骨远端轴上的这个腕关节位置可以免受影响。

28.7.4 尺骨正变异

压力和旋前会增加正向尺骨变异，增加尺腕连接部撞击机会。练习必须在旋前旋后的中立位进行。如果发生了尺腕桥接综合征，练习时需要减少旋前活动。

28.8 急性不稳定和慢性不稳定

手部康复训练师要掌握每一种类型不稳定的治疗方案，包括保守、矫形和手术治疗。

28.8.1 保守治疗

保守治疗对于轻度和重度病例都适用。它可以作为手术前的临时处理，而当没有手术指征或患者不接受手术治疗时，它又可以作为一种最终治疗方案。保守治疗并不能使不稳定或骨关节炎好转，但它对减轻疼痛和保持功能有重要的作用。它对于弥补解剖上的损害和允许手部的使用方面起到了支撑的作用。保守治疗包括了注射类固醇，缓解疼痛的设备、支具的应用和改良运动。对患者的宣教中，告知可选择的治疗方式和提供真实的结果是关键所在。

保守治疗包括：

- 减轻疼痛和炎症的设备：热疗，冷敷，超声波，经皮神经电刺激
- 牵引下关节活动
- 日间支具治疗
- 活动时稳定腕关节的功能性支具

患者可以佩戴一段时间的腕关节支具来代替手术治疗。选择性的腕部肌肉锻炼是有益的，即使是骨关节炎的患者。

28.8.2 矫正治疗

慢性不稳定的患者只有少数适合使用矫正治疗。对于月骨不稳定和腕骨塌陷畸形，复位几乎不可能。在急性不稳定时，只有动态不稳定，部分韧带撕裂伤和未移位的骨折，制动是有好处的。单纯骨折和部分韧带损伤时的腕关节制动为期45天，舟骨骨折时制动3个月。

根据损伤程度，采用石膏或支具，但只制动腕关节，而要使手指的掌指关节能自由活动。如果要限制前臂旋前旋后，则需要制动肘关节和拇指的掌指关节。

28.8.3 急性不稳定的手部康复训练：矫正治疗

手术医师并不能系统性地指导患者训练，而指导必须是系统性的。

- 控制水肿，非制动关节的练习。
- 为患者定制的热塑性支具当水肿消退时要重塑形，以代替传统石膏或聚酯石膏。最初认为稳定的骨折，在几周后再拍X线片时常能发现骨折的移位。
- 支具的前方和后方都要开窗，可用于电疗或震波治疗，通过温和地刺激前臂的掌屈和背伸来维持皮质的再生，这些都被MRI所记录[10]。

28.8.4 慢性不稳定的手术治疗

慢性不稳定的手术治疗是选择性的。由于韧带的血供损伤，一期修复通常是不可能的。手术方法主要是对损伤的关节囊或韧带的直接修复或重建，比如Blatt技术修复DISI不稳定，包括修复腱鞘下结构，尺侧腕伸肌的背部化，在下尺桡关节损伤病例中进行三角纤维软骨复合体的再插入。

慢性不稳定的手术治疗可以稳定骨结构，改变力的传导，从而预防进一步的退变。比如桥接综合征时行尺骨短缩，Keinbock病时行桡骨短缩。

当出现严重的骨关节炎和畸形时，就要采取一些补救措施。比如第一排腕骨切除术，有限腕骨融合术，四-角融合术，腕关节假体置换术，腕关节融合术。患者要完全恢复关节的力量和活动度是不现实的。为了保持力线，通常在修复后要使用克氏针固定12周。

28.8.5 急性不稳定的手术治疗

骨折的早期就需想到解剖复位、固定和韧带修复。高能量创伤造成的桡骨骨折会引起韧带损伤和腕关节脱位，需要做前后侧双切口，在关节镜辅助下进行复位。这种手术方式可以恢复桡骨关节面，修复相关韧带损伤。

在一些少数严重的病例中，需要立刻进行补救措施，以预防反复多次的手术干预，和转变为骨关节炎的漫长痛苦过程。

28.9 腕关节不稳定的术后手部康复治疗

手部康复训练需根据愈合的不同时期分三阶段进行。

28.9.1 第一阶段：愈合，术后第1天至术后第45天

▶ 腕关节制动或有保护下的腕关节限制性活动　根据手术步骤，严格执行腕关节制动或者在使用支具或特殊设计的铰链式支具保护下进行活动，允许腕关节掌屈[11]或有限的掷飞镖动作。在做第一排腕骨切除术时，为了防止关节周围软组织的挛缩，为了维持一个纤维空间，可以采用Pienazek所推荐的牵引支具（图28.2）。

如前所述，开窗的患者定制热塑性支具可以刺激腕关节的掌屈和背伸，与石膏相比是更好的

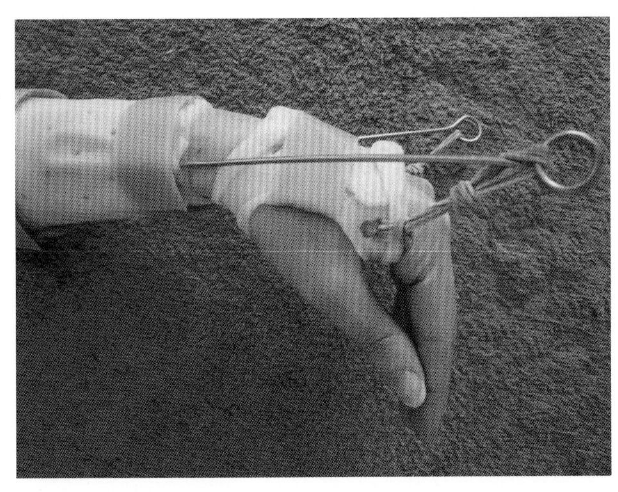

图28.2 Pienazek设计的腕关节牵引支具允许保护下的限制性活动。第一排腕骨切除术后，它有助于防止关节周围软组织的挛缩。

选择。

▶ *控制水肿，预防肌腱粘连，PRICE，保护下的手指活动* 当腕关节严格制动时，就需要通过控制水肿和手指的活动来预防水肿引起的肌腱粘连、软组织纤维化和挛缩。Marc提出的肌腱滑动训练是经典方法。水肿控制可以减少疼痛和炎症反应，防止关节软组织挛缩。PRICE能够起到系统性强化作用，它是5个首字母缩写所组成，分别代表了保护（protection）、休息（rest）、冰敷（ice）、加压（compression）和抬举（elevation）。手工淋巴疏导技术、间断性空气加压，弹力绷带等对减轻水肿都是有效的。我们推荐的技术是使用支具时作用于手背针对静脉运动纤维的血管收缩性电刺激治疗，同时结合练习抬举动作。要避免使用颈腕吊带，因为这样做会导致肩关节和肘关节的僵硬，不能有效地抬举手部，从而使整个上肢的功能受到影响。

▶ *瘢痕处理* 缝线拆除后就应该立刻进行瘢痕处理，包括：手工按摩，阿司匹林按摩，震波，以及佩戴硅胶垫给予瘢痕组织轻度加压。

▶ *控制疼痛和炎症* 疼痛和炎症的控制还是采取传统设备：热疗，冷敷和经皮神经电刺激。

28.9.2 第二阶段：组织相对脆性，术后45天至术后3个月

手部康复治疗的目标是减少瘢痕组织产生，改善关节活动度，提高腕关节稳定性、本体感觉、力量和功能，以及逐步摆脱支具固定。这些目标的制定考虑到了病理过程的影响、手术步骤、组织愈合和患者个性化的反应。完全恢复关节活动度并不是功能满意的必要条件。

▶ *改善活动度*

▶ *主动活动* 通常主动活动比被动活动更好。它可以通过同步神经肌肉刺激来加强，又称为电活性练习。交替刺激屈肌和伸肌可以诱发腕关节掷飞镖的瞄准动作和发射动作[13]（图28.3、28.4）。

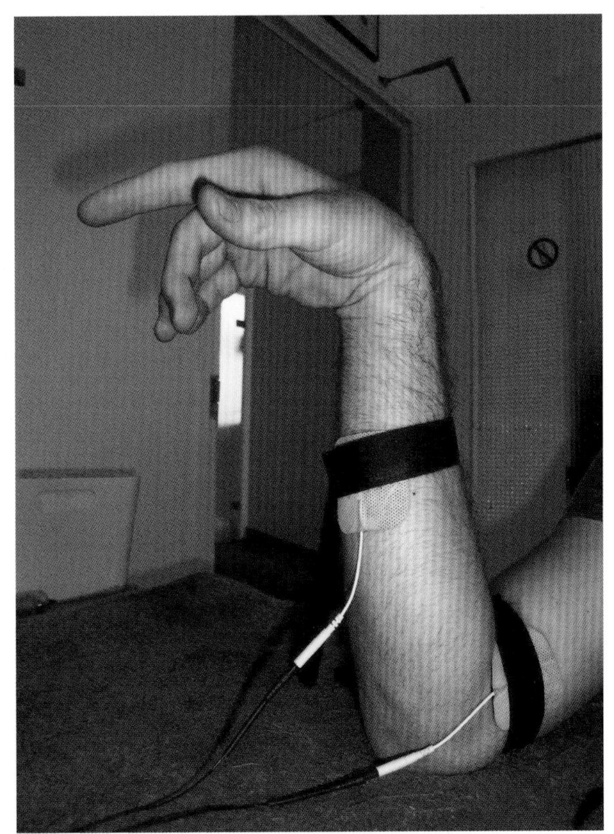

图28.3 神经肌肉刺激屈肌引发腕关节掌屈、尺偏和旋前（掷飞镖的发射动作）。

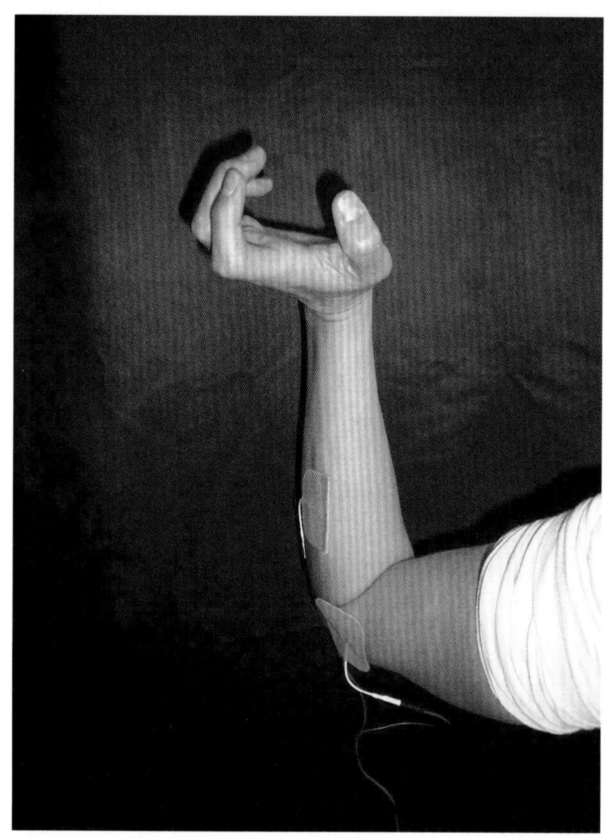

图28.4　神经肌肉刺激伸肌引发腕关节背伸、桡偏和旋后（掷飞镖的瞄准动作）。

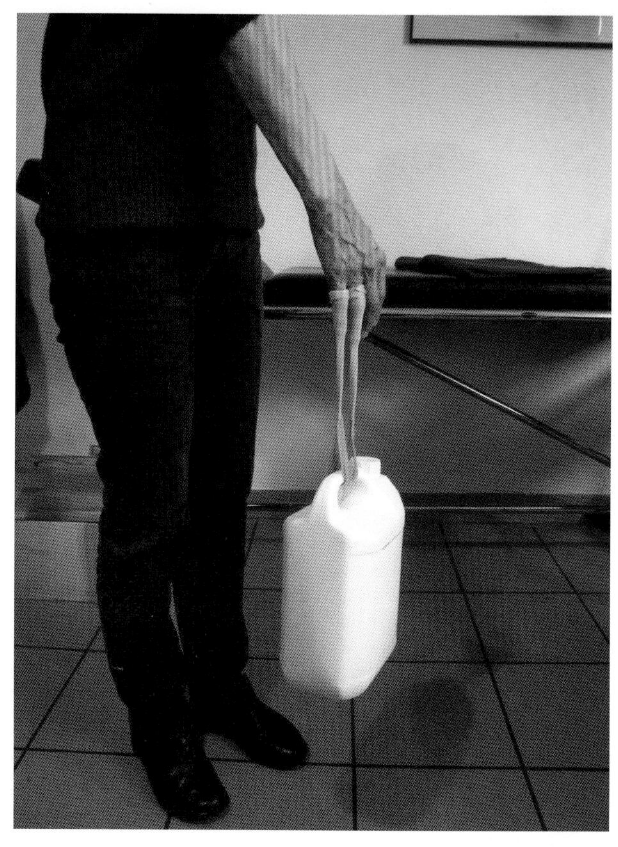

图28.5　指套悬吊重量进行牵引下的主动关节活动。

关节主动活动得到改善的生理学改变为从桡背侧象限旋后至尺掌侧象限旋前，再从尺背侧旋前至桡掌侧旋后。

关节主动活动的钟摆动作可以结合小木板上的关节牵引或者在家里用指套悬吊重量进行练习（图28.5）。

▶ *被动活动*　Kaltenborn提出的手工被动活动需要在完全愈合后，在有经验的康复医师指导下才能进行。试图通过手术来改变腕关节生物力学以达到完全恢复关节活动度是不可行的。同样的，持续被动CPM操练使用时也必须很谨慎。所有的设备都会使腕关节进入主要运动轴，而不是掷飞镖动作。

屏住-放松-收缩-放松的手工技术是改善关节活动度的有效方法。再次强调康复训练师必须知道什么时候该终止练习。

▶ *其他方式*　经皮神经电刺激和热疗设备也能被用于缓解疼痛和提高关节活动度。热疗可以放松和增强软组织黏弹性，使肢体得到更多的伸展。为了增加关节活动度，同时进行热疗和伸展是最有效的方法。

▶ *促动支具*　支具是提高关节活动度最有效的工具之一。它是唯一一个可以给予低程度伸展但又能长时间作用的工具。支具无论白天黑夜都能佩戴。逐步增强的静态应用模式比动态模式更有效[14]。

少框架金属材质支具是最轻便和便于携带的。它们甚至可以允许患者在日常生活中使用手部。双组件屈伸静态增强型的支具可以有选择性地进行佩戴，夜间放在伸直位，白天交替放在掌屈位和伸直位。通过弯曲框架结构，它们很容易被调节（图28.6、28.7）。旋前旋后支具要温柔地使用，

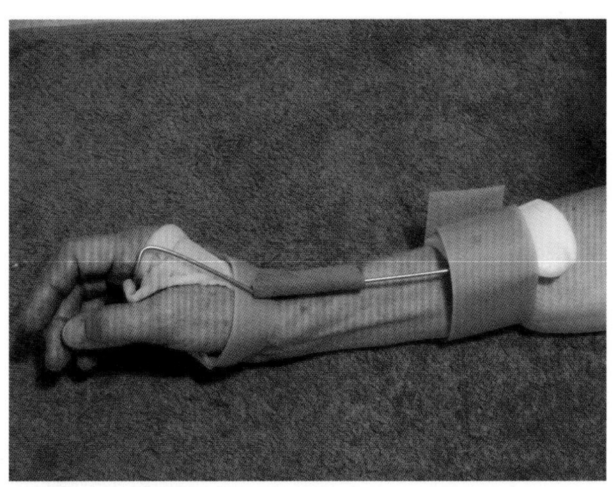

图28.6　静态增强型腕关节伸直位支具轻便易携带。在日常生活中都可以使用。通过弯曲框架结构，背伸很容易进行调节。

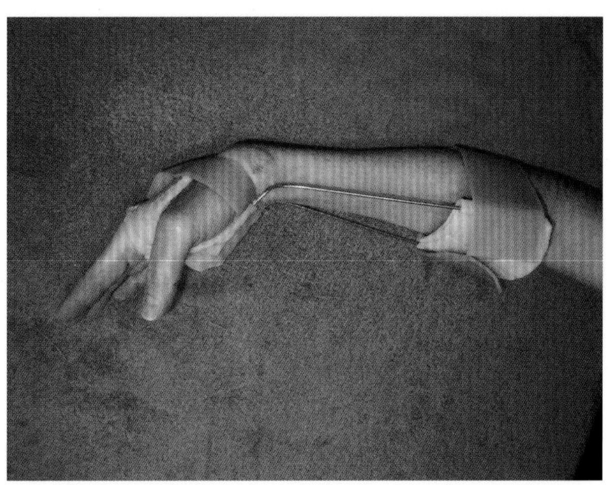

图28.7　静态增强型腕关节掌屈位支具可以被折弯至如同拿着手拿包。掌屈可以通过弯曲框架结构调节。

对于尺腕桥接综合征的患者可以用来进行牵引（图28.8）。

▶ 改善腕关节稳定性和本体感觉

▶ 协同收缩下的腕部肌肉功能　肌肉力量强化按如下步骤进行：等容协同收缩—等动力—等张偏心—等张同心—本体感觉练习。

肌肉的唤醒和强化通常是从康复训练师的手工对抗训练开始。然后逐步发展到等动力对抗器械和橡胶带。

机械设备并不能对抗来自空间内三个平面的阻力。机器无法感知患者的承受力，也不能提供渐进的对抗阻力。

运用PNF节律稳定技术的等容协同收缩就是Rolls Royce练习。康复训练师针对目标肌群的逐渐增强的等容手工抵抗练习，是在生理协同链下进行，从强到弱的肌群来触发辐射效应。最大抵抗力是指可以应用的、不会导致患者不适、不会触发疼痛、不会使腕关节弯曲的最大力量。康复训练师要根据感受到的患者反应来逐步加大阻力。康复训练师的手部位置是非常重要的。在腕关节和手部的四个象限内来达成掌屈和背伸，并制造扭转力来帮助完成旋前旋后动作（图28.9）。患者保持腕关节位置，通过对抗精确的阻力，进行推或拉的动作，从而达到腕关节的目标位置。阻力通常以对角线或旋转的方式施加，根据不稳定的类型和所需要稳定的腕关节象限来决定使用的模式。掷飞镖动作：桡背侧旋后象限至尺掌侧旋前象限，然后反转，另一种模式是尺背侧旋前象限至桡掌侧旋后象限，然后反转。康复训练师所施加的压力逐渐改变，到达某一点时所有的肌肉协同收缩。节律性稳定的本质是一种本体感觉练习（图28.10）。

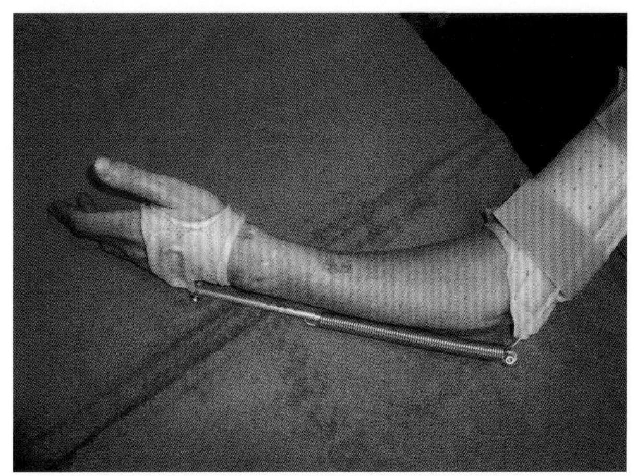

图28.8　Toms旋前旋后支具。旋转组件是可调节的。对于尺腕桥接综合征的患者还可以用来进行牵引。

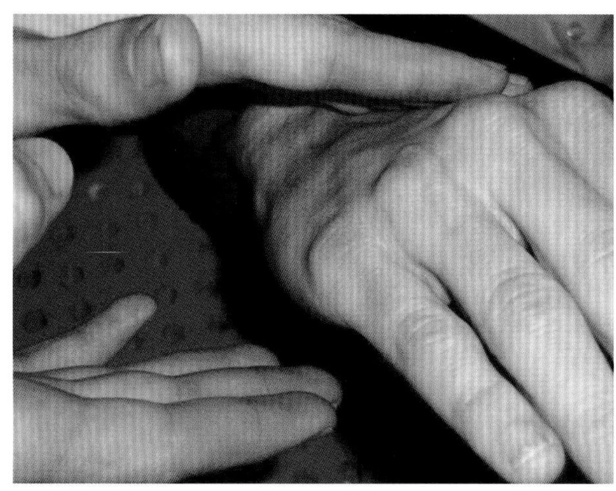

图28.9 康复训练师的手部位置是非常重要的，在腕关节和手部的四个象限内来达成掌屈和背伸，并制造扭转力来帮助完成旋前旋后动作。

手工等容稳定通过以下步骤获得，首先是通过仪器对角线上的推或拉进行的等动力练习，然后是手工对抗的等张偏心练习，再是等张同心练习。接着的练习结合等张和等容收缩：如慢倒转控制，最后是强化回转运动：一种使目标肌群触发巨大辐射效应和反射性协同收缩的技术。

▶ 神经肌肉刺激强化腕关节稳定性 同步刺激腕部掌屈和背伸肌肉，但又不引起活动，是一种好的辅助手工或器械肌肉对抗强化训练的方法，如同刺激了手内在肌[9]。

▶ 改良活动 在一些手术后，有些活动会变得困难或难以完成。这些活动包括腕关节伸展位时诱发力量传递和剪切应力，使用手动或动力器械。有些使用工具的动作还是可以采用的，比如使用螺丝刀做减少前臂旋前和腕关节尺偏的动作。患者可以从使用手动器械转为动力器械。如果患者要回到专业的岗位，则需要做一些改变。患者可能要改变工作性质或专业。患者需要系统性教育。

▶ 功能性支具 软或硬的功能性支具是为患者定制的，是能够保护每一个象限和腕关节每一个柱的最好产品。简单的8字无弹力的尼龙绷带能有效地保护拇指的掌指关节，减少尺腕桥接综合征的发生。宽的尼龙或皮革绷带能有效地预防下尺桡关节撞击（图28.11）。皮革加工的慢性病功能性支具能模拟腕关节融合状态，佩戴时最舒服（图28.12）。脱离支具保护需要逐步进行。有些患者会长期佩戴支具。

▶ 夜间休息支具 睡觉期间，腕关节和手指处于本能的掌屈位置，这样会增加腕管内的压力，加重原本较轻的神经症状，导致腕管综合征的发生。腕关节和手指掌屈还会减少血液循环，加大

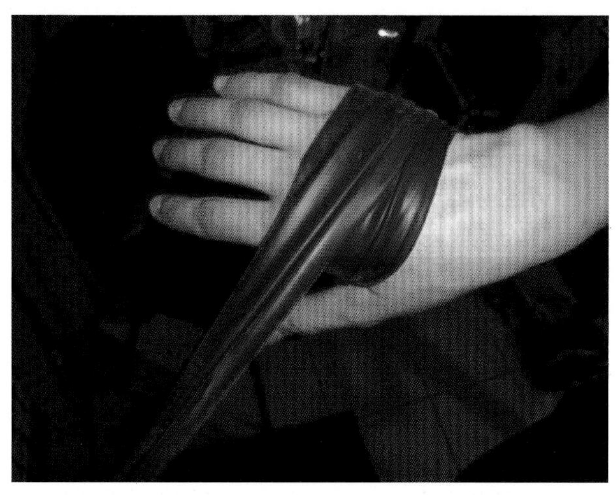

图28.10 橡皮带施加的等张力学阻力引导患者做出掷飞镖动作，通过反旋扭转产生旋后或旋前。

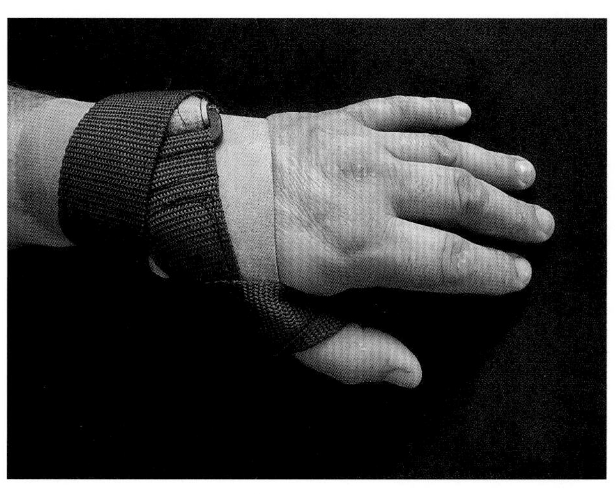

图28.11 使用尼龙绷带和皮革制造的中型功能性支具。

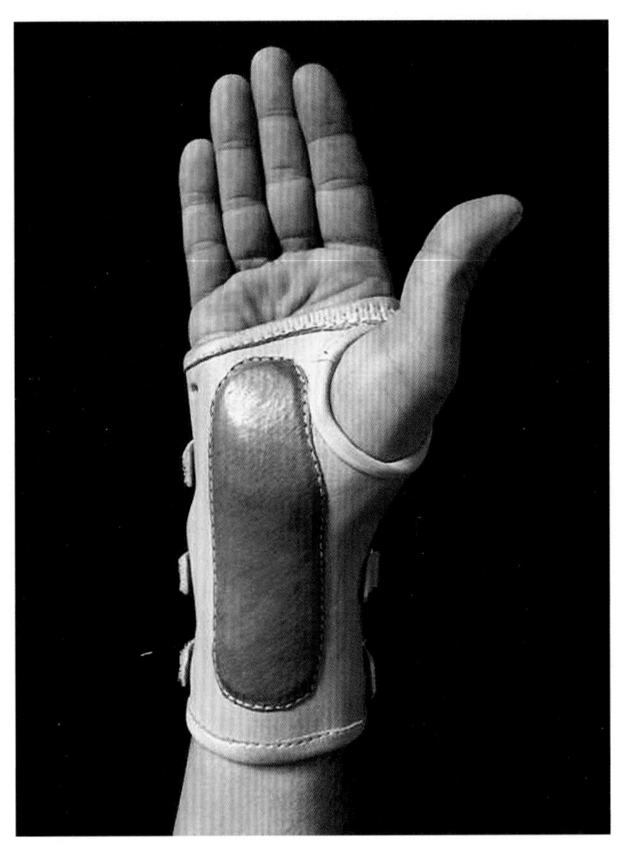

图28.12 使用加工皮革制造的重型功能性支具不但耐用而且舒服。

关节内压力，牵拉刚修复的软组织。

使用夜间休息支具可以预防腕关节和手指掌屈，值得推荐。

28.9.3 第三阶段：组织相对坚固，术后3个月以后

在这个阶段，如果有骨折，或做了关节融合术（四-角腕骨融合或Sauvés-Kapandji下尺桡关节融合），需要拍片来提供骨骼牢固的证据。软组织被认为已经愈合，即使愈合过程持续数月。

28.10 手部康复训练的目标

手部康复训练的目标是针对每一种类型的不稳定和手术过程，提高活动能力、稳定性和本体感觉。经过手术的腕关节无法完全恢复全部关节活动度和力量。因为创伤和手术，会发生部分失神经支配：腕关节的本体感觉不可能完全恢复如前[15]。通过功能性支具，功能会逐渐恢复，并希望最终可以摆脱支具。

不受限制的活动，比如腕关节强化训练，大力的手指对抗练习在术后3个月内都是不被允许的。

在开始力量强化之前，需要通过和手部康复训练师的沟通来决定可以承受的最大关节活动范围。

28.11 总结

虽然治疗技术在不断进展，创伤性腕关节不稳的治疗仍是一个很困难的挑战。在慢性不稳的病例中，保守和手术治疗都必须很小心。对于急性不稳的患者，彻底的手术修复能取得较好的效果。

充分告知患者治疗的预期效果和活动改善程度是非常必要的。

完全的关节活动度对于满意的治疗效果并不是必要的。无痛但稳定的腕关节其功能要好于能活动但疼痛的关节。

“最好”是“好”的敌人。患者不要去追求完全的关节活动度，训练强度也要注意控制在疼痛耐受范围之内。

还需向患者强调，需要花费数月才能达到最大程度的功能恢复。

还有一个重要因素是超出我们影响范围的，就是患者本身的个体复原能力和是否敢于使用腕关节。我们发现一些做过四-角融合术的患者能够骑重型摩托或驾驶帆船，而一些轻伤的患者却总在抱怨。

手部康复训练的原则在治疗的每个阶段都是不同的：保守、矫形、术后。这需要训练师有足

够的解剖学和病理学知识，以及良好的动手能力。需要技术和经验才能针对不同类型的不稳定分别给予制动、活动和功能性支具治疗。需要花费较长的时间才能熟练手工对抗训练，感受到患者能做到什么程度。最后，对患者要有同情心，这样患者才会有良好的依从性，才能帮助患者摆脱痛苦，恢复到日常生活和工作中去。

参考文献

[1] Berger RA. The anatomy and basic biomechanics of the wrist joint. J Hand Ther 1996; 9: 84–93

[2] Stanley JK, Trail IA. Carpal instability. J Bone Joint Surg Br 1994; 76: 691–700

[3] Knott M, Voss D. Proprioceptive Neuromuscular Rehabilitation, Patterns and Techniques. New York: Harper and Row; 1968: 30–54

[4] Napier JR. The prehensile movements of the human hand. J Bone Joint Surg Br 1956; 38-B: 902–913

[5] Moritomo H, Apergis EP, Herzberg G, Werner FW, Wolfe SW, Garcia-Elias M. 2007 IFSSH committee report of wrist biomechanics committee: biomechanics of the so-called dart-throwing motion of the wrist. J Hand Surg Am 2007; 32: 1447–1453

[6] Wolfe SW, Crisco JJ, Orr CM, Marzke MW. The dart-throwing motion of the wrist: is it unique to humans? J Hand Surg Am 2006; 31: 1429–1437

[7] Cooney WP, Dobyns JH, Linscheid RL. Arthroscopy of the wrist: anatomy and classification of carpal instability. Arthroscopy 1990; 6: 133–140

[8] MacDermid JC. Development of a scale for patient rating of wrist pain and disability.J Hand Ther 1996; 9: 178–183

[9] Boutan M, Baladron R. Renforcement musculaire en rééducation de la main et du poignet. In: Rééducation de la main et du poignet. Paris: Société Francaise de rééducation de la main/Elsevier; 2013:156–164

[10] Gay A, Parratte S, Salazard B et al. Proprioceptive feedback enhancement induced by vibratory stimulation in complex regional pain syndrome type I: an open comparative pilot study in 11 patients. Joint Bone Spine 2007; 74: 461–466

[11] Chinchalkar SJ, Pipicelli JG, Richards R. Controlled active mobilization after dorsal capsulodesis to correct capitolunate dissociation. J Hand Ther 2010; 23: 404–410, quiz 411

[12] PHENIX. Manuel d'utilisation Vivaltis 2011. Lattes; France

[13] Thomas D. La mobilisation électroactive. In: Rééducation de la main et du poignet. Paris: Société Francaise de rééducation de la main/Elsevier; 2013:143–151

[14] Thomas D, Moutet F. Appareillage dynamique: coude et poignet. In: Fontaine et al., ed. Cours Européen de pathologie chirurgicale du membre supérieur et de la main. Montpellier, France: Sauramps; 2012: 373–383

[15] Hagert E. Proprioception of the wrist joint: a review of current concepts and possible implications on the rehabilitation of the wrist. J Hand Ther 2010;23:2–16, quiz 17